Ernährungsbasics

Praxiswissen für die Patientenberatung

2., vollständig überarbeitete Auflage

Cordula Lebert und Egid Strehl

Ernährungsbasics

Praxiswissen für die Patientenberatung

2., vollständig überarbeitete Auflage

Cordula Lebert und Egid Strehl

Govi

2., vollständig überarbeitete Auflage 2025
ISBN 978-3-7741-1844-7 (E-Book: ISBN 978-3-7741-1845-4)

Apothekerhaus Eschborn, Carl-Mannich-Straße 26, 65760 Eschborn
avoxa.de, govi.de, service@avoxa.de

Titelbild: nblxer – stock.adobe.com
Satz: Fotosatz Buck, Kumhausen/Hachelstuhl
Druck und Verarbeitung: Druckerei Plump, Rheinbreitbach
Printed in Germany

Bibliografische Information der Deutschen Nationalbibliothek:
Die Deutsche Nationalbibliothek verzeichnet diese Publikation in der Deutschen Nationalbibliografie; detaillierte bibliografische Daten sind im Internet über http://dnb.d-nb.de abrufbar.

Wichtige Hinweise:
Wissenschaft ist ständig im Fluss. Autoren und Verlag haben größte Mühe darauf verwandt, dass alle Angaben dem Wissensstand bei Fertigstellung des Werkes entsprechen. Alle Angaben ohne Gewähr. Geschützte Handelsnamen (Warenzeichen) wurden nicht besonders kenntlich gemacht. Aus dem Fehlen eines solchen Hinweises kann also nicht geschlossen werden, dass es sich um einen freien Warennamen handelt. Die erwähnten Handelspräparate wurden lediglich beispielhaft gewählt.
Aus Gründen der besseren Lesbarkeit wird auf die gleichzeitige Verwendung der Sprachformen männlich, weiblich und divers (m/w/d) verzichtet. Sämtliche Personenbezeichnungen gelten gleichermaßen für alle Geschlechter.

Vorwort zur zweiten Auflage

Unsere Ernährung beeinflusst unsere Gesundheit auf vielfältige Weise. Falsche Ernährung kann das körperliche, aber auch das seelische Wohlbefinden belasten und dieses akut oder chronisch beeinträchtigen. Mit den richtigen Nährstoffen und Lebensmitteln hingegen können Krankheiten vermieden, besser beherrscht oder bestenfalls sogar überwunden werden – oft in Synergie mit Arzneimitteln.

Aktuelles Wissen über eine bewusste, ausgewogene und gesundheitsfördernde Ernährung ist daher für Ärzte und Apotheker unverzichtbar, um ihre Patienten kompetent beraten zu können. Das ernährungswissenschaftliche Fachwissen entwickelt sich dynamisch weiter, so dass das im Studienfach „Klinische Pharmazie" vermittelte Basiswissen ständig aktualisiert und ergänzt werden muss. Die Neuauflage „Ernährungsbasics" trägt dem Rechnung. So wurde das Werk an den aktuellen Wissensstand angepasst und um wichtige Fakten ergänzt und erweitert. Neu hinzugekommen sind beispielsweise die Kapitel Mikrobiom, Diarrhö, Obstipation, Divertikulitis, COPD, Niereninsuffizienz, Osteoporose, Gallensteinleiden, Zuckeraustauschstoffe und Süßstoffe, Säuerungsmittel, Konservierungsstoffe und Nachhaltigkeit. Weitere Themen wie Vitamine, Spurenelemente und Mineralstoffe wurden vertieft.

Die Autoren haben sich während ihrer gesamten beruflichen Laufbahn intensiv mit der klinischen Ernährung beschäftigt. Sie wünschen sich, dass der Adressatenkreis – vor allem Apothekerinnen und Apotheker in Klinik und Offizin sowie in der Patientenberatung engagierte PTA – mit Hilfe der grundlegend überarbeiteten Neuauflage ihre Professionalität überzeugend unter Beweis stellen können.

Effeltrich / Freiburg im April 2025

Dr. Cordula Lebert
Professor Dr. Egid Strehl

Inhaltsverzeichnis

1 Definitionen und allgemeine Aspekte zur Ernährungswissenschaft

Die Ernährungswissenschaft befasst sich mit den gegenseitigen Wechselbeziehungen zwischen Nahrung und menschlichem Körper beziehungsweise dessen Stoffwechsel. Daraus wird ersichtlich, dass die Ernährungswissenschaft ein sehr breites und multidisziplinäres Wissenschaftsgebiet ist, eine Naturwissenschaft, die sich mit den Grundlagen, der Zusammensetzung und der Wirkung der Nahrung auf den menschlichen Organismus beschäftigt. Sie ist schwerpunktmäßig zwischen den Fächern Medizin und Biochemie angesiedelt. Aber auch die Agrarwissenschaft und Molekularbiologie spielen mit herein.

Unsere Nahrung besteht aus organischen und anorganischen Stoffen, die in der Natur in fester, flüssiger oder gelöster Form vorliegen. Mit Hilfe dieser Stoffe wird Körpersubstanz aufgebaut oder erneuert und der für alle Lebensvorgänge notwendige Energiebedarf gedeckt. Mit der Ernährung befassen sich auch drei Zweige aus dem Wissenschaftsgebiet Biologie: Anatomie und Morphologie insoweit, als sie den Bau der Mundwerkzeuge und des Verdauungstraktes beschreiben. Die Ernährungsphysiologie behandelt die Aufnahme, Verdauung, Resorption und Verwertung (Stoffwechsel) der Nährstoffe. In der Evolutionsbiologie schließlich wird die Entwicklung und Anpassung der Ernährungssysteme untersucht.

Alle Lebewesen, die Nahrung zu sich nehmen, lassen sich nach der Nahrungsquelle, von der sie sich (hauptsächlich) ernähren, klassifizieren. Es gibt Aasfresser (Nekrophagen) und Allesfresser (Omnivoren), Fleischfresser (Carnivoren) und Fischfresser (Piscivoren) sowie Pflanzenfresser (Herbivoren) und Fruchtfresser (Frugivoren).

Bei unseren Nahrungsmitteln handelt es sich um Stoffe, die der menschlichen Ernährung dienen und roh oder zubereitet genossen werden. Zu den Lebensmitteln zählt außer den Nahrungsmitteln auch noch das Trinkwasser.

Der menschliche und tierische Stoffwechsel wird mit Nährstoffen bestritten, die organischer und anorganischer Herkunft sind. Sie werden von Menschen, Tieren und anderen Lebewesen zu ihrer Lebenserhaltung aufgenommen und im Stoffwechsel verarbeitet. Die vielfältigen Nährstoffe lassen sich zu zwei wesentlichen Nährstoffgruppen zusammenfassen und kategorisieren. Die Gruppe der sogenannten *Makronährstoffe* – das sind die Proteine, Fette und Kohlenhydrate – werden vom Organismus zu energieärmeren Spaltprodukten abgebaut (metabolisiert) und dienen damit überwiegend der Energieversorgung und dem Aufbau/Erhalt von Organstrukturen. Die Gruppe der *Mikronährstoffe* dagegen, zu denen Vitamine, Mineralstoffe und Spurenelemente zählen, können nicht zur Energieversorgung des Körpers genutzt werden. Eine Reihe von Mikronährstoffen kann im Stoffwechselprozess selbst hergestellt werden, viele sind jedoch essenziell, also nicht vom Organismus synthetisierbar. Sie müssen obligat mit der Nahrung zugeführt werden.

1.1 Nährstoff-Verteilung bei gesunder Ernährung

In unserer mitteleuropäischen Nahrung und bei einem für eine gesunde Ernährung ausreichendem Einkommen wird von der Deutschen Gesellschaft für Ernährung (DGE) eine Verteilung von Kohlenhydraten, Eiweiß und Fett etwa im Verhältnis 50:20:30 empfohlen. Dabei darf der Kohlenhydratanteil bis zu 55 % betragen, der Proteinanteil auch noch bei 15 % liegen, während der Fettanteil um die 30 % betragen sollte. Für die Proteinzufuhr gibt es auch die Faustformel: ein Gramm pro ein Kilogramm Körpergewicht, wonach ein 70 kg schwerer Mensch etwa 70 Gramm Protein täglich verzehren sollte. Bei bestimmten Erkrankungen (beispielsweise Niereninsuffizienz, Leberzirrhose...) und bei Unverträglichkeiten eines dieser Makronährstoffe kann von der genannten prozentualen Verteilung abgewichen werden. Es existieren Diäten, die insbesondere die Kohlenhydratzufuhr meistens zugunsten eines erhöhten Fettverzehrs drosseln. Diese Diäten werden jedoch ernährungsphysiologisch in der Regel weniger positiv beurteilt, da eine ausreichende Kohlenhydratversorgung schon im Interesse einer optimalen Gehirnfunktion liegt. Das Gehirn benötigt für seinen anspruchsvollen Leistungen etwa 140 Gramm Glucose täglich.

Die Zusammensetzung einer ausgewogenen Ernährung wird von der DGE in anschaulicher Weise als Ernährungspyramide dargestellt (Abbildung 1.1).

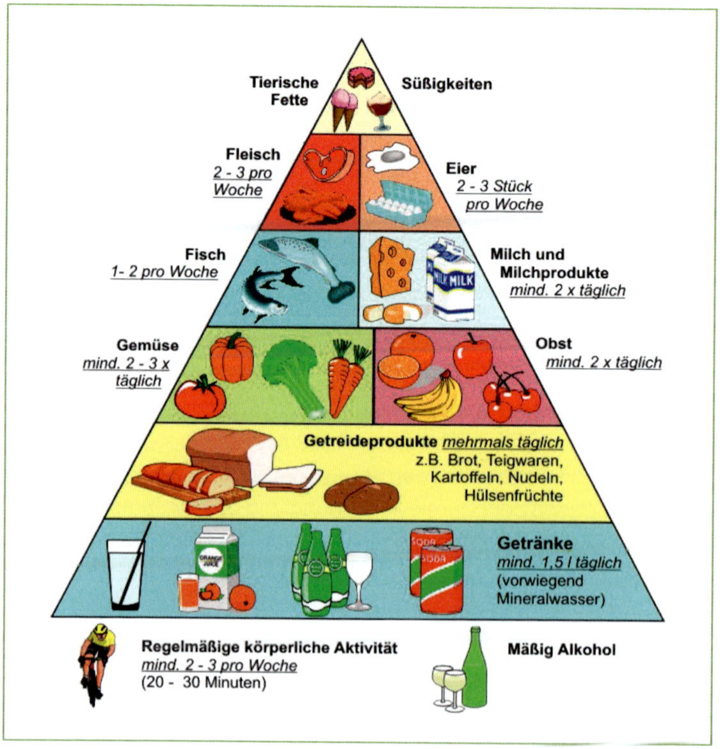

Abbildung 1.1: Ernährungspyramide nach den Empfehlungen DGE (Wikimedia Commons)

1.2 Energiezufuhr und -verbrauch

Die Energieaufnahme über die Nahrung sollte in etwa der Energiemenge entsprechen, die an diesem Tag auch verbraucht wird. Eine deutlich höhere Energieaufnahme führt über Fetteinlagerung unter der Haut und in Geweben zu einem Anstieg des Körpergewichts. Wird umgekehrt durch die täglichen Aktivitäten mehr Energie verbraucht als über die Nahrung zugeführt, kommt es zu einer negativen Bilanz mit Gewichtsabnahme. Die gängige und heute immer noch gedanklich verwendete – auch wenn veraltete – Einheit für Energie und gleichzeitig Wärmemenge ist die Kalorie, deren Brennwert ein Gramm Wasser bei bestimmten Bedingungen um 1 Grad Celsius (entspricht 1 Grad Kelvin) erwärmt. Die seit 1948 gültige neue Maßeinheit ist das Joule (J); dabei entsprechen 4,1868 Joule einer Kalorie. Innerhalb der europäischen Union ist die Angabe in Joule und Kalorien nebeneinander erlaubt. Bei Lebensmitteln sind Kilokalorien und Kilojoule vorgeschrieben; 100 Gramm reiner Rohrzucker entsprechen beispielsweise 410 kcal bzw. 1717 kJ.

Umgangssprachlich wird meist von „Kalorien" gesprochen, wenn in Wahrheit Kilokalorien gemeint sind. Wenn also jemand einen Liter alkoholfreies Bier getrunken hat, wird er möglicherweise stolz sagen, er hätte nur 110 Kalorien aufgenommen; tatsächlich sind es jedoch 110 Kilokalorien.

Der empfohlene Tagesbedarf an zugeführter Energie für Erwachsene schwankt je nach der körperlichen Aktivität, dem Geschlecht und dem Lebensalter (siehe Tabelle 1.1).

Der Energieverbrauch des Menschen hat in Industriegesellschaften parallel zur geringer gewordenen körperlichen Arbeitsbelastung abgenommen. Der Bedarf an einzelnen Nährstoffen ist aber – mit wenigen Ausnahmen – relativ unabhängig von der körperlichen Aktivität. Im Energiegewinnungsprozess sind viele Nährstoffe, insbesondere Vitamine, als Coenzyme involviert. Es ist daher sinnvoll, bei den Empfehlungen für die benötigte Nahrung deren Brennwert in Form der Nährstoffdichte im Auge zu behalten.

Nährstoffdichte berechnen

Als Nährstoffdichte wird der Quotient aus dem Nährstoffgehalt (in Gewichtseinheiten) und dem Brennwert (1000 kcal bzw. 4,25 MJ) verstanden. Die Nährstoffdichte lässt sich aus vorhandenem Datenmaterial, beispielsweise aus Nährwerttabellen, berechnen. Sie erlaubt es, die Qualität eines bestimmten Lebensmittels als Lieferant bestimmter Nährstoffe besser zu beurteilen. Die Nährstoffdichte lässt sich jedoch auch für die gemischte, täglich zugeführte Kost berechnen. So kann über den Vergleich der Ist-Nährstoffdichte mit der Soll-Nährstoffdichte eine Aussage über die wünschenswerte Versorgung des Körpers mit einem bestimmten Nährstoff gemacht werden.

$$\text{Nährstoffdichte} = \frac{\text{Nährstoffgehalt [µg, mg bzw. g/100g]}}{\text{Brennwert [MJ/100g]}}$$

Tabelle 1.1: Energiebedarf in Abhängigkeit von Lebensalter, Geschlecht und körperlicher Aktivität; Referenzmaße für Körpergewicht und -größe (nach DGE 2015)

Alter	Richtwerte für die Energiezufuhr in kcal/Tag						Referenzmaße von Körpergröße und Körpergewicht			
	PAL-Wert 1,4		PAL-Wert 1,6		PAL-Wert 1,8		Körpergröße [cm]		Körpergewicht [kg]	
	m	w	m	w	m	w	m	w	m	w
Kinder und Jugendliche[a]										
1 bis unter 4 Jahre	1200	1100	1300	1200	–	–	92,9	91,3	13,9	13,2
4 bis unter 7 Jahre	1400	1300	1600	1500	1800	1700	114,5	114,3	20,2	20,1
7 bis unter 10 Jahre	1700	1500	1900	1800	2100	2000	133,6	132,4	29,3	28,7
10 bis unter 13 Jahre	1900	1700	2200	2000	2400	2200	149,4	151,0	41	42,1
13 bis unter 15 Jahre	2300	1900	2600	2200	2900	2500	166,9	162,7	55,5	54,0
15 bis unter 19 Jahre	2600	2000	3000	2300	3400	2600	178,2	165,5	69,2	59,5
Erwachsene[b]										
19 bis unter 25 Jahre	2400	1900	2800	2200	3100	2500	179,4	165,8	70,8	60,5
25 bis unter 51 Jahre	2300	1800	2700	2100	3000	2400	179,2	165,1	70,7	60,0
51 bis unter 65 Jahre	2200	1700	2500	2000	2800	2200	176,7	162,6	68,7	58,2
65 Jahre und älter	2100	1700	2500	1900	2800	2100	174,2	161,1	66,8	57,1
Schwangerschaft	Richtwerte für die zusätzliche Energiezufuhr für Schwangere im 2. Trimenon +250 kcal/Tag und im 3. Trimenon +500 kcal/Tag. Diese Angaben gelten nur bei Normalgewicht vor der Schwangerschaft, bei einer wünschenswerten Gewichtsentwicklung während der Schwangerschaft (Körpergewichtszunahme von 12 kg bis Ende der Schwangerschaft) und bei unverminderter körperlicher Aktivität.									
Stillzeit	Richtwert für die zusätzliche Energiezufuhr für Stillende bei ausschließlichem Stillen während der ersten 4 bis 6 Monate +500 kcal/Tag.									

PAL = physical activity level; Maß für die körperliche Aktivität

a) Die Referenzmaße entsprechen der 50. Perzentile der Referenzperzentile für anthropometrische Maßzahlen aus der Studie zur Gesundheit von Kindern und Jugendlichen in Deutschland (KiGGS; 2003-2006). Angegeben sind jeweils die Werte für die Mitte des jeweiligen Altersbereichs, d. h. für 2,5; 5,5; 8,5; 11,5; 14,0 und 17 Jahre.

b) Die Referenzmaße für die Körpergröße entsprechen dem Median der Größenmessungen aus der Studie zur Gesundheit Erwachsener in Deutschland (DEGS1). Das Körpergewicht wurde aus den Größenmessungen basierend auf einem angenommenen Body Mass Index (BMI = Körpergewicht [kg]/Quadrat der Körperlänge [m2]) von 22 kg/m2 berechnet. Den angegebenen Altersgruppen liegen folgende Altersgruppen aus DEGS1 zugrunde: für 19 bis unter 25 Jahre die Altersgruppe 18 bis 29 Jahre aus DEGS1; für 25 bis unter 51 Jahre die Altersgruppe 30 bis 39 Jahre aus DEGS1; für 51 bis unter 65 Jahre die Altersgruppe 50 bis 59 Jahre aus DEGS1; für 65 Jahre und älter die Altersgruppe 60 bis 69 Jahre aus DEGS1.

Bestimmung des Grundumsatzes

Unter Grundumsatz (engl. Resting Energy Expenditure, REE) versteht man die vom Körper im absoluten Ruhezustand benötigte Energiemenge. Sie dient der Aufrechterhaltung der vitalen Grundfunktionen, z. B. von Stoffwechsel, Atmung, Körpertemperatur, Sauerstoffversorgung der inneren Organe und der Gewährleistung der Blutzirkulation.

Zur Ermittlung des täglichen Grundumsatzes bedient man sich üblicherweise der *Harris-Benedict-Formel.* In diese Formel gehen die Körpermasse m (in kg), die Körperlänge l (in cm) und das Alter t (in Jahren) ein. Danach errechnet sich der tägliche Grundumsatz für Männer bzw. Frauen wie folgt:

REE (kcal/Tag, Männer) = 66,47 + 13,75 x KG (kg) + 5,0 x KL (cm) – 6,76 x Alter (Jahre)
REE (kcal/Tag, Frauen) = 655,1 + 9,56 x KG (kg) + 1,85 x KL (cm) – 4,68 x Alter (Jahre)

Demnach hat eine Frau im Alter von 22 Jahren mit einer Körpergröße von 170 cm und einem Gewicht von 55 kg einen täglichen Grundumsatz von 1385,7 kcal.

Um in Erfahrung bringen zu können, wie viel tägliche Energiezufuhr im konkreten Fall sinnvoll ist, genügt es allerdings nicht, den Grundumsatz zu kennen, sondern es ist der Aktivitätsumsatz zu bestimmen. Dazu wird der nach der Harris-Benedict-Formel errechnete Grundumsatz mit einem Faktor multipliziert wird, der sich nach der körperlichen Aktivität richtet. Übt demnach ein Mensch eine sitzende Tätigkeit ohne jegliche sportliche Betätigung aus, so ist sein Grundumsatz mit 1,20 zu multiplizieren. Werden leichte sportliche Aktivitäten durchgeführt, so beträgt der entsprechende Faktor 1,375. Weitere Faktoren sind den Tabellen 1.2 und 7.2 zu entnehmen.

Tabelle 1.2: Bestimmung des Aktivitätsumsatzes (A) nach der Harris-Benedict-Formel

Aktivität	Aktivitätsumsatz
Sitzende Tätigkeit ohne Sport	Grundumsatz * 1,20
Leichte sportliche Aktivität	Grundumsatz * 1,375
Drei- bis viermal/Woche Sporttraining	Grundumsatz * 1,55
Tägliches intensives Training	Grundumsatz * 1,725
Professionelles Hochleistungstraining	Grundumsatz * 1,9

Der Grundumsatz wird von den verschiedenen Körperteilen und -organen in einem unterschiedlichen Umfang in Anspruch genommen. Allein Gehirn, Leber und Bauchraum verbuchen zusammen für sich bereits 50 % des Grundumsatzes, die Skelettmuskulatur weitere 18 %. In Anbetracht ihrer geringen Größe gehören auch Nieren und Herz mit 10 respektive 6 % des Grundumsatzes zu den „Großverbrauchern". Der gesamte restliche Organismus begnügt sich mit lediglich 16 % des täglichen Grundumsatzes. Die Höhe des Grundumsatzes von Körperorganen steht in linearer Beziehung zum täglichen Sauerstoffbedarf, gemessen in Mol. Entsprechend setzen Gehirn sowie Leber und Bauchraum in völliger Ruhe je 4 Mol Sauerstoff pro Tag um, die Skelettmuskulatur 2,8, die Nieren 1,6 und das Herz 1 Mol. Der gesamte restliche Organismus verzehrt pro Tag nicht mehr als 2,6 Mol.

1.3 Bestimmungsmethoden für den Ernährungszustand

Broca-Index

Der Ernährungszustand des Menschen hängt nicht nur von der Art und der Menge der zugeführten Nahrung ab, sondern im Wesentlichen auch von seiner Energiebilanz, also von der Differenz der aufgenommenen Kalorien zu der durch den Grundumsatz und körperliche Aktivität verbrauchten Energiemenge. Hinsichtlich der äußerlichen Erscheinung sollten Körpergröße und Körpergewicht in einer gewissen Relation zueinander stehen. Dies wurde beispielsweise im Broca-Index ausgedrückt, der heute allerdings nur noch eine untergeordnete Bedeutung hat. *Der Broca-Index errechnet sich als Differenz der Körpergröße (in cm) minus 100* und ist eine Richtgröße für das „Normalgewicht" in kg. Ein 1,80 m großer Mann hat nach dem Broca-Index ein Normalgewicht von 80 kg. Sein „Idealgewicht" liegt definitionsgemäß 10 bis 15 % darunter, würde also von 68 bis 72 kg reichen.

Body-Mass-Index (BMI)

Der Body-Mass-Index ergibt sich, indem *das Körpergewicht (kg) durch das Quadrat der Körpergröße (in Meter) dividiert wird.* Somit ist die Dimension des BMI kg/m². Der BMI korreliert meist gut mit dem Gesamtkörperfettanteil; der ideale BMI-Wert ist jedoch vom Alter abhängig. So sollte der BMI für die Altersgruppe 19 bis 24 Jahre zwischen 19 und 24 kg/m² liegen, während er bei über 64-jährigen zwischen 24 und 29 betragen darf.

Bei der Interpretation des BMI ist allerdings in Betracht zu ziehen, dass Athleten häufig einen recht hohen Wert aufweisen, obwohl sie nur einen geringen Körperfettanteil haben. Dies liegt daran, dass das bei Athleten reichlich vorhandene Muskelgewebe schwerer wiegt als das entsprechende Volumen Fett.

$$\text{BMI} = \frac{\text{Körpergewicht [kg]}}{(\text{Körpergröße [m]})^2}$$

Merke

Überschreitet der Körpermasseindex (BMI) den Wert von 25 kg/m², gilt eine Person schon als übergewichtig. Dabei wird unterschieden zwischen Präadipositas (häufig synonym schon als Übergewicht bezeichnet; BMI > 25–29,9 kg/m²) und der eigentlichen Adipositas (BMI ≥ 30 kg/m²), die ihrerseits wieder in drei Stufen eingeteilt werden kann:

- Adipositas Grad I (BMI ≥ 30 und < 35 kg/m²)
- Adipositas Grad II (BMI ≥ 35 und < 40 kg/m²) bereits mit erheblichen Komorbiditäten!
- Adipositas Grad III (BMI ≥ 40 kg/ m²)

Messung des Unterhautfettgewebes

Eine Quantifizierung des Unterhautfettgewebes ist besonders für athletische Personen geeignet. Praktisch wird diese Messmethode mit sogenannten Präzisionskalibern durchgeführt, die die Hautfaltendicke über dem Musculus trizeps (an der Rückseite des Oberarms) und drei anderen Körperstellen erfassen. Der Messwert kann irreführend sein, wenn die Körperfettverteilung inhomogen ist.

Taillenumfang

Der Taillenumfang (waist circumference, WC) wird bei der stehenden Person in der Mitte zwischen dem unteren Rand der letzten Rippe und dem Beckenkamm bei leichter Ein- und Ausatmung gemessen.

Der Taillenumfang weist auf Übergewicht mit einem mäßig erhöhten metabolischen Risiko hin, wenn er einen Wert von **94 cm (Männer)** bzw. **80 cm (Frauen)** erreicht oder überschreitet. Bei Werten ab über 102 cm (Männer) bzw. 88 cm (Frauen) besteht ein deutlich erhöhtes Risiko für metabolische Folgeerkrankungen. Der Taillenumfang erweist sich daher besonders bei Normal- und Übergewicht als guter Indikator für das Risiko von Folgeerkrankungen.

Der Taillenumfang erlaubt eine sicherere Einordnung des metabolischen Risikos als der BMI und besitzt auch eine höhere Aussagekraft als jener. Der Taillenumfang umfasst das gesamte abdominale Fettgewebe, also sowohl den subkutanen als auch den viszeralen Fettanteil. Allerdings ist eine tatsächliche Lokalisation des Fettes (subkutan oder viszeral) anhand des Taillenumfangs nicht möglich, weshalb das metabolische Risiko dennoch nicht eindeutig einschätzbar ist. Mit zunehmendem Alter repräsentiert der Taillenumfang jedoch vornehmlich den viszeralen Fettanteil.

BMI und Taillenumfang stehen zueinander in enger Beziehung. Dennoch kann auch bei Normalgewicht ein erhöhter Taillenumfang vorliegen. Bei einem BMI $\geq$ 30–35 kg/m^2 ist der Taillenumfang hingegen in den allermeisten Fällen erhöht, weshalb der BMI bereits eine taugliche anthropometrische Einordnung zulässt.

Verhältnis von Taillen- zu Hüftumfang

Außerdem kann mit dem Taillenumfang die Fettverteilung anhand des Quotienten aus Taillen- und Hüftumfang (waist-to-hip ratio, WHR) bestimmt werden.

$$\text{WHR} = \frac{\text{Taillenumfang [cm]}}{\text{Hüftumfang [cm]}}$$

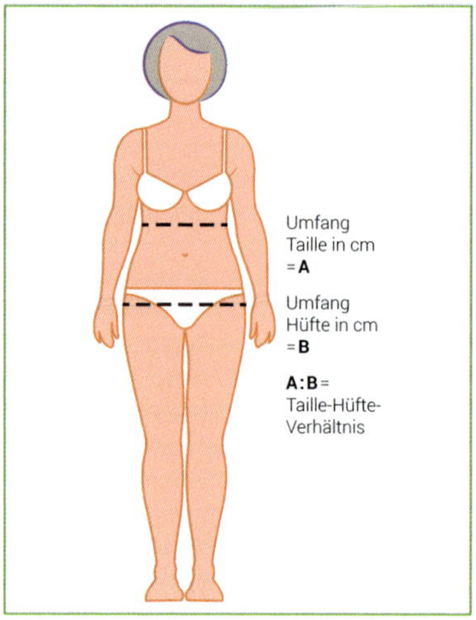

Abbildung 1.2: Messung von Taillen- und Hüftumfang
(© Frank Pfeifer, Frankfurt am Main)

Der Hüftumfang wird als größtes Maß über dem Gesäß ermittelt. Ein Quotient **≥ 1,0 bei Männern** und **≥ 0,85 bei Frauen** zeigt eine androide (=abdominale) Adipositas an. Nachteilig ist beim WHR jedoch, dass eine Gewichtszunahme häufig – vor allem bei Frauen – nicht nur mit einer Zunahme des Taillen-, sondern auch des Hüftumfangs einhergeht. Dadurch bleibt aber die WHR praktisch unverändert. Nicht abschließend geklärt ist auch, ob das gluteofemorale Fettgewebe (vermehrt an Gesäß und Oberschenkeln befindlich) bei Frauen tatsächlich als ein Schutzfaktor gelten kann und das Risiko durch die Zunahme der abdominalen Fettmasse nivelliert. Da der Taillenumfang als alleinige Größe gut mit der Fettverteilung korreliert und einfacher zu ermitteln ist als das WHR, ist seine Bestimmung allgemein praktischer. Da bei der Bestimmung der WHR nicht nur eine, sondern gleich zwei Maßbandmessungen notwendig sind, erhöht sich zudem die Fehlerrate.

Es lassen sich zwei prinzipielle Fettverteilungsmuster differenzieren: die gluteofemorale Form (Birnentyp; geringes Gesundheitsrisiko) sowie die abdominale Form (Apfeltyp; hohes Gesundheitsrisiko). Siehe hierzu auch Kapitel 4.2. Bei der abdominalen Adipositas muss zwischen subkutanem Fettgewebe (vorwiegend bei Kindern und Frauen bis zur Menopause) sowie intraabdominalem (viszeralem) Fettgewebe unterschieden werden. Letzteres ist für die metabolischen Folgen der Adipositas maßgeblich.

Bioelektrische Impedanz-Analyse (BIA)

Die bioelektrische Impedanz des menschlichen Körpers wird mit einer speziellen elektrischen Apparatur gemessen. Dabei wird schwacher Wechselstrom von 800 mikroAmpere und 50 kHz über zwei Elektroden, die an Hand- bzw. Knöchelgelenk angelegt werden, durch den Körper des Probanden geleitet. Der auftretende Spannungsabfall wird gemessen. Hierbei ist der elektrische Widerstand umgekehrt proportional zur Gesamtkörperflüssigkeit und direkt proportional zum Quadrat der Körperlänge. In die Formel zur Berechnung des Körperfettanteils gehen auch Gewicht, Alter und Geschlecht des Probanden ein, wodurch die Genauigkeit der Messmethode deutlich gesteigert wird.

Die Formel ist für Frauen und Männer nur hinsichtlich des Faktors für das Körpergewicht unterschiedlich, dieser beträgt für Frauen 0,819, für Männer 0,775. Das Ergebnis wird in Kilogramm Körperfettmasse ausgedrückt. Damit lässt sich dann der prozentuale Anteil des Körperfetts am Körpergewicht ermitteln.

Die Körperfettmasse F (in kg) errechnet sich nach folgenden Formeln:

$F = 0{,}819 * KG - 0{,}279 * H^2/R - 0{,}231 * H + 0{,}077 * A$ (Frauen)
$F = 0{,}775 * KG - 0{,}279 * H^2/R - 0{,}231 * H + 0{,}077 * A$ (Männer)

In einem zu hohen Körperfettanteil drückt sich nicht nur Übergewicht aus, ein zu hoher Körperfettanteil ist auch ungesund und kann zu stoffwechselabhängigen Erkrankungen führen. Es ist daher sinnvoll, den Körperfettanteil im Auge zu behalten, ihn regelmäßig zu überprüfen und gegebenenfalls zu korrigieren.

Körperfettwaagen

Sogenannte Körperfettwaagen messen den Fettanteil im Körper. Dies geschieht mit Hilfe von Elektroden, die Strom durch den Körper leiten. Die Waage ermittelt den Widerstand, auf den der Strom im Körper stößt und berechnet daraus den Körperfettanteil über die oben beschriebene Bioelektrische Impedanz Analyse (BIA). Dieses Verfahren ist möglich, da Muskeln und Wasser im Körper einen anderen Widerstand haben als das Körperfett.

Genau messende Körperfettwaagen finden sich als medizinische Geräte jedoch meist nur bei Ärzten und in Kliniken, da sie durchaus 15 000 Euro oder mehr kosten können. Die Messwerte der Körperfettwaagen für den Hausgebrauch können demnach nicht mit den Ergebnissen der teuren medizinischen Geräte verglichen werden; sie liefern immer nur annähernde Werte. Deshalb sollten regelmäßig damit erhobene Messwerte eher nur als Trendangaben und als solche nicht zu genau genommen werden. Sie können aber durchaus darüber Auskunft geben, ob der Körperfettwert zu hoch oder richtig liegt. Dabei sollten folgende Regeln beachtet werden:

- Die Messungen sollten immer zum gleichen Tageszeitpunkt erfolgen. Ideal sind Messungen morgens direkt nach dem Aufstehen.
- Die genauesten Angaben werden erzielt, wenn die Messung dreimal hintereinander wiederholt wird. Treten Schwankungen durch Messfehler auf, sollte der Mittelwert aus allen drei Messungen notiert werden.
- Beim Messen müssen Hände und Füße unbedingt trocken sein.
- Starker Wasserverlust (z. B. durch intensiven Sport oder nach dem Genuss von Bier, Wein oder dgl.) kann das Messergebnis verfälschen

Die Benutzung von Körperfettanwaagen macht also wenig Sinn, wenn sie nur ab und an, in unregelmäßigen Abständen und zu unterschiedlichen Tageszeiten erfolgt.

1.4 Weiterbildung der Landesapothekerkammern zur Ernährungsberatung

Eine Ernährungsberatung in der Apotheke kann Kunden und Patienten dabei unterstützen, durch ihr Essverhalten ihre Gesundheit zu erhalten, zu verbessern beziehungsweise wiederherzustellen. Das notwendige Fachwissen kann durch Weiterbildungen der Apothekerkammern erworben werden.

Die Weiterbildung umfasst mindestens 100 Seminarstunden, die innerhalb von 12 Monaten absolviert werden. Die Prüfung wird vor dem Prüfungsausschuss der jeweiligen Landesapothekerkammer abgeschlossen.

Es gilt ein bundeseinheitlicher Anforderungskatalog der Apothekerkammern hinsichtlich der Weiterbildungsziele und der Seminarinhalte, welche in der Durchführungsempfehlung der Bundesapothekerkammer (BAK) definiert sind:

https://www.abda.de/fileadmin/user_upload/assets/Weiterbildung/BAK_Empfehlungen/DE_Ernaehrungsberatung_2022.pdf

Allgemeine Informationen zum Ablauf der Weiterbildung stellt die BAK ebenfalls auf ihrer Homepage bereit:

https://www.abda.de/fuer-apotheker/fort-und-weiterbildung/weiterbildung/spezialisierungsrichtungen/spezialisierungsbereiche/ernaehrungsberatung/

Neben der Vermittlung von Kenntnissen zu Ernährungs- und Rechtsgrundlagen, Umgang mit Leitlinien, Ernährungsberatung bei Krankheiten, Mangel-, Fehl- und künstlicher Ernährung sowie in besonderen Lebensabschnitten wird deren praktische Umsetzung an konkreten Fallbeispielen vermittelt.

Diese Fachweiterbildung wird aktiv tätigen Apotheker und Apothekerinnen angeboten. Eine Anmeldung erfolgt bei der jeweils zuständigen Landesapothekerkammer. Nach bestandener Prüfung darf die Bezeichnung „Ernährungsberater/in" geführt werden. Allerdings ist diese Bezeichnung nicht geschützt.

Von einigen Krankenkassen werden die Kosten für eine Ernährungsberatung teilweise übernommen, wenn eine ärztliche Verordnung und ein Kostenvoranschlag vorliegen. Meist werden fünf Beratungstermine bezuschusst. Nach den „Gemeinsame Empfehlungen zur Förderung und Durchführung von Patientenschulungen" der GKV wird die Qualifikation der beratenden Fachkraft festgelegt. Der Nachweis der fachlichen Kompetenz erfordert einen staatlich anerkannten Abschluss. Die Weiterbildung der Apothekerkammern ist somit nicht eingeschlossen, bietet aber die Möglichkeit einer Kundenbindung durch ein Beratungsangebot in Form individueller Beratungsgespräche oder Informationsveranstaltungen. **Die Kosten für die Ernährungsberatung durch einen weitergebildeten Apotheker tragen also die Kunden.**

Für eine Ernährungsberatung über einen längeren Zeitraum empfiehlt die Leitlinie der BAK zur Qualitätssicherung Ernährungsberatung folgendes Vorgehen:

https://www.abda.de/fileadmin/user_upload/assets/Praktische_Hilfen/Leitlinien/Ernaehrungsberatung/LL_Ernaehrungsberatung.pdf
→ siehe Flussdiagramm auf Seite 4 der Leitlinie

2 Ernährungsphysiologie

2.1 Körperzusammensetzung und Stoffwechsel

Um die Auswirkungen der Nahrungsaufnahme differenziert beurteilen zu können, ist eine Beurteilung des bloßen Brutto-Körpergewichtes nicht ausreichend. Dies wäre eine sehr oberflächliche Betrachtung nach dem sogenannten Ein-Kompartiment-Modell. Dass dieses lediglich unspezifisch, ja sogar irreführend sein kann, ergibt sich allein dadurch, dass eine Gewichtszunahme durch eine Erhöhung des Körperfettanteils oder/und eine Vermehrung der Muskelmasse bedingt sein kann. Werden etwa durch intensives sportliches Training Fettpolster eingeschmolzen, indem sie zur Energiegewinnung verbraucht werden, gleichzeitig aber entsprechend neue Muskelmasse aufgebaut, kann dadurch insgesamt eine Zunahme des Körpergewichts resultieren, da das spezifische Gewicht von Muskelprotein höher ist als dasjenige von Fettsubstanz .

Nach dem Zwei-Kompartiment-Modell werden die fettfreie Masse und der Fettanteil des Körpers betrachtet. Bei Normalgewicht beträgt der Körperfettanteil bis zu 20 %. Noch differenzierter stellt sich das Drei-Kompartiment-Modell dar, bei dem neben der Zellmasse, die etwa 44 % ausmacht, die extrazelluläre Masse mit etwa 25 % und als drittes Kompartiment der 20 %-ige Fettanteil berücksichtigt ist.

Im noch weiter ausdifferenzierten Vier-Kompartiment-Modell unterscheidet man etwa 12 % Knochenmasse, zu der auch Sehnen und Knorpel gerechnet werden, den Proteinanteil und den altersabhängig deutlich schwankenden Wasseranteil, wiederum ergänzt um die Fettmasse (siehe Abbildung 2.1).

<table>
<tr><td>I</td><td colspan="5">Körpergewicht</td></tr>
<tr><td>II</td><td colspan="4">Fettfreie Masse</td><td>Fett</td></tr>
<tr><td>III</td><td colspan="3">Zellmasse</td><td>Extrazellmasse</td><td>Fett</td></tr>
<tr><td>IV</td><td>Kno.-min.</td><td>Protein</td><td colspan="2">Wasser</td><td>Fett</td></tr>
</table>

I Gewicht undifferenziert für den Körper als Ganzes = Ein-Kompartiment-Modell
II Zwei-Kompartiment-Modell
III Drei-Kompartiment-Modell
IV Vier-Kompartiment-Modell

Abbildung 2.1: Kompartiment-Modelle für das Körpergewicht nach Elmadfa u. C. Leitzmann, Ernährung des Menschen, Ulmer, 3. Aufl. Stuttgart, 1998

Während sich der Protein- und Wasseranteil des Organismus nicht nur im Laufe des Lebens ändert, sondern auch bei Männern und Frauen unterschiedlich ist, kommt es bei den Kompartimenten Fett, extrazelluläre Flüssigkeit, Körperzellmasse und Knochen auch zu nennenswerten prozentualen Verschiebungen im Laufe einer Entwicklung von Übergewicht. Wie Tabelle 2.1

ausweist, hat ein Mann von 100 kg etwa 10 % mehr Fettanteil als ein gleich großer Normalgewichtiger von 70 kg. Extrazellulärflüssigkeit, Körperzellmasse und Knochen nehmen beim übergewichtigen, 100 kg schweren Mann – relativ gesehen – jedoch prozentual im Mittel zwischen 2 und 5 % ab.

Tabelle 2.1: Körperzusammensetzung bei Normal- und Übergewicht bei Männern (nach Bray GA, The obese patient, 9th ed. Saunders, Philadelphia 1996)

	Normalgewicht (70 kg)	Übergewicht (100 kg)
Fettanteil (%)	19,6	29,1
Extrazelluläres H_2O (%)	24,6	21,8
Körperzellmasse (%)	43,7	38,3
Sonstiges (Knochen) (%)	12,1	10,8

Von Interesse ist eine Analyse der qualitativen und quantitativen Beschaffenheit der menschlichen Energiespeicher. Überraschend niedrig ist die untere Grenze des Vorrats an reiner Glucose im Blut mit nur 3 g entsprechend ca. 12 kcal.. Demgegenüber summiert sich das Leberglykogen auf etwa 100 g, was 410 kcal entspricht. Mehr Glykogen speichert allerdings die Muskulatur, nämlich etwa 350 g, was nahezu 1500 kcal ausmacht. Erwartungsgemäß sind allerdings die Fettdepots der weitaus größte Energiespeicher des menschlichen Körpers. Sie wiegen zusammen ca. 9 kg (bezogen auf ein Gewicht von 75 kg) und stellen einen Energievorrat von 83 700 kcal bereit.

Der Körperstoffwechsel besteht in der Zerkleinerung und dem Abbau der Nahrung bis auf Molekülgröße sowie dem Aufbau der vom Organismus benötigten Stoffe. Aus den verschiedenen Stoffwechselprozessen gewinnt der Organismus Energie für mentale und körperliche Leistung und die Aufrechterhaltung von Körperfunktionen wie beispielsweise Atmung, Herzschlag und Erhalt der Körpertemperatur

Stoffwechselprozesse lassen sich in Vorgänge der Kohlenhydrat-, der Protein- und der Fettmetabolisierung einteilen. Während das Endprodukt der Kohlenhydratmetabolisierung die Monosaccharide darstellen, die im Wesentlichen als Brennstoffe für Körperleistungen dienen, sind die Endstufen der Proteinhydrolyse die Aminosäuren als Ausgangsbaustoffe für Enzyme, Hormone und andere wichtige Körperbestandteile, beispielsweise der immunologisch bedeutsamen Antikörper und Immunglobuline. Fette werden in Glycerin und Fettsäuren aufgespalten, von denen letztere in der Leber zu körpereigenen Fettmolekülen resynthetisiert werden. In Form von Depotfett dienen sie hauptsächlich als Energiereserven, aber auch als Schutzstoffe zum Beispiel gegen Unterkühlung oder Knochenbrüche.

Der Stoffwechsel wird nicht nur durch die Vielzahl von Verdauungsenzymen gesteuert, sondern auch durch zahlreiche Hormone beeinflusst, die teilweise noch weitere Funktionen erfüllen. Beispielsweise bestimmen die Schilddrüsenhormone T3 und T4 die Sauerstoffmenge mit, die für den Stoffwechsel von Proteinen und Fett aufzuwenden ist. Sie fördern zusammen mit Calcitonin und Parathormon besonders im Kindesalter auch das Knochenwachstum. Insulin besitzt eine Schlüsselfunktion bei der Regulierung des Blutzuckerspiegels, die an anderer

Stelle noch näher besprochen wird (siehe u. a. Kapitel 5.7: Diabetes mellitus). Aber auch die Sexualhormone wie Testosteron und Estrogen greifen maßgeblich in den Stoffwechsel ein, so z. B. Testosteron in den Eiweiß- und Muskelstoffwechsel, während Estrogen den Fett- und Knochenstoffwechsel moduliert.

2.2 Verdauung

2.2.1 Aufbau und Funktionsweise des Magen-Darm-Traktes

Die Verdauung als initialer Stoffwechselschritt durchläuft im Wesentlichen die vier Stationen Mundhöhle, Magen, Dünndarm und Dickdarm (Abbildung 2.2). Sie beginnt bereits beim Kauvorgang durch die Bildung von Speichelenzymen (Amylasen), die Polysaccharide spalten können. Dieser Vorgang ist wegen der kurzen Verweildauer unvollständig. Proteine werden im Magen durch Pepsin in kleinere Peptide gespalten.

Außerdem sorgt die Magensalzsäure für eine Keimreduktion des Speisebreis. Mikroorganismen können bis zu einer gewissen Zahl von der Magensäure abgetötet werden, sofern sie nicht Schutzmechanismen dagegen entwickeln wie etwa Tuberkelbakterien. Ist ein Lebensmittel jedoch stark verunreinigt, etwa durch den Fäkalkeim Escherichia coli (verdorbene Mayonnaise, unhygienisch hergestellte Eiscreme u.ä.), kann das Sterilisationsvermögen der Magensalzsäure überschritten werden.

Der weitere Aufschluss von Nahrungsbestandteilen und die Aufnahme von Nährstoffen erfolgt im **Dünndarm** durch Amylasen und eiweißabbauende Proteasen. Fette werden im Zwölffingerdarm durch Gallensäuren emulgiert und durch Pankreasenzyme zu freien Fettsäuren und Monogylceriden zerlegt, die als Mizellen passiv die Darmschleimhaut passieren können.

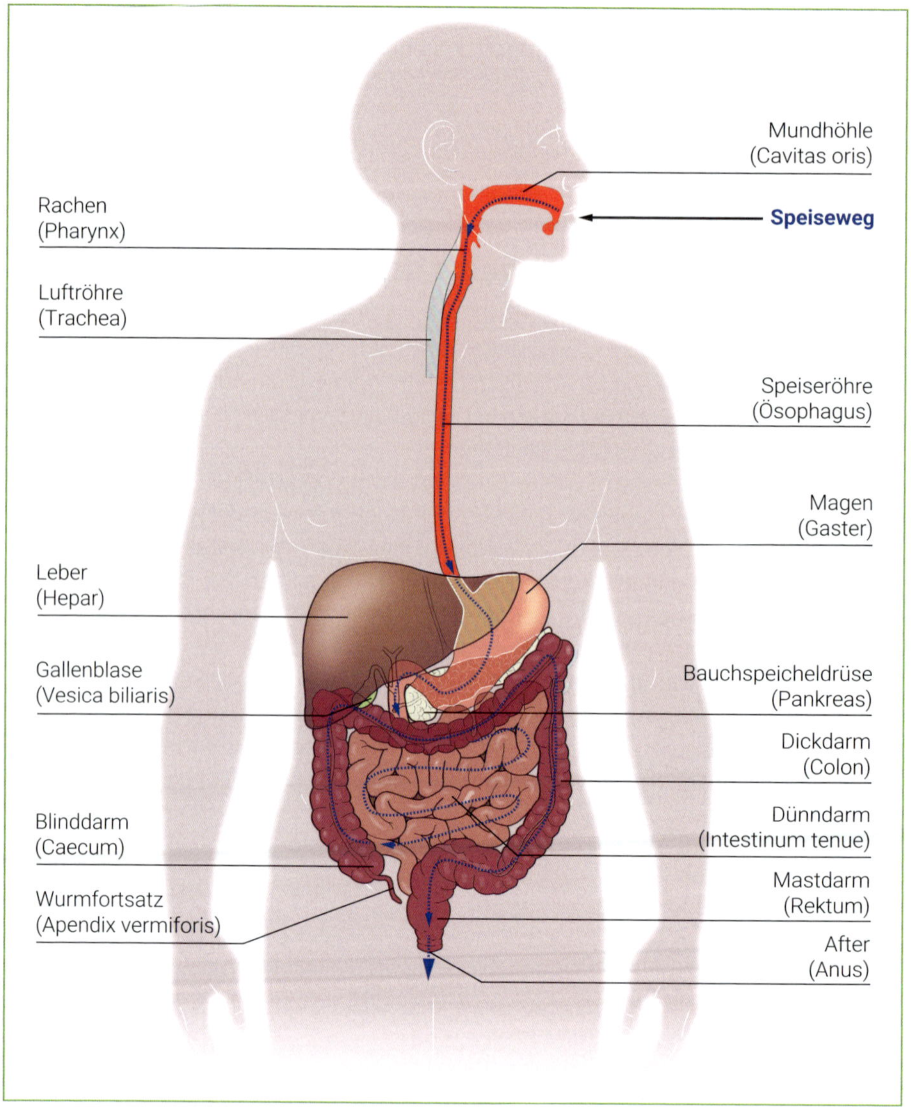

Abbildung 2.2: Anatomie des Verdauungstraktes (© www.grafikramer-view.com)

Der Darm ist das größte innere Organ des Menschen. Er erstreckt sich vom Magenpförtner bis zum Anus und ist bei Erwachsenen ca. 5,5 bis 7,5 m lang, wobei die Angaben hierzu variieren können und sicher der individuellen Körpergröße geschuldet sind. Der Dünndarm ist dabei mit bis zu 6 m der längste Abschnitt. Er kann in 3 Hauptabschnitte gegliedert werden

- Oberer Abschnitte Duodenum (Zwölffingerdarm)
- Mittlerer Abschnitt Jejunum (Leerdarm)
- Unterer Abschnitt Ileum (Krummdarm)

Im Dünndarm wird die durch Speichel und Magensaft vorverdaute Nahrung weiter aufbereitet, um Nährstoffe über die Magenschleimhaut aufzunehmen zu können. Gleichzeitig wird dem Nahrungsbrei eine erhebliche Menge Wasser entzogen. Nicht verdaute Nahrungsbestandteile gelangen in den Dickdarm.

Der **Dickdarm** ist etwas dicker (6 cm) als der Dünndarm (2 bis 4 cm) und 1 bis 1,5 m lang. Er wird in folgende Abschnitte eingeteilt:

- Caecum (Blinddarm) mit Appendix (Wurmfortsatz)
- Kolon mit
  - Colon ascendens (aufsteigender Teil)
  - Colon transversum (Querteil)
  - Colon descendens (absteigender Teil)
  - Sigma (s-förmiger Teil)
- Mastdarm (Rektum) mit Ausgang (After bzw. Analkanal)

Im Dickdarm und Mastdarm wird der Darminhalt durch weiteren Entzug von Wasser eingedickt und für eine Stuhlentleerung gesammelt.

Die Schlauchwand des Darms ist mehrschichtig aufgebaut. Die innerste Schicht ist die Mukosa (Darmschleimhaut) auf der sehr viele Darmzotten im Dünndarm und Einbuchtungen (Krypten) im Dickdarm liegen, wodurch die Darmoberfläche erheblich vergrößert wird. Eine genaue Bestimmung der Oberfläche ist schwierig, daher existieren sehr unterschiedliche Angaben hierzu. Derzeit wird eine Größe von 32 m^2 als realistisch angesehen [Helander 2014].

Der Mukosa schließt sich eine Schicht aus Bindegewebe, die Submukosa, an. Hier enden Nervenden, Blut- und Lymphgefäße. Die nachfolgende Schicht (Muskularis) besteht aus quer- und längsverlaufenden Muskelfasern, die durch Kontraktionen den Nahrungsbrei transportieren können. Sie ist umgeben von einer glatten Membranschicht, der Serosa, die eine seröse Flüssigkeit absondert, um eine Reibung von Organen bei Bewegungen zu mildern.

Das **enterisches Nervensystem (ENS)** ist im gesamten Magen-Darm-Trakt lokalisiert und reguliert dessen Funktionen. Es wird beeinflusst durch den übergeordneten Regelkreis des Sympathikus und Parasympathikus und der HPA-Achse, hat aber darüber hinaus autonome Funktionen.

Das ENS ist ein sehr komplexes System aus schätzungsweise 100 Millionen Neuronen, die ein miteinander verknüpftes intrinsisches Nervengeflecht bilden. Es liegt in einer dünnen Schicht zwischen der Darmmuskulatur und der Darmschleimhaut. Das ENS wird auch als Bauchhirn bezeichnet, das auf verschiedenen Wegen auch über den Blutkreislauf mit dem ZNS interagiert.

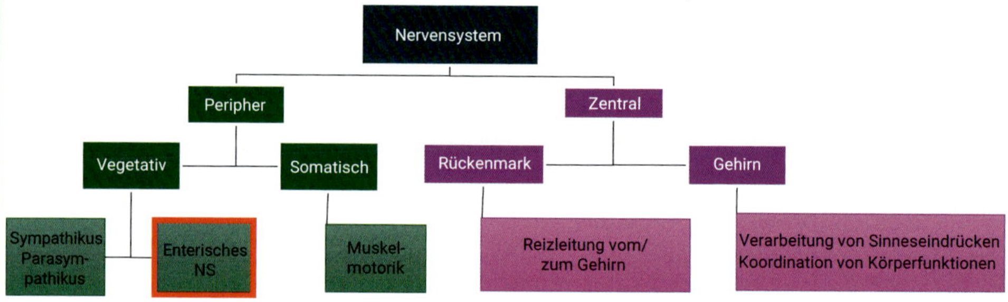

Abbildung 2.3: Aufbau des Nervensystems

2.2.2 Regulatorische Peptide des Gastrointestinaltrakts

Unser Verdauungskanal besitzt eine reichhaltige Ausstattung mit spezifischen Hormonen, ohne die ein regelrechter Stoffwechsel undenkbar wäre. Ihr Wirkprofil ist heute weitgehend aufgeklärt und ihr Zusammenspiel einigermaßen verstanden. Die 16 wichtigsten regulatorischen Peptide sind in Tabelle 2.2 vorgestellt. Darin sind ihre Wirkorte genannt und ihre hauptsächlichen Funktionen bezeichnet. Hinsichtlich der Nahrungsaufnahme scheinen einige von ihnen direkte Gegenspieler zu einander zu sein, wie beispielsweise Ghrelin und Leptin, von denen letzteres in den Fettzellen vorkommt und ein Sättigungsgefühl vermittelt. Das hauptsächlich im Magen wirkende Ghrelin erzeugt im Kontrast hierzu Appetit und Hungergefühl. Während Gastrin die Salzsäuresekretion des Magens stimuliert und damit appetitanregend wirkt, wird die Säureproduktion durch Neurotensin gehemmt und die Magenentleerung zusätzlich blockiert. An dieser Stelle ist erwähnenswert, dass das von den ß-Zellen des Pankreas sezernierte Insulin ebenso wie Ghrelin und Enkephalin den Appetit und das Hungergefühl stimuliert, was auf die durch Insulin verursachte Absenkung der Blutglucose-Konzentration zurückzuführen ist. Die Insulinsekretion ihrerseits wird durch das Glucagon-like peptide-1 (GLP-1), das in Ileum und Kolon anzutreffen ist, angeregt, genauso wie die Aktivität des Gastrins – aber auch anderer Verdauungsenzyme – durch das Gastrin-releasing Peptide (GRP) angestoßen wird.

Leptin, Insulin, Amylin

Leptin wird vor allem von Fettzellen (Adipozyten) ausgeschüttet. Seine Konzentration ist somit proportional zur Fettmasse des Körpers. Außerdem haben Übergewichtige proportional zum Körperfett höhere basale Insulinspiegel und eine vermehrte postprandiale Insulinausschüttung. Leptin hat eine hemmende Wirkung auf den Appetit und somit auf die Nahrungsaufnahme. Ein genetisch verursachter Mangel führt zu Hyperphagie und Adipositas.

Tabelle 2.2: Regulatorische Peptide des Gastrointestinaltrakts (Auswahl)

	Vorkommen	Wichtigste Funktion
Hormone		
Gastrin	Magengrund, oberer Zwölffingerdarm	Stimulierung der HCl-Sekretion
Cholezystokinin	Zwölffingerdarm	Stimulierung der Pankreasenzyme
Sekretin	Zwölffingerdarm	Stimulierung der pankreatischen Bicarbonatsekretion
Glucagon-like peptide-1 (GLP-1)	Ileum, Kolon	Stimulierung der Insulinsekretion
Motilin	Zwölffingerdarm	Stimulierung der Magen- und Dünndarmmotilität
Neurotensin	Ileum, ZNS	Hemmung der HCl-Sekretion und Magenentleerung
Somatostatin	gesamter Intestinaltrakt	Hemmung div. Sekretionsprozesse
Peptid YY	unterer Dünndarm	Erzeugt Sättigungsgefühl
Amylin	Betazellen des Pankreas	Erzeugt Sättigungsgefühl
Leptin	Fettzellen	Erzeugt Sättigungsgefühl
Ghrelin	Magen	Erzeugt Appetit/Hunger
Insulin	Betazellen des Pankreas	Erzeugt Appetit/Hunger infolge Blutglucosesenkung
Neurotransmittter		
Vasoaktive Intestinal Polypeptide (VIP)	Neurone des Intestin-altrakts	Vasodilatatin, Sekretionssteigerung
Substanz P	gesamter Intestinal-trakt, ZNS und Haut	Kontraktion glatter Muskeln z. B. der Darmabschnitte
Enkephalin	gesamter Intestinal-trakt, ZNS	Appetiterzeugung und Opiat-ähnliche Wirkungen
Gastrin-releasing Peptide (GRP)	Magen, Zwölffinger-darm u. a.	Stimulierung von Gastrin und anderer Verdauungsenzyme

Allerdings ist ein Leptinmangel als alleinige Ursache für Adipositas bei Menschen sehr selten. Im Gegenteil zeigen adipöse Menschen erhöhte Leptinspiegel, die jedoch die zu erwartende appetithemmende Wirkung nicht auslösen. Dies lässt auf eine Resistenz gegen Leptin bzw. auf Rezeptoranomalien schließen.

Insulin wird infolge eines Blutzuckeranstiegs nach Nahrungsaufnahme ausgeschüttet und sorgt für die Aufnahme von Glucose und Aminosäuren ins Gewebe. Es bewirkt so eine periphere Hypoglykämie, die das Hungerzentrum indirekt dazu anregt, weitere Nahrung aufzunehmen. Die anabole Wirkung des Insulins stimuliert einen Aufbau von Fettgewebe und auf diese Weise eine Körpergewichtzunahme. Bei andauernder Hyperinsulinämie passiert Insulin die Blut-Hirn-Schranke und beeinflusst über Rezeptoren direkt das ZNS. Im Nukleus arcuatus kann Insulin die Synthese von Neuropeptid Y hemmen, das eine Reduktion der Nahrungsaufnahme und Gewichtsverlust hervorruft. Ein starker Abfall des Blutzuckers, wie er beispielsweise als Folge einer hohen Insulinausschüttung eintritt, löst in der Peripherie Hungergefühl aus. Im zentralen Nervensystem verursacht Insulin dagegen ein Sättigungsgefühl. Manche kohlenhydratreduzierte Diäten („Schlank im Schlaf", „Glyx-Diät") versuchen, durch Vermeidung von Blutzuckerspitzen den anabolen Effekt der Insulinuasschüttung zu vermeiden.

Ein weiterer Langzeiteffekt dürfte auch von Amylin ausgehen. Adipöse Menschen haben höhere Amylin-Plasmaspiegel als schlanke Individuen. Die Wirkung scheint allerdings weniger relevant als diejene von Insulin und Leptin zu sein.

2.2.3 Kognitive Einflüsse auf die Nahrungszufuhr

Genuss, Freude und Zufriedenheit sind starke emotionale Antriebskräfte für die Nahrungsaufnahme. Dafür spricht auch die hohe Schmackhaftigkeit fetter, süßer Speisen wie Schokolade und Eiscreme. Vorzüglicher Geschmack kann physiologische Sättigungssignale überspielen und so eine exzessive Nahrungsaufnahme bewirken, auch nachdem der metabolische Bedarf an Energie und Nährstoffen bereits gedeckt ist. Ein Beispiel dafür ist die *selektive Sättigung*: Mit zunehmender Aufnahme wird die Sättigungswirkung eines Lebensmittels im Vergleich zu denjenigen größer, die in der Mahlzeit gerade nicht enthalten waren. Das Verlangen nach ihm sinkt entsprechend. Dies begünstigt die Vorliebe für eine ausreichende Nahrungsvielfalt. Insulin, Leptin und Cholezystokinin reduzieren die Belohnungswirkung von Lebensmitteln. Ein starker Mangel an Energie und Nährstoffen allerdings macht auch wenig schmackhafte Nahrung wieder attraktiv. Genussaspekte spielen insofern nur bei ausreichender Versorgung mit Nahrung eine bedeutendere Rolle. In der bei uns vorherrschenden Überflussgesellschaft gewinnen die geschilderten Zusammenhänge jedoch einen immer stärkeren Einfluss auf die Nahrungsauswahl und -zufuhr.

Im Gehirn entstehen Belohnungsvorgänge im mesolimbischen System, das Emotionen steuert. Endogene Opioide und Cannabinoide dürften dabei die Entstehung und Evaluierung von Genussempfindungen bzw. die Vorliebe für ein Nahrungsmittel stark beeinflussen. Der Neurotransmitter Dopamin steuert die entsprechenden Motivations- und Lernvorgänge zur Beschaffung von Nahrung. Auch Serotinin ist im Belohnungssystem insofern aktiv, als es unter anderem die Dopaminfreisetzung moduliert.

2.3 Mikrobiom (Darmflora)

2.3.1 Zusammensetzung und Funktionen

Unter dem Darmmikrobiom versteht man die Gesamtheit aller Mikroorganismen, die den menschlichen Magen-Darm-Trakt besiedeln können, allen voran Bakterien.

Tabelle 2.3: Bakteriendichte im menschlichen Verdauungssystem [nach Vos 2022]

Lokalisation	Bakteriendichte	pH Wert	Sauerstoffgehalt
Mund-, Rachenraum	10^{11}–10^{12}	6,2–7,5	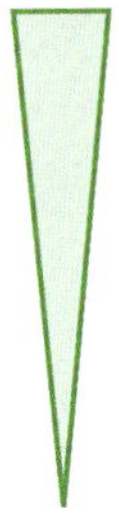
Magen	10^{7}	1,3–3,0	
Duodenum	10^{7}	5,6–8,0	
Jejunum	10^{7}	5,7–7,5	
Ileum	10^{11}	5,7–7,5	
Kolon	10^{14}	6,7–8,5	

Entlang der Darmabschnitte nimmt die Bakteriendichte und -vielfalt zu. Bis zu 90 % der Darmbakterien zählen zu den Firmicutes (z. B. Lactobacillaceae, Enterococcaceae, Ruminococcaceae) und Bacteroidetes (Bacteroidaceae, Prevotellaceae, Rikonellaceae) an. Weniger dominierende Arten sind z. B. Actinobacteria, Proteobacteria, Fusobacteria und Verrucomicrobia. Viele Arten sind jedoch bis heute nicht identifiziert.

Die Besiedlung der Darmabschnitte mit den jeweiligen Bakterienarten ist abhängig vom Milieu (pH-Wert, Sauerstoff, Anwesenheit von Gallensäuren). Im Dünndarm finden sich daher vor allem fakultativ anaerob wachsende Lactobacillaceae (Firmicutes) und Enterobacteriaceae (Proteobacteria), im Dickdarm vorzugsweise Anaerobier.

Die mikrobielle Besiedlung des Darms beginnt bei der Geburt. Je nach Entbindungsart gibt es Unterschiede. Bei der vaginalen Entbindung werden vaginale und intestinale Bakterien der Mutter übertragen, beim Kaiserschnitt wird das Mikrobiom stark von der mütterlichen Hautflora beeinflusst. Allerdings gibt es Untersuchungen, die zeigen, dass bereits pränatal eine Übertragung von Bakterien über die Plazentaschranke ohne Hinweise auf eine Infektion möglich ist [Rodrigez 2015].

Das Mikrobiom des Kindes ähnelt ab dem 3. bis 5. Lebensjahr dem von Erwachsenen, dessen Zusammensetzung individuell ist und Schwankungen unterliegt. Diese sind abhängig vom Alter, der Ernährung, dem Lebensstil und Erkrankungen. Im Alter nimmt die Biodiversität ab und die Quantität fakultativ pathogener Erreger nimmt zu. Personen mit einem höheren Fleischkonsum haben wegen des höheren Proteinanteils ein deutlich anderes Darmmikrobiom als Personen mit einer pflanzenbasierten Ernährung. Bacteroides-Arten dominieren bei hoher Zufuhr tierischer Proteine, Prevotella-Arten eher bei vegetarischer/veganer Ernährung.

Die Aktivität des Mikrobioms und dessen Bildung von Mediatormolekülen kann in erheblichem Umfang zur Gesundheit beitragen. Dysbiosen, also Störungen des Gleichgewichts, werden mit einigen Krankheiten in Zusammenhang gebracht und zunehmend untersucht, um eine Kausalität zu belegen.

Erkrankungen, die wahrscheinlich in Zusammenhang mit Dysbiosen stehen

- Autoimmunerkrankungen
  - Rheumatoide Arthritis (RA)
  - Typ-1-Diabetes (T1D)
  - Atopisches Ekzem
  - Atopisches Asthma
  - Muskeldystrophie
  - Multiple Sklerose (MS)
  - Fibromyalgie
- Darmentzündung/Darmerkrankungen
  - Reizdarmsyndrom (RDS)
  - Chronisch-entzündliche Darmerkrankungen (CED)
- Herz-Kreislauf-Erkrankungen
  - Bluthochdruck
  - Typ-2-Diabetes
  - Nichtalkoholische Fettlebererkrankung (NAFLD)
  - Chronische Nierenerkrankung (CNE)
- Psychische Erkrankungen
  - Depression
- Fettleibigkeit
- Neurodegenerative Erkrankungen
  - Alzheimer
  - Morbus Parkinson

Darm und Hirn kommunizieren miteinander und es wird vermutet, dass neurologische Erkrankungen wie MS und Parkinson und immunologische Darmerkrankungen wie Colitis ulcerosa und Morbus Crohn sich wechselseitig beeinflussen und möglicherweise sogar bedingen.

Ursächlich für diese Erkrankungen scheint eine abnehmende Vielfalt des Mikrobioms, das vermehrte Auftreten potenziell pathogener Erreger wie Escherichia coli, Staphylococcus aureus oder Clostridium difficile sowie zu geringe Mengen von Bakterien, die SCFA (short chain fett acids = kurzkettige Fettsäuren) produzieren.

Die wechselseitige Interaktion zwischen dem Darm und seinem Mikrobiom mit dem Gehirn wird auch als **Darm-Hirn-Achse** beschrieben. Eckpfeiler der Darm-Hirn-Achse sind

- der Sympathikus und Parasympathikus des ZNS zur Regulation von Motorik und Sekretionsvorgängen des Gastrointestinaltrakts über den Nervus vagus (10. Hirnnerv) und die Nervi splanchnici
- das Enterische Nervensystem mit neuronalen und endokrinen ZNS-Interaktionen
- das Darmmikrobiom mit der Produktion einer Vielzahl neuroaktiver Metabolite wie kurzkettigen Fettsäuren, Acetylcholin, Katecholaminen, Melatonin, Histamin und Serotonin
- das Lymphatische Darmgewebe mit Reaktionen auf Antigene, die Autoimmunreaktionen triggern können

Ein weiterer Interaktionspartner ist die Hypothalamus-Hypophysen-Nebennierenrinden Achse (HPA-Achse) als Vermittler von Stressrektionen.

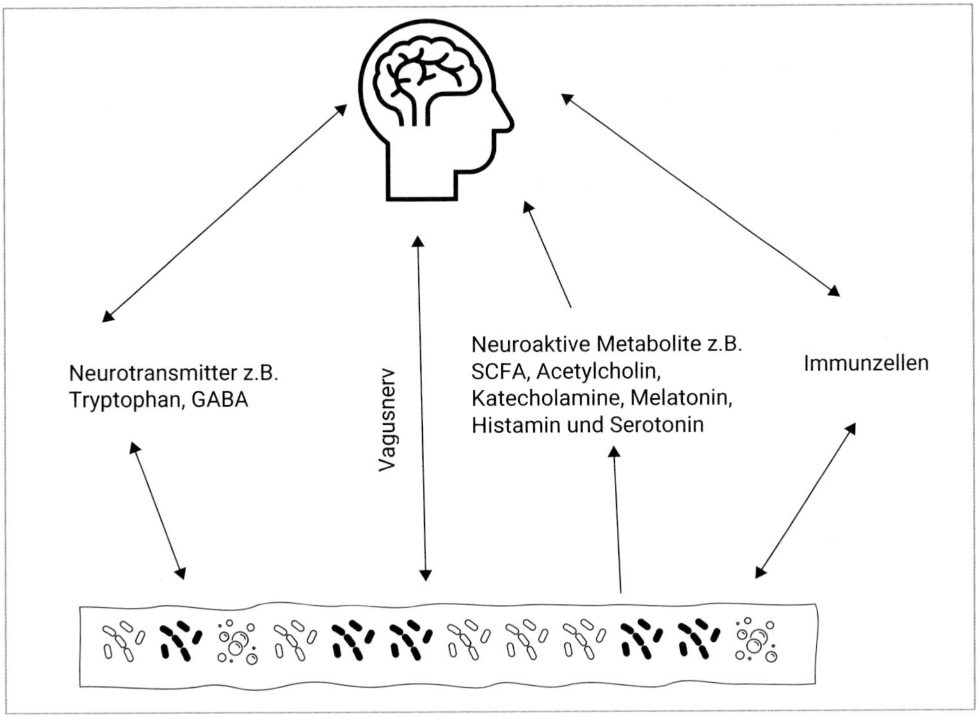

Abbildung 2.4: Vereinfachte Darstellung der Interaktionen von Darm und ZNS (Darm-Hirn-Achse)

Mikrobiota beziehen ihre Energie aus der Verwertung nicht verdauter Nahrungsbestandteile (Polysaccharid- oder Peptidfragmente) oder, falls nicht vorhanden, aus Muzinen des Darms. Beim Abbau werden von den Mikroorganismen im Darm SCFA gebildet. Die häufigsten sind Butyrat, Acetat und Propionat, sie machen ca. 90 % der gebildeten SCFA aus. Sie können als Energiequellen für den menschlichen Organismus genutzt werden, dienen aber vor allem der Versorgung des Darmepithels. Insbesondere Butyrat fördert die Proliferation und Differenzierung der Epithelzellen, es reguliert die „tight junctions", die die Permeabilität steuern, und fördert die Bildung einer schützenden Schleimschicht.

Ein Teil der SCFAs wird resorbiert, gelangt über die Lebervenen in den Blutkreislauf und bindet an Rezeptoren, die auf zahlreichen Zelloberflächen exprimiert werden. SCFAs interagieren in sehr komplexer Weise mit Organen und Regelkreisen. Die durch Darmbakterien produzierten SCFA haben vielfältige Auswirkung auf den Körper. Sie können beispielsweise die Expression von kanzerogenen Genen hemmen, die Sekretion von Entzündungsmediatoren senken, die Entwicklung von Immunzellen fördern und die Produktion von Neurotransmittern beeinflussen.

Von den Darmbakterien werden zudem zahlreiche Vitamine produziert (B-Vitamine, Vitamin K_2), doch gibt es keine Evidenz für deren Beitrag zur Vitaminversorgung des Menschen.

Eine Ausnahme macht die Bildung von Folsäure (B_9) durch Bifidobakterien, die zur Versorgung mit diesem Vitamin beitragen können.

2.3.2 Ernährungsempfehlung für ein gesundes Mikrobiom

Grundvoraussetzung für eine gesundes Mikrobiom ist die Vermeidung der Aufnahme krankmachender Erreger und eine gute Lebensmittelhygiene vor allem beim Zubereiten von rohem Fleisch oder Fisch und bei der sachgemäßen Aufbewahrung von Lebensmitteln. Auf dem Ernährungsplan einer gesunden und ausgewogenen Kost sollten Präbiotika bzw. Ballaststoffe (siehe auch Kapitel 3.2.5), Probiotika und Polyphenole stehen.

Präbiotika

Präbiotika sind **unverdauliche Nahrungsbestandteile**, die den Wirtsorganismus günstig beeinflussen, indem sie das Wachstum oder die Aktivität von bereits residenten Bakterien im Kolon stimulieren. Das am häufigsten untersuchte Präbiotikum ist Inulin, ein wasserlösliches Polysaccharid mit einer Kettenlänge von bis zu 100 Fructosyleinheiten, die durch β-(2,1)-Bindungen verknüpft sind. Patienten mit einer Fruktoseunverträglichkeit können Inulin-haltige Produkte unbedenklich verzehren.

Inulin ist ein von Darmbakterien leicht fermentierbarer Ballaststoff, der große Mengen SCFA erzeugt. Inulinquellen sind beispielsweise Zichorienwurzeln, Chicorée, Topinambur, Schwarzwurzeln, Knoblauch, Zwiebeln, Artischocken, Lauch und Spargel.

Im Alltag kommen wesentlich häufiger Ballaststoffe (auch Quellmittel genannt) zum Einsatz. Sie haben ebenfalls präbiotische Eigenschaften, zeigen aber auch durch die Zunahme des Stuhlvolumens und dadurch ausgelöste Peristaltik physikalische Effekte.

Probiotika

Im Allgemeinen werden unter dem Begriff Probiotika **lebende Mikroorganismen** zusammengefasst, die weitestgehend resistent gegenüber Magen- und Gallensäuren und verschiedenen Verdauungsenzymen sind, in aktiver Form den Darm erreichen und dort, wenn in ausreichender Menge zugeführt, das Mikrobiom positiv beeinflussen. Teilweise wird dieser Begriff jedoch auch für devitalisierte Produkte verwendet, besser ist hierfür der Begriff Postbiotika. Hierbei handelt es sich um nicht-lebende Mikroorganismen und deren Stoffwechselprodukte, vor allem SCFA.

Probiotika kommen natürlicherweise in fermentierten unpasteurisierten Lebensmitteln vor wie etwa Joghurt, Kefir, Buttermilch, Sauerkraut, Miso, Ayran, Kombucha Pickles oder Kimchi. Bei probiotischen Joghurts werden größere Mengen eines Bakterienstammes, häufig Bifidobakterien, zugesetzt.

Probiotika werden in zahlreichen Formen auch als Arzneimittel, Medizinprodukt oder Nahrungsergänzungsmittel angeboten. Überwiegend enthalten diese Produkte Arten der Gattung Lactobacillus spp., Bifidobacterium spp. sowie Escherichia coli Stamm Nissle, Saccharomyces boulardii und Enterococcus faecium. Bei der Auswahl eines Probiotikums ist auf Art und Vielfalt der Mikroorganismen sowie eine hohe Anzahl an koloniebildenden Einheiten (KBE) zu achten. Indikation und Auswahl bedürfen einer Beratung, in Einzelfällen auch auf der Basis einer individuellen Mikrobiomanalyse, die von verschiedenen Laboratorien, auch von Unikliniken, angeboten wird. Auf jeden Fall sollte auf eine Zertifizierung geachtet werden. Der Wert dieser Analysen ist umstritten, da die Interpretation der Ergebnisse schwierig sein kann und oft unklar ist, aus welchen Darmabschnitten die Stuhlprobe stammt. Zudem liegen Kosten meist im dreistelligen Bereich.

Für Frühgeborenen, Patienten mit einem stark geschwächten Immunsystem oder einer Pankreatitis eignen sich Probiotika nicht.

Synbiotika

Synbiotika sind eine Kombination aus Prä- und Probiotika.

Polyphenole

Polyphenole sind sekundäre Pflanzenstoffe, die in ihrer chemischen Struktur mehrere aromatische Ringe (Phenol) aufweisen. Sie kommen in den Randschichten von Obst, Gemüse und Getreide vor und geben zum Beispiel Beerenobst inklusive Trauben, Paprika und Möhren Farbe und Geschmack. Für einige Kunden erfreulich dürfte ihr Vorkommen in schwarzer Schokolade, Rotwein, Grün- und Schwarztee sein. Für die natürliche vorkommenden Polyphenole Resveratrol (vor allem in Beerenobst) und Curcumin aus der Kurkumawurzel konnte belegt werden, dass sie zur Aufrechterhaltung und Modulation des Darmmikrobioms beitragen. Sie fördern verschiedene Bakterienspezies, die entzündungshemmende Substanzen wie kurzkettige Fettsäuren produzieren [Csaki 2009].

2.4 Verdauungs-assoziierte Beschwerden und Erkrankungen

2.4.1 Dünndarmfehlbesiedlung

Unter einer Dünndarmfehlbesiedlung (DDFB) versteht man das vermehrte Ansiedeln von Bakterien des Dickdarms im Dünndarm, was normalerweise durch eine Schleimhautklappe zwischen den beiden Darmabschnitten verhindert wird. Symptome, die durch eine vermehrte Gasbildung verursacht werden, sind vor allem Bauchschmerzen, Völlegefühl und gelegentlich auch Übelkeit und Diarrhö. Die Diagnose kann durch einen Wasserstoff-Atemtest mit Glucose oder Laktose gestellt werden.

Bei gesicherter Diagnose kann eine medikamentöse Therapie mit dem Antibiotikum Rifaximin oder motilitätsfördernden Medikamenten hilfreich sein. In Einzelfällen ist auch ein operativer Eingriff notwendig. In jedem Fall ist eine Ernährungsumstellung hilfreich, indem auf Zucker und Stärke in hellem Brot, Nudeln und Kartoffeln verzichtet wird. Es sollte auf eine FODMAP-arme Ernährung (fermentierbare Oligosaccharide, Disaccharide, Monosaccharide und Polyole) umgestellt und eine eiweißreiche Kost mit gesunden Fetten zumindest für einen gewissen Zeitraum bevorzugt werden. Für den Patienten bedeutet diese Kost eine erhebliche Einschränkung in der Lebensqualität. Sie sollte durch eine intensive Ernährungsberatung begleitet werden. Hilfreich ist in diesem Zusammenhang die Umwandlung von Stärke in gekochten Kartoffeln, Reis und Nudeln, wenn sie 12 bis 18 Stunden abgekühlt werden. Es bildet sich eine resistente Stärke, die durch menschliche Verdauungsenzyme nicht abgebaut wird. Diese Eigenschaft geht auch durch ein Wiederaufwärmen der Mahlzeit nicht verloren.

2.4.2 Reizdarmsyndrom (RDS)

Nach einer aktuellen Leitlinie [AWMF 021/016] liegt ein Reizdarmsyndrom dann vor, wenn folgende drei Punkte erfüllt sind:

- „Es bestehen chronische, d. h. länger als drei Monate anhaltende oder rezidivierende Beschwerden (z. B. Bauchschmerzen, Blähungen), die von Patienten und Arzt auf den Darm bezogen werden und in der Regel mit Veränderungen des Stuhlgangs einhergehen.
- Die Beschwerden sollen begründen, dass der Patient deswegen Hilfe sucht und/ oder sich sorgt, und so stark sein, dass die Lebensqualität dadurch relevant beeinträchtigt wird.
- Voraussetzung ist, dass keine für andere Krankheitsbilder charakteristischen Veränderungen vorliegen, die wahrscheinlich für diese Symptome verantwortlich sind."

Das Reizdarmsyndrom ist bei einem Teil der Patienten spontan rückläufig, kann aber auch chronisch verlaufen. Ursächlich kommen für die Entstehung eines Reizdarm neben einer psychischen Komponente und Störungen des Mikrobioms verschiedene andere Faktoren auf zellulärer oder molekularer Ebene in Frage wie beispielsweise hormonelle Faktoren oder ein gestörter Gallensäuremetabolismus.

Beispiele für mögliche Ursachen eines Reizdarmsyndroms

- Psychische Faktoren
- Störungen des Mikrobioms
- Motilitätsstörungen
- Gestörter Gallensäuremetabolismus
- Veränderte Schleimhautfunktionen, die sich in einer gestörten intestinalen Barriere und Sekretion äußern
- Viszerale Hypersensitivität
- Enterale Infekte
- Veränderte enterale Immunantworten
- Veränderte Innervation der Darmwand auf anatomisch morphologischer und neurophysiologischer Ebene
- Veränderte Signalverarbeitung in verschiedenen Hirnarealen
- Reduzierte parasympathische Aktivität
- Hormoneller Status
- Genetische und epigenetische Faktoren
- Nahrungsmittelunverträglichkeiten

Die Diagnosestellung erfolgt durch eine ausführliche Anamnese, wenn schwerwiegende Ursachen ausgeschlossen werden können. Das RDS ist ein sehr heterogenes Krankheitsbild und eine generelle Therapieempfehlung daher nicht möglich. Eine Therapie erfolgt individuell, häufig symptomatisch und folgt den allgemeinen Empfehlungen einer gesunden Lebensführung, wie weitestgehender Verzicht auf Nikotin und Alkohol, Stressabbau, ausreichend Schlaf und Bewegung, gesunde sowie ausgewogene Ernährung. Sowohl bei Obstipation und Diarrhö können lösliche Ballaststoffe wie Macrogol hilfreich sein. In Einzelfällen sollte bei der Behandlung des therapierefraktären RDS ohne Obstipation die Behandlung mit Rifaximin erwogen werden.

Statt einheitlicher Ernährungsempfehlungen können nur symptomorientierte individuelle Empfehlungen gegeben werden, wobei darauf zu achten ist, dass bei länger andauernden Eliminationsdiäten keine Mangelernährungen auftritt. Bei überwiegend obstipativen Beschwerden können lösliche Ballaststoffe hilfreich sein. Bei Schmerzen, Blähungen, Obstipation und Diarrhö als dominante Symptome kann eine fachlich begleitete Low-FODMAP-Diät in drei Phasen (Elimination, Toleranzfindung, Langzeiternährung) hilfreich sein; siehe auch Abschnitt „Dünndarmfehlbesiedlung“. Ausgewählte Probiotika sollten in der Behandlung des RDS eingesetzt werden. Am häufigsten werden Lactobazillen und Bifidobakterien eingesetzt, obgleich auch ihr Nutzen noch nicht einheitlich beurteilt wird. Es liegen Hinweise vor, dass *Lactobacillus acidophilus* Bauchschmerzen lindern kann. *Enterobacteriacea* scheinen zu einer vermehrten Gasbildung zu führen, die sich in Blähungen äußern kann. Generell sprechen viele Patienten mit der Symptomatik Schmerz und Blähungen auf eine spasmolytische Therapie mit Pfefferminzöl und/oder beispielsweise Butylscopolamin an, so dass eine Empfehlung zur Selbstmedikation in Frage kommt.

2.4.3 Obstipation

Die Obstipation ist keine eigenständige Erkrankung. Sie ist eine häufig vorkommende gastrointestinale Störung, bei der die Defäkation verzögert, reduziert oder erschwert ist. Aus der gestörten Darmmotilität resultieren ein verlängerter Kolontransit, eine geringere Stuhlfrequenz und eine erhöhte Eindickung der Fäzes. Eine Verstopfung kann akut oder chronisch auftreten. Die normale Frequenz der Stuhlentleerung liegt zwischen 3 mal pro Tag und 3 mal pro Woche; das mittlere Stuhlvolumen beträgt normalerweise ca. 100–150 g/Tag.

Abhängig von der Ätiologie lassen sich zwei wesentliche Formen der Obstipation unterscheiden:

1. Primäre (idiopathische) Obstipation (funktionelle Verstopfung)
2. Sekundäre Obstipation (aufgrund von Krankheiten oder Arzneimitteleinnahme)

Primäre Obstipation

Die primäre Obstipation ist die häufigste Form der chronischen Verstopfung, der keine eindeutige Ursache zugeordnet werden kann. Sie wird deshalb der Gruppe der funktionellen gastrointestinalen Störungen zugerechnet. Bei den primären Formen der Obstipation lassen sich drei wesentliche Subtypen unterscheiden:

1. Obstipation mit normaler Kolontransitzeit
2. Obstipation mit verzögerter Kolontransitzeit
3. Anorektale Obstipation

Die Obstipation mit normaler Kolontransitzeit stellt mit ca. 60 % die häufigste Form der funktionellen Obstipation dar. Während Transitzeit und Stuhlfrequenz normal sind, leiden die Betroffenen unter subjektiv wahrgenommenen abdominalen Schmerzen, ungenügender oder zu seltener Darmentleerung, unter Blähungen und harten Stühlen.

Eine Obstipation mit verzögerter Kolontransitzeit ist in etwa 15 % der Fälle zu finden. Sie bleibt entweder auf ein Darmsegment beschränkt oder erstreckt sich über das gesamte Organ. Vermutete Ursache ist eine Störung nervaler Reflexkreise in der Darmmuskulatur (gastrointestinale neuromuskuläre Pathologie).

Eine Beckenbodendysfunktion kann beispielsweise zu einer anorektalen Obstipation führen. Diese vor allem bei Frauen zu findende Form und beruht auf einer Schwäche der Beckenbodenmuskulatur mit einer Beckenbodenabsenkung.

Sekundäre Obstipation

Eine sekundäre Obstipation manifestiert sich als Begleiterscheinung bereits bestehender Erkrankungen. Auch psychische Faktoren, die Verwendung bestimmter Pharmaka sowie Lebensstilfaktoren können die Entstehung einer Obstipation begünstigen.

So können Laxanzien (mit Ausnahme von Quellstoffen), die in der Selbstmedikation eingenommen werden, um eine Obstipation zu beseitigen, paradoxerweise bei Überdosierung die Obstipation verstärken. Hierbei entstehen Wasser- und Natriumverluste, die eine verstärkte Aldosteronsekretion zur Folge haben. An der Niere kommt es hierdurch zu einer verstärkten Reabsorption von Natrium sowie einer gesteigerten Ausscheidung von Kalium.

Prävention und Behandlungsmöglichkeiten der Obstipation

Einfluss der Darmflora

Es gibt zunehmend Hinweise auf eine Zunahme von Enterobacteriaceae und Fäulniskeimen zu Lasten von Lactobazillen. Auch ein Rückgang der Bifidobakterienpopulation scheint für eine längere Verweildauer des Stuhls im Kolon verursachend zu sein.

Eine auf verschiedenen RCTs basierte Metaanalyse belegt unter anderem, dass Lactobacillus- und Bifidobacterium-Stämme bei schwangerschaftsbedingter Obstipation effektiv und gut verträglich sind. Ferner führten Bifidobacterium longum sowie Lactobacillus reuteri zu einer signifikant erhöhten Stuhlfrequenz. Auch die S2k-Leitlinie „Chronische Obstipation" der DGVS sieht die Gabe von Probiotika als eine lohnende Option an.

Einfluss des Defäkationsreizes

Als unterstützend bei Obstipation wird das Erlernen eines geregelten Defäkationsrhythmus durch Konditionierung der Stuhlentleerung auf einen bestimmten Zeitpunkt (z. B. nach dem Frühstück) favorisiert. Dabei kann der gastrokolische Reflex ausgenutzt werden, bei dem es sich um eine Reaktion des Kolons auf eine Reizung des Magens handelt. Er wird beispielsweise hervorgerufen durch ein Glas kaltes Wasser, Fruchtsaft oder Kaffee vor dem Frühstück aber auch durch die Mahlzeit selbst. Denn durch die orale Nahrungsaufnahme werden Dehnungsrezeptoren in Mund, Speiseröhre und Magen erregt. Diese Informationen gelangen über das vegetative Nervensystem zum Kolon und provozieren dort propulsive Massenbewegungen, die den Inhalt des Kolons in den Enddarm vorschieben.

Einfluss von körperlicher Aktivität

Große Kohortenstudien weisen einen Zusammenhang zwischen körperlicher Inaktivität und dem Auftreten einer Obstipation nach. Auch aus diesem Grund tritt eine Obstipation bei geriatrischen, insbesondere bei bettlägerigen Personen gehäuft auf. Eine Obstipation lässt sich – vor allem bei sitzenden Tätigkeiten – vornehmlich durch ausreichende körperliche Aktivität (z. B. Spaziergänge, Schwimmen, Fahrradfahren) vermeiden. Besonders adipösen Personen ist eine deutlich gesteigerte körperliche Aktivität zur Besserung der Obstipation anzuraten.

Einfluss der Trinkmenge

Eine zu geringe Trinkmenge geht auch bei Gesunden mit einer verminderten Stuhlfrequenz und -menge einher. Gut belegt ist auf der anderen Seite eine Besserung der Obstipation, wenn eine zu geringe Trinkmenge deutlich angehoben wird. Generell wird Patienten mit chronischer Obstipation – sofern nicht erhöhte Wasserverluste (z. B. durch Schwitzen) auftreten – eine tägliche Trinkmenge von 1,5–2 Litern empfohlen. Eine darüber hinausgehende Flüssigkeitszufuhr wird mangels eines erkennbaren Effekts nicht empfohlen.

Einfluss einer Ballaststoffzufuhr

Weizenkleie vermehrt das Stuhlgewicht etwa fünffach stärker als Pektine. Grund hierfür ist der hohe Anteil ligninhaltiger Zellwandbestandteile, die kaum mikrobiell fermentierbar sind. Die intakten Kleiepartikel binden Wasser in der Fäkalmatrix und sorgen so für eine Zunahme der Stuhlmasse. Da Stuhlvolumen, Kolontransitzeit und Defäkationsreiz von der Art und Menge der aufgenommenen Ballaststoffe abhängen, ist eine reichliche Ballaststoffzufuhr für eine normale Stuhlentleerung von wesentlicher Bedeutung. Andererseits sollte der Verzehr von obstipierenden Lebensmitteln wie Schokolade, Bananen, Weißbrot oder Kakao dagegen relevant reduziert werden, während jedoch die Zufuhr von Vollkornprodukten, Gemüse und Hülsenfrüchten beträchtlich erhöht werden sollte.

Eine ergänzende Ballaststoffzufuhr kann u. a. mittels Flohsamenschalen, Leinsamen und Weizenkleie (siehe auch Kapitel 3.2.5) erreicht werden. Bei der Verabreichung von Ballaststoffkonzentraten ist unbedingt auf eine ausreichende Zufuhr von Flüssigkeit wie Tee oder Mineralwasser zu achten.

Eine Ballaststoffzufuhr von wenigstens 30 g/Tag wird in Deutschland nach Daten der Nationalen Verzehrstudie aber von 68 % der Männer und von 75 % der Frauen dennoch nicht erreicht.

Tabelle 2.4: Mittelwerte für eine erhöhte Stuhlmenge nach Verzehr von Ballaststoffen aus verschiedenen Lebensmitteln, [Johnson 2020]

Ballaststofftyp bzw. Lebensmittel	Erhöhte Stuhlmenge in g/g des verzehrten Ballaststoffs
Weizenkleie	7
Obst und Gemüse	6
Hafer	3,4
Hülsenfrüchte	1,5
Pektine	1,3

Einfluss von Laxanzien

Laxierende Wirkstoffe wie das osmotische wirksame Macrogol (=Polyethylenglykol), Natriumpicosulfat oder Bisacodyl sowie stuhlaufweichende Glycerolsuppositorien sind in den vorgegebenen Dosierungen gut verträglich. Über einen längeren Zeitraum eingenommen besteht die Gefahr von Wasser- und Elektrolytverlusten. Die vorgenannten Wirkstoffe werden derzeit als erste Wahl sowohl bei akuter funktioneller als auch bei chronischer Obstipation betrachtet. Sie werden dann angewendet, wenn andere therapeutische Maßnahmen (wie ausreichende Flüssigkeitsaufnahme, Bewegung, ballaststoffreiche Ernährung, Aufnahme isolierter Ballaststoffe aus Flohsamenschalen und Weizenkleie) nicht den gewünschten Erfolg bringen. Die Effekte dieser seit langem verwendeten Laxanzien beruhen auf einer vermehrten Füllungsperistaltik durch erhöhtes Fäzesvolumen oder einem höheren Wasseranteil im Stuhl, einer Dickdarmstimulation oder der verbesserten Gleitfähigkeit. Dies ist auch im Rahmen einer Schwangerschaft kurzfristig möglich, sollte aber durch eine ärztliche Kontrolle begleitet werden.

Merke

Primäre Formen der Obstipation sind funktionelle Störungen ohne eindeutige Ursache. Dabei kann die Transitzeit der Darmfüllung normal oder verzögert sein bzw. eine Entleerungsstörung vorliegen.
Sekundäre Obstipationen können auch durch andere Grunderkrankungen, die Verwendung verschiedener Arzneimittel oder durch nachteilige Lebensstilfaktoren hervorgerufen oder begünstigt werden. Für eine Obstipation kennzeichnend sind starkes Pressen beim Stuhlgang, klumpige oder harte Stuhlkonsistenz und ein Gefühl der inkompletten Darmentleerung.
Die Limitierung einer Obstipation erfordert vor allem folgende Lebensstiländerungen:

- eine Flüssigkeitszufuhr von 1,5–2,0 l/Tag,
- eine Steigerung der körperlichen Aktivität,
- eine ausreichende Zufuhr von etwa 30 g/Tag Ballaststoffen unterschiedlicher Art.

Die Zufuhr isolierter Ballaststoffe wie z. B. Flohsamenschalen stellt eine zusätzliche Option dar. Bestimmte Probiotika können ebenfalls hilfreich sein.
Sollten die vorgenannten Maßnahmen nicht ausreichen, sind Laxanzien – bestimmungsgemäß angewendet – eine Therapieoption.

2.4.4 Diarrhö

Die Diarrhö ist wie auch die Obstipation kein eigenständiges Krankheitsbild, sondern sie bezeichnet ein Symptom.

Definition der Diarrhö

Bei einer Diarrhö – gleich welchen Subtyps – ist immer mindestens eines dieser Kriterien erfüllt:

- erhöhte Defäkationsfrequenz mit mindestens drei Stühlen pro 24 Stunden
- sehr weiche bis flüssig-wässrige Stühle,
- ein hohes Stuhlvolumen von über 250 g/Tag.

In Abhängigkeit von der Beschwerdedauer sind unterscheidbar:

- „akute" Diarrhöen von meist nur ein bis drei Tagen, maximal aber von vier Wochen Dauer,
- „chronische" Diarrhöen, deren klinische Zeichen diesen Zeitraum überschreiten.

Akute Diarrhöen wie beispielsweise die Reisediarrhö sind zu mehr als 90 % infektiös bedingt und klingen in der Mehrzahl der Fälle ohne Behandlung nach etwa drei Tagen ab.

Wichtigste Erreger solcher Gastroenteritiden sind Viren (vor allem Noro- und Rotaviren) und Bakterien (z. B. Campylobacter jejuni, Salmonella typhimurium, Listeria monocytogenes, Salmonella spp., Clostridioides difficile, Campylobacter jejuni, Staphylococcus aureus, enterohämorrhagische E. coli (EHEC)). Die Aufnahme von Bakterien und ihren Toxinen erfolgt vielfach über Wasser und andere Lebensmittel. Je nach dem zugrundeliegenden Mechanismus kann dabei zwischen Lebensmittelinfektionen, Lebensmittelintoxikationen und Toxininfektionen differenziert werden.

Für Deutschland werden ungefähr 65 Millionen gastrointestinale infektiöse Episoden pro Jahr angenommen. In einer breit angelegten Befragung bei rund 21 000 Betroffenen mit einer gastrointestinalen Infektion berichteten 78 % der Patienten von Diarrhöen, 12 % von Erbrechen, 10 % litten an beiden Symptomen. Die Mehrzahl dieser Infektionen sind selbstlimitierend; sie dauern im Durchschnitt 3,7 Tage an. Gastrointestinale Infektionen finden sich sehr häufig bei über 65-Jährigen. Sie gehen meist auf Clostridioides difficile (früher: Clostridium difficile) zurück. Akute Diarrhöen werden vorwiegend durch eine mikrobielle Verunreinigung des Trinkwassers und anderer Lebensmittel ausgelöst.

Bei intestinalen Flüssigkeitsverlusten von mehreren Litern pro Tag im Gefolge einer akuten Diarrhö sind schon nach kurzer Zeit ernsthafte Dehydratationszustände (Exsikkose) möglich. Halten Diarrhöen länger als drei Tage an, liegt möglicherweise eine Dysenterie vor. Sie ist eine durch Bakterien wie Salmonella, Campylobacter oder Shigella sowie Parasiten ausgelöste Entzündung des Darms.

Eine **chronische Diarrhö** ist in der Regel nicht infektiös-bakteriell bedingt. Sie kann in Form einer **„organisch bedingten Diarrhö"** (mit den Erkennungsmerkmalen: blutige und/oder eitrig-schleimige Fäzes sowie deutlicher Gewichtsverlust) vielmehr zurückgehen auf eine chronisch-entzündliche Darmerkrankung, auf ein Malabsorptionssyndrom (etwa infolge einer Pankreasinsuffizienz), auf eine Zöliakie oder eine ischämische Enterokolitis, auf exogene organische Läsionen (Strahlenkolitis ...) oder auf verschiedene endokrine Ursachen (Diabetes mellitus, Hyperthyreose ...).

„Osmotische Diarrhöen" dagegen werden durch die Anhäufung schlecht oder nicht absorbierbarer osmotisch aktiver Substanzen im Darmlumen getriggert. Ein oftmals exogener

Auslöser ist beispielsweise der übermäßige Genuss von nur langsam absorbierbaren Zuckeraustauschstoffen wie Sorbit oder Xylit. Diese sind gehäuft in zuckerfreien Süßwaren enthalten. Osmotische Diarrhöen reagieren zügig positiv auf Nahrungskarenz.

Sogenannte **„sekretorische Diarrhöen"** (Parade-Beispiele: Lebensmittelintoxikationen, Hyperthyreose oder Zollinger-Ellison-Syndrom) treten unabhängig von der Nahrungszufuhr auf. Ihre Symptomatik lässt sich daher auch durch eine Nahrungskarenz nicht reduzieren. Die Ursachen können infektiöser, aber auch nicht infektiöser Art sein. In beiden Fällen kommt es zu einer abnorm hohen Abgabe von Flüssigkeit und damit von Ionen ins Darmlumen.

Beschwerden, die durch **„hyermotile Diarrhöen"** (verursacht etwa durch Hyperthyreose, Tumorleiden, Operationen ...) ausgelöst werden, klingen bei Nahrungskarenz zügig ab.

Behandlungsoptionen

Rehydratation

Wichtigstes therapeutisches Ziel bei akuten wie auch bei chronischen Diarrhöen sind die Rehydratation sowie die Substitution von Elektrolyten. Dies gilt insbesondere für vulnerable Gruppen wie Säuglinge, Kleinkinder und ältere Menschen.

Rehydrierungslösungen

Ihre Zusammensetzung berücksichtigt, dass die Absorption von Natrium und Glucose im Verhältnis von 2:1 mittels eines Symporters erfolgt, wodurch ein osmotischer Gradient auf der Blutseite aufgebaut wird, sodass Chlorid und Wasser passiv nachfolgen.

Eine Rehydrierungslösung zur eigenen Herstellung im Haushalt gemäß WHO-Empfehlung besteht aus 8 Teelöffeln Zucker, einem ¾ Teelöffel Salz, einem ½ Teelöffel Backpulver, einem ¼ Teelöffel Kaliumchlorid und 1 Liter Wasser. Die Trinkmenge sollte etwa 40 ml/kg innerhalb von 24 Stunden betragen. Für einen 75 kg schweren Erwachsenen sind dies 3 Liter/24 h. Mineraldrinks, mit Zucker und Salz angereicherte Fruchtsaft- oder Limonadenverdünnungen oder die Kombination von Cola und Salzstangen sind der WHO-Lösung unterlegen.

Probiotika

RCT-basierte Metaanalysen belegen, dass die Gabe spezieller Probiotikastämme die Durchfalldauer und die Stuhlfrequenz bei akuten infektiösen Diarrhöen, insbesondere bei Kindern, verringern kann.

Lactosefreie Ernährung

Studien an Kindern unter 5 Jahren konnten zeigen, dass in diesen Fällen lactosefreie Produkte verglichen mit laktosehaltigen Produkten vorteilhaft sind und die Diarrhö-Dauer insgesamt um etwa 18 Stunden verkürzen.

Unterstützende Ernährung bei Durchfall sowie bei Völlegefühl und Blähungen

Bei starken Durchfällen ist eine leichte, fett-, laktose- und ballaststoffarme Kost empfehlenswert.

Zu bevorzugen sind Fencheltee, Schwarztee, Kakao, Schokolade, Hafer- und Reisschleimsuppe, Weißmehlprodukte, geriebener Apfel, Banane, Nudeln, geschälter Reis, gekochte Möhren, trockener Käse.

Vornehmlich zu meiden sind Säfte, Kaffee, Alkohol und alkoholhaltige Getränke, kohlensäurehaltige Getränke, sulfatreiche Mineralwassersorten (Sulfatgehalt >200 mg/l), Rohkost, Kohlgemüse, Hülsenfrüchte, Zwiebelgemüse, frisches Obst, Trockenobst, Vollkornprodukte, Nüsse, Mandeln, Milch und gesäuerte Milchprodukte, fette und gebratene Lebensmittel und Speisen, scharfe Gewürze, Fructose, Sorbit.

Merke

- Diarrhöen sind durch das Absetzen von ≥ 3 Stühlen pro Tag mit einer wässrigen bis flüssigen Konsistenz und/oder hohen Stuhlmengen (> 250 g/d) gekennzeichnet. Bezüglich der Dauer wird zwischen akuten (maximal 4 Wochen) und chronischen Diarrhöen (> 4 Wochen) unterschieden.
- Wichtigstes therapeutisches Ziel - insbesondere bei Kindern und älteren Menschen – ist die Rehydratation und die Substitution von Elektrolyten mit Glucose-Elektrolyt-Lösungen. Ernährungstherapeutische Maßnahmen richten sich nach der Art der Diarrhö und bestehen aus Nahrungskarenz mit anschließendem leichten Kostaufbau (akute Diarrhö) oder Elimination der auslösenden Substanz (chronische Diarrhö).

Bei akuten infektiösen Diarrhöen bei Kindern können der Einsatz von Probiotika sowie der Verzicht auf laktosehaltige Lebensmittel erwogen werden.

3 Nahrungszusammensetzung und Lebensmittelqualität

3.1 Makronährstoffe in der Ernährung

Von den Makronährstoffen werden in der Regel die Kohlenhydrate in der größten Quantität verzehrt. Sie dienen hauptsächlich der schnellen Bereitstellung von Energie. Ein Überschuss wird als Fett in Depots gespeichert. Kohlenhydrate liefern pro ein Gramm 4,1 kcal an Energie.

Sind die schnell verfügbaren Kohlenhydrate erschöpft, dienen nachfolgend Fette der Energieversorgung. Hierzu werden sie gespalten und im Citratzyklus „verbrannt". Fette besitzen die höchste Energiedichte der Makronährstoffe, nämlich 9,3 kcal pro Gramm.

Anders als Kohlenhydrate und Fette sollten Proteine nur im Notfall vom Organismus zur Energiegewinnung herangezogen werden müssen. Denn sie dienen primär dem Baustoffwechsel des Organismus, aus ihnen entstehen Strukturproteine (Muskeln) oder Funktionsproteine (Enzyme, Immunglobuline). Die Proteine lassen sich bis zu den Aminosäuren aufspalten, von denen der Körper eine Reihe selbst synthetisieren kann. Acht von den 20 proteinogenen, also eiweißaufbauenden Aminosäuren müssen obligat mit der Nahrung zugeführt werden, sie sind essenziell. Müssen Proteine mangels bereitstehender Kohlenhydrate und Fette im Ausnahmefall dennoch zur Energiegewinnung herangezogen werden, liefern sie pro Gramm 4,1 kcal.

Außer den besprochenen Makronährstoffen kann der menschliche und tierische Organismus auch aus der Verbrennung von Ethanol, dem Trinkalkohol, reichlich Energie gewinnen, nämlich 7,1 kcal pro Gramm Alkohol. Dies entspricht einem Volumen von 1,25 ml, da seine spezifische Dichte nur 0,8 beträgt.

3.1.1 Kohlenhydrate

Der Hauptenergiespender, die Kohlenhydrate, stehen dem Organismus in verschiedenen Formen zu Verfügung. Die wichtigste Kohlenhydratquelle ist Stärke, die unter anderem aus Getreide, Kartoffeln, Bohnen stammt und im Stoffwechsel bis zur monomolekularen Glucose abgebaut wird. Die Disaccharide Saccharose (gewonnen aus Rohr- oder Rübenzucker) und Lactose (Milchzucker) mit ihren Einzelbestandteilen Glucose und Galactose, die aus Milch und Milchprodukten gewonnen wird, und die Monosaccharide Glucose und Fructose sind ebenfalls wichtige Kohlenhydratquellen.

Ihrer chemischen Natur nach zählt auch die Zellulose zu den Kohlenhydraten. Sie ist in Gräsern, Salaten und in Gemüse, teilweise auch im Obst enthalten, kann aber vom Verdauungstrakt nicht zu Monosacchariden abgebaut werden, sie ist für den Menschen also unverdaulich. Dennoch ist die Zellulose für eine ausgewogene Ernährung unverzichtbar, da sie als sogenannter Ballaststoff wertvolle physiologische Aufgaben erfüllt.

Entsprechend ihrer chemischen Struktur lassen sich die Kohlenhydrate in Gruppen gliedern: zu den aus fünf C-Atomen aufgebauten Pentosen gehören beispielsweise die Arabinose, die Xylose und die Ribose. Zu den Hexosen mit sechs C-Atomen im Molekül zählen Glucose, Fructose und Galaktose. Die bedeutendsten Disaccharide in Nahrungsmitteln sind

Saccharose (bestehend aus Glucose und Fructose), Lactose (bestehend aus Glucose und Galactose) sowie Maltose (bestehend aus zwei Molekülen Glucose). Hexosane dagegen sind aus unterschiedlich vielen einzelnen Hexosen aufgebaute, vorwiegend pflanzliche, aber auch tierische Polysaccharide wie zum Beispiel Stärke, Zellulose, aber auch das in Leber und Muskeln vorkommende Glykogen (Tabelle 3.1).

Der Kohlenhydratgehalt wird in Gramm pro hundert Gramm Lebensmittel angegeben und beträgt zum Beispiel für Haushaltszucker 100 %. Dies bedeutet, dass es sich hier um ein reines Kohlenhydrat-Lebensmittel handelt. Honig dagegen enthält nur 81 Gramm pro 100 Gramm Kohlenhydrate, Weißbrot noch 48 Gramm und Reis schließlich nur 24 Gramm pure Kohlenhydrate pro 100 Gramm (siehe Tabelle 3.2).

Tabelle 3.1: Kohlenhydrate – Einteilung nach ihrer chemischen Struktur (Auswahl)

Anzahl C-Atome	Nomenklatur	Beispiele
5 C	Pentosen	Arabinose, Xylose, Ribose
6 C	Hexosen	Glucose, Fructose+, Galactose
2 x 6 C	Disaccharide	Saccharose, Lactose, Maltose, Isoglucose*
n x 6 C	Hexosane	Stärke, Zellulose, Glykogen (in Leber, Muskel)
Elmadfa, Leitzmann: Ernährung des Menschen, utb 8036, 2015		

\+ Fructose besitzt eine höhere Süßkraft als Glucose, weshalb der Haushaltszucker Saccharose (50 % Glucose, 50 % Fructose) durch die Lebensmittelindustrie zunehmend durch konzentrierten Fructose-Maissirup (High Fructose Corn Syrup (HFCS)) abgelöst wird. Zugesetzter Zucker, besonders dieser Art, erhöht das Risiko für die Entwicklung von Adipositas, nicht-alkoholischer Fettlebererkrankung, Insulinresistenz, Typ-2-Diabetes, Herzkreislauferkrankungen, metabolischem Syndrom und Hyperurikämie (DOI:10.3109/10408363.2015.1084990). Einer der Gründe hierfür liegt in der nicht durch Insulin regulierten Aufnahme von Fructose in die Leber. Fructose kann dort nicht gespeichert werden; sie wird in Fett umgewandelt. Unter anderem werden dadurch Bildung und Sekretion von VLDL1 gesteigert. Da Fructose außerdem nicht über eine Erhöhung der Insulin- und Leptinkonzentrationen das Sättigungsgefühl verstärkt, kommt es auch hierdurch zu einer vermehrten Energieaufnahme.

* Isoglucose ist ein Zuckersirup, der aus Mais oder Weizenstärke hergestellt wird, anders als Haushaltszucker (Saccharose), der aus Zuckerrüben oder Zuckerrohr gewonnen wird. Isoglucose kann billiger produziert werden als Haushaltszucker und besteht in der Regel zu 55 % aus Fructose und zu 45 % aus Glucose. Haushaltszucker hingegen besteht zu gleichen Anteilen aus Fructose und Glucose.

Tabelle 3.2: Quellen für pure Kohlenhydrate (KH) und Stärke-Kohlenhydrate

Lebensmittel	KH-Gehalt (g/100 g)	Lebensmittel	KH-Gehalt (g/100 g)
Haushaltszucker	100	Mais-/Weizenstärke	86
Honig	81	Hafer, Gerste	56–64
Konfitüre	60–64	Weißbrot	48
Vollmilchschokolade	56	Vollkornbrot	39–41

Lebensmittel	KH-Gehalt (g/100 g)	Lebensmittel	KH-Gehalt (g/100 g)
Edelbitter-Schokolade	33	Nudeln	ca. 75
Banane, roh	20	Reis	24
Weintraube, roh	15	Blattgemüse (z. B. Spinat, Kopfsalat)	1
Kirsche, roh	10–13		
Erdbeere, roh	6	Milch	5

Tabelle 3.3: Einige biologische Funktionen der Kohlenhydrate im Körper

Kohlenhydrate ... – sind Energiequelle für fast alle Zellen – Gehirn, Erythrozyten und Nierenmark sind absolut glucoseabhängig
– unterdrücken ab 100g/d eine Ketonkörperbildung
– stabilisieren den Wasser- und Elektrolythaushalt
– verhindern Proteinkatabolie bei Nahrungsmangel
– dienen in Form von Stärke-Polysacchariden als Reservestoffe

Verwertung der Kohlenhydrate im Körper

Die Kohlenhydrate können erst dann als Energiequelle in den Zellen verschiedener Gewebe und Organe verwertet werden, wenn sie mehrere abbauende oder umsetzende Prozesse durchlaufen haben. Nach ihrer Verdauung und Resorption können die Monosaccharide (Glucose) entweder oxidativ bzw. nicht-oxidativ verwertet (Glykolyse) oder zum Aufbau von Glykogen (Glykogenese) herangezogen werden. Eine vollständige Lipacidogenese (Synthese von Fettsäuren) aus Kohlenhydraten erfolgt nur in sehr seltenen Situationen.

Glucose ist die primäre Energiequelle fast aller Zellen. Sie ist die bevorzugte Quelle zur ATP-Produktion. Dementsprechend metabolisieren Körperzellen (z. B. der Muskel), die sofort Energie benötigen, Glucose. Der Glucosekatabolismus umfasst die intrazellulär ablaufenden Prozesse der Glykolyse, der Bildung von Pyruvat und Acetyl-CoA, den Zitratzyklus und die Atmungskette. Glucose ist auch an der Synthese bestimmter Aminosäuren für die Proteinsynthese beteiligt. Hepatozyten können aus Glucose Glyzerin und Fettsäuren erzeugen, aus denen im Zuge der Lipogenese schließlich im Fettgewebe gespeicherte Triglyzerid-Fette aufgebaut werden. Das von der Leber – durch Insulin stimuliert – aus Glucose ebenfalls gebildete und dort auch gespeicherte Polysaccharid Glykogen dient der raschen und engmaschigen Regulation der Blutglucosekonzentration. Dieser, als Glykogenolyse bezeichnete Vorgang wird durch Glucagon und Adrenalin geregelt.

Das Zentrale Nervensystem, das Nierenmark und die Erythrozyten sind exklusiv auf Glucose angewiesen. Vom Glucoseverbrauch des Körpers entfallen auf das Gehirn 54 %, Leber und Darm 25 %, Skelettmuskulatur 10 %, Herz und Niere je 5 % und auf das Fettgewebe weniger als

1 %. Das menschliche Gehirn benötigt zu seiner Energieversorgung pro Tag etwa 140 g Glucose. Im Hungerzustand ist das Gehirn allerdings, anders als Nierenmark und Erythrozyten, auch in der Lage, Ketonkörper als Energiequelle zu nutzen. Unter Ketonkörpern fasst man Acetoacetat (auch Acetacetat genannt), Aceton und β-Hydroxybutyrat bzw. 3- Hydroxybutyrat zusammen.

Im Gehirn wird die Glucose primär über anaerobe Glykolyse abgebaut, weil die für den oxidativen Endabbau zu Kohlendioxid und Wasser über den Citratzyklus und die Atmungskette erforderlichen Enzymsysteme fehlen bzw. nur in geringer Aktivität vorliegen. Laktat als eines der Produkte (neben beispielsweise Pyruvat oder Oxalacetat aus dem Aminosäureabbau) dieses partiellen Glucoseabbaus gelangt über die Blutbahn zur Leber und dient dort wie beispielsweise auch Pyruvat oder Oxalacetat als Substrat für die Glukoneogenese (Neubildung von D-Glucose). Auf diesem Weg können – bei mangelnder Glucosezufuhr über die Nahrung – täglich bis zu 200 g Glucose gebildet werden.

Glucose wird in der sogenannten Glykolyse abgebaut. Diese kann sowohl aerob als auch – wie oben ausgeführt – unter anaeroben Bedingungen unter Bildung von Laktat stattfinden. Dabei werden pro Glucosemolekül zwei Moleküle ATP gewonnen. Vom energetischen Standpunkt aus ist die physiologischerweise von allen Geweben – außer Erythrozyten und Nierenmark – durchgeführte sauerstoffabhängige Oxidation von Glucose zu CO_2 und Wasser unter Freisetzung von Energie wesentlich ergiebiger (Energiegewinn hier 38 Mol ATP pro 1 Mol Glucose im Vergleich zu nur 2 Mol ATP bei anaerobem Glucoseabbau). Dieses setzt aber das Einschleusen des in der Glykolyse entstehenden Pyruvats in den Citratzyklus und die Atmungskette voraus.

Glucosespeicherung in Form von Glykogen

Die Speicherung von Glucose erfolgt als Glykogen. Die Kohlenhydratreserven im Körper sind unter normalen Bedingungen gering. Die Speicherkapazität des Muskels für Kohlenhydrate kann aber für schwere körperliche Arbeit durch Verabreichung von kohlenhydratreicher Kost auf das Fünffache erhöht werden. Der Muskelglykogengehalt steigt aber normalerweise jedoch nicht über 1 %, was ca. 1200 kcal entspricht. Die Leber dagegen kann nach einer kohlenhydratreichen Mahlzeit bis zu 10 % ihres Gewichts an Glykogen einlagern.

Aus Muskelglykogen kann dann sogar ohne Sauerstoff sehr schnell Energie gewonnen werden. Das dabei entstehende Laktat kann aber nur mit O_2 rasch weiter oxidiert werden und so zusätzlich Energie liefern. Ist die O_2-Versorgung des Muskels allerdings ungenügend, wird ein Teil des Laktats aus den Zellen über die Blutbahn in die Leber transportiert. Die Leber kann dann aus Laktat über Glucose erneut „indirekt" Glykogen bilden. Dieser indirekte Anteil des gespeicherten Glykogens beträgt beim Menschen zwischen 20 und 50 % des gesamten synthetisierten Glykogens.

Während Leberglykogen bei Bedarf für den gesamten Organismus zur Regulation der Blutglucose abgebaut werden kann, steht Muskelglykogen ausschließlich dem Muskel zur Verfügung, da dort das für die Freisetzung der Glucose in das Blut erforderliche Enzym fehlt.

Respiratorischer Quotient
Der respiratorische Quotient (RQ) beschreibt in der Physiologie der Atmung das Verhältnis der in einer bestimmten Zeit ausgeatmeten Kohlenstoffdioxidmenge (CO_2) zum gleichzeitig aus der Luft aufgenommenen Sauerstoff (O_2). Die Mengen sind in Mol angegeben, der Faktor ist dimensionslos.

Der RQ hängt von der Art des verstoffwechselten Substrates ab; das bedeutet, dass er von Ruhe zu körperlicher Belastung schwankt. Dabei ist der RQ bei der Verstoffwechselung von Kohlenhydraten wie vor allem von Glucose 1.0 (die stöchiometrischen Mengen von Kohlenstoff und Sauerstoff sind gleich), bei Fetten 0.7 und bei Proteinen 0.81. Der durchschnittliche RQ liegt in Mitteleuropa bei 0.82. Unter normalen Ernährungsbedingungen hat das Nervengewebe, also auch das Gehirn, das ausschließlich Glucose als Energieträger verwendet, einen respiratorischen Quotient von 1.0.

Bei Muskelarbeit können aus dem RQ Annahmen über die Stoffwechsellage und die verstoffwechselten Energieträger – im Wesentlichen Fette oder Kohlenhydrate – abgeleitet werden. Aus einem Wert wie dem o. g. 0.82 kann auf eine Verbrennung von etwa gleichen Teilen Fett und Kohlenhydraten geschlossen werden.

Bei schwerer körperlicher Belastung gilt in der Spiroergometrie ein RQ > 1.1 als Zeichen der Ausbelastung des Probanden. Der respiratorische Quotient wird größer als 1, wenn durch anaerobe Glykolyse Laktat entsteht, was den Blut-pH-Wert senken würde (Azidose). Um die Säure zu puffern, wird in der Niere vermehrt Bicarbonat rückresorbiert. Katalysiert durch Carboanhydrase entsteht aus dem Bicarbonat CO_2 und Wasser. Das überschüssige CO_2 hebt den RQ über 1. Ansonsten gelangt der RQ nur in Spezialfällen über 1. Bei der Tiermast werden so viele Kohlenhydrate verfüttert, dass sie in Fette umgebaut werden müssen, damit sie überhaupt gespeichert werden können. Dabei haben Fette ein anderes C/O Verhältnis, wodurch endogen O_2 freigesetzt wird, weshalb weniger O_2 über die Lunge aufgenommen werden muss ($CO_2/O_2 > 1$). Ermittelt wird dieser Wert durch indirekte Kalorimetrie , auch im Rahmen von Spiroergometrien. Bei der Messung muss eine Mund und Nase dicht überdeckende Maske getragen werden, so dass aus der ein- und ausgeatmeten Luft kontinuierlich (*breath-by-breath*) die Differenz der Konzentration der oben genannten Gase zur bekannten stabilen Konzentration in der Umgebungsluft gemessen werden kann.

Tabelle 3.4: Sauerstoffverbrauch, Kohlendioxidproduktion, Respiratorischer Quotient (RQ) und freigesetzte Energie bei der Oxidation energieliefernder Substrate

Substrat	O_2-Verbrauch	CO_2-Produktion	RQ	prod. kcal
Stärke	0,829	0,829	1,00	4,20
Saccharose	0,786	0,786	1,00	3,96
Glucose	0,746	0,746	1,00	3,74
Fett	2,019	1,427	0,71	9,46
Protein	1,010	0,844	0,83	4,70
Laktat	0,746	0,746	1,00	3,62

Schutz, Y., Jequier, E., Energy needs in:
Shils, M.E., Olsen, J.A., Shike, M. (Hrsg.): Modern nutrition in health and disease 8. Ed., Lea and Febiger, Philadelphia, 1994

Wechselwirkung von Glucose- und Fettstoffwechsel

Nach kohlenhydratreichen Mahlzeiten kann Glucose in Abhängigkeit von ihrer Konzentration in der Pfortader von der Leber aufgenommen und als Glykogen gespeichert oder an die Blutbahn abgegeben werden. Bei Kohlenhydratmangel (z. B. Hunger), also geringem Kohlenhydratangebot an die Leberzelle, nutzt die Leber zur Deckung ihres eigenen Energiebedarfs vor allem Fettsäuren und aktiviert die Enzymsysteme zur Glukoneogenese aus Laktat, Aminosäuren und Glyzerin.

Acetyl-CoA ist die Kohlenstoffquelle für die Biosynthese der Fettsäuren. Es entsteht teilweise durch Decarboxylierung von Pyruvat, dem Endprodukt der aeroben Glykolyse. Pyruvat kann jedoch erst über den Umweg der Citratbildung in den Mitochondrien zur Fettsäurebiosynthese genutzt werden.

3.1.2 Proteine

Grundsätzlich können Nutzpflanzen und -tiere Proteine liefern. Fleisch und Fisch sowie Milchprodukte sind die tierischen Eiweißlieferanten. Unter den Milchprodukten sind hier neben der Milch selbst vor allem Quark, Käse und Joghurt zu nennen. Auch Eier stellen eine bedeutende Proteinquelle dar. Sie sind wie Milchprodukte auch von Vegetariern als Nahrungsmittel akzeptiert. Auf Seiten der Pflanzen liefern Hülsenfrüchte wie Linsen, Erbsen, Soja- und Buschbohnen hochwertiges Eiweiß. Aber auch Kartoffeln sind hier anzuführen, weil sie viele essentielle Aminosäuren enthalten, obgleich hier der Proteingehalt nur 2 % beträgt. Während in verzehrten eiweißhaltigen Nahrungsmitteln nicht-essenzielle Aminosäuren einerseits bereits in ausreichenden bis sogar überschüssigen Quantitäten vorkommen und andererseits bei Bedarf auch im Stoffwechsel synthetisiert werden können, ist der Mensch hinsichtlich der acht essentiellen Aminosäuren (siehe Tabelle 3.5) auf die Zufuhr mit der Nahrung angewiesen.

Tabelle 3.5: Die 20 proteinogenen Aminosäuren

Nicht-essenzielle[1]	Semiessentielle[2]	Essentielle[3]
Alanin	Arginin	Isoleucin
Asparagin	Histidin	Leucin
Asparaginsäure		Lysin
Cystein		Methionin
Glutamin		Phenylalanin
Glutaminsäure		Threonin
Glycin		Trypthophan
Prolin		Valin
Serin		
Tyrosin		

1) kann der Organismus aus Makronährstoffen selbst synthetisieren
2) können aus essentiellen vom Organismus hergestellt werden, müssen aber in bestimmten Lebenssituationen (Wachstum, Stress...) von außen zugeführt werden
3) müssen in jedem Fall mit der Nahrung zugeführt werden

Neben reinen Proteinen existiert eine Reihe von Proteinverbindungen, die zusätzlich Molekülkomponenten enthalten, die anderen chemischen Stofflassen zuzurechnen sind. Sie werden als komplexe Proteine bezeichnet (siehe Tabelle 3.6).

Tabelle 3.6: Komplexe Proteine (Protein verbunden mit Nichtproteinanteil)

Komplexes Protein	Nebenbestandteil	Vorkommen
Nukleoproteine	Nukleinsäuren, Purine	in Drüsengeweben
Glyko- u. Mucoproteine	Kohlenhydrate	in Sekreten von Schleimhäuten
Phosphoproteine	phosphorhaltige Moleküle	im Casein der Milch
Chromoproteine	chromophore Gruppen	im Hämoglobin
Lipoproteine	Fettkomponente, z. B. Cholesterin	in HDL, LDL
Metalloproteine	Metall, z. B. Kupfer, Eisen	in Alkoholdehydrogenase

Hochwertige Proteine haben einen im Verhältnis zu den nichtessenziellen Aminosäuren hohen Gehalt an essenziellen Aminosäuren. Die Proteinqualität, auch bezeichnet als biologische Wertigkeit eines Proteins, steigt mit dem Gehalt und dem ausgewogenen Mischungsverhältnis an essenziellen Aminosäuren. Eiweiß aus Hühnerei hat eine biologische Wertigkeit von 100, diejenige von Schweinefleisch wird mit 85, von Rind- und Geflügelfleisch mit 80, die von Kartoffel beispielsweise mit 76 angegeben. Ein geringerer Gehalt an bestimmten essenziellen Aminosäuren des einen Proteins kann durch den entsprechend höheren Anteil derselben Aminosäuren in einem anderen Protein ergänzt und somit ausgeglichen werden. Dementsprechend erreicht eine Mischung aus 36 % Vollei und 64 % Kartoffeleiweiß die höchste biologische Wertigkeit von 136. 76 % Vollei-Eiweiß und 24 % Milcheiweiß bringen es immerhin noch auf eine biologische Wertigkeit von 119 (siehe Tabelle 3.7).

Tabelle 3.7: Biologische Wertigkeit des Proteins aus verschiedenen Lebensmitteln bzw. -mischungen

Lebensmittel	Wertigkeit	Lebensmittel	Wertigkeit
Hühnerei	100	Schweinefleisch	85
Kartoffeln	76	Rindfleisch	80
36 % Vollei+64 % Kartoffeln	136	Geflügelfleisch	80
60 % Vollei+40 % Soja	124	Kuhmilch	72
76 % Vollei+24 % Milch	119	Bohnen	72
51 % Milch+49 % Kartoffeln	114	Reis	66
Die Proteinqualität hängt u. a. von Gehalt an essentiellen Aminosäuren ab			

In den gängigen Nahrungsmitteln ist selten völlig reines Protein, das also ausschließlich aus Aminosäuren besteht, anzutreffen. Meist gibt es begleitende und nicht ohne weiteres abtrennbare Anteile an Kohlenhydraten oder Fetten. So enthalten 100 Gramm Eiprotein nur 87 % pures Aminosäurengemisch, Milch 38 % , Rindfleisch beispielsweise aber 95 %. In den seltensten Fällen sind auch sämtliche 20 proteinogenen Aminosäuren vollständig aus einem Nahrungsmittel verwertbar. Man spricht dann von einer hundertprozentigen Verdaulichkeit eines Eiweißes, wenn aus einem Nahrungsmittel sämtliche das Protein aufbauende Aminosäuren resorbiert werden. Dies ist beispielsweise beim Eiprotein oder den Proteinen in Milch und Reis der Fall. Die Proteine von Kartoffeln, die zwar reich an essenziellen Aminosäuren sind, können auf dem Verdauungsweg nur zu 88 % verfügbar gemacht werden (siehe Tabelle 3.8).

Tabelle 3.8: Durchschnittlicher Proteingehalt und Verdaulichkeit ausgewählter Lebensmittel

Lebensmittel	Proteingehalt (g/100 g)	Wahre Verdaulichkeit (%)
Eiprotein	87	100
Milch	38	100
Reis	8	100
Schweinefilet	89	98
Rindfleisch	95	95
Haferflocken	18	91
Kartoffeln	9	88
Bananen	4	83
Nach Elmadfa, Leitzmann: Ernährung des Menschen, utb 8036, 2023		

Die Proteinzufuhr über die Nahrung soll jedoch nicht nur möglichst hochwertig und verdaulich, sondern auch dem Lebensalter und dem Geschlecht (männlich/weiblich) angepasst sein. Männliche Säuglinge, Kinder und Erwachsene benötigen geringfügig mehr Proteine pro Tag als weibliche. Schwangere und stillende Frauen müssen ihre Proteinzufuhr zugunsten des Feten bzw. des Säuglings deutlich steigern (siehe Tabelle 3.9).

Zudem ist der Energie- bzw. Kalorienbedarf bei Schwangeren und Stillenden erhöht (siehe Tabelle 3.10).

Tabelle 3.9 Empfohlene Proteinzufuhr für verschiedene Lebensalter (nach DGE 2017)

Alter	Proteinbedarf			
	g/kg KG/Tag[a]		g/Tag[b]	
	m	w	m	w
Säuglinge				
0 bis unter 1 Monat[c]	2,5		8	
1 bis unter 2 Monate[c]	1,8		8	
2 bis unter 4 Monate[c]	1,4		8	
4 bis unter 12 Monate	1,3		11	
Kinder und Jugendliche				
1 bis unter 4 Jahre	1,0		14	
4 bis unter 7 Jahre	0,9		18	
7 bis unter 10 Jahre	0,9		26	
10 bis unter 13 Jahre	0,9		37	38
13 bis unter 15 Jahre	0,9		50	49
15 bis unter 19 Jahre	0,9	0,8	62	48
Erwachsene				
19 bis unter 25 Jahre	0,8		57	48
25 bis unter 51 Jahre	0,8		57	48
51 bis unter 65 Jahre	0,8		55	47
Älter 65 Jahre[d]	1,0		67	57
Schwangere/Stillende				
2.Trimenon		0,9		+7
3.Trimenon		1,0		+21
Stillende		1,2		+23

a Angaben beziehen sich auf Normalgewicht; bei Übergewicht (BMI > 25 kg/m² bei Erwachsenen) sollte das Normalgewicht für die Berechnung zugrunde gelegt werden.

b Angaben basieren auf dem Referenzgewicht (siehe Tabelle 1.1, Seite 16).

c Schätzwerte; die Ableitung orientiert sich an der Zusammensetzung der Frauenmilch.

d Schätzwerte; der Proteinbedarf für ältere Erwachsene lässt sich nicht mit wünschenswerter Genauigkeit bestimmen, daher kann keine empfohlene Zufuhr abgeleitet werden.

Tabelle 3.10: Zusätzlicher Protein- und Energiebedarf in Schwangerschaft und Stillzeit (nach DGE 2015)

	Richtwert für zusätzlichen Bedarf	Kommentar
Schwangere 2. Trimenon	+ 250 kcal/Tag	nur bei Normalgewicht vor der Schwangerschaft, bei einer wünschenswerten Gewichtsentwicklung während der Schwangerschaft (Körpergewichtszunahme von 12 kg bis Ende der Schwangerschaft) und bei unverminderter körperlicher Aktivität.
Schwangere 3. Trimenon	+ 500 kcal/Tag	
Stillende 4. bis 6. Monat	+ 500 kcal/Tag	bei ausschließlichem Stillen

3.1.3 Fette

Die wichtigsten Speisefette werden entweder aus Nutzpflanzen oder -tieren gewonnen. Wegen ihres Gehalts an ungesättigten Fettsäuren liegt ein besonderes Augenmerk auf den pflanzlichen Ölen wie beispielsweise Olivenöl, Sonnenblumenöl, Rapsöl, Leinöl, Walnussöl und anderen. Sie enthalten alle ein- bis dreifach ungesättigte Fettsäuren. Reich an mehrfach ungesättigten Fettsäuren sind vor allem aber Fischöle (siehe Tabelle 3.11). Relativ fette Fischarten wie Hering, Makrele und Lachs werden daher aus ernährungsphysiologischer Sicht zum Konsum ein- bis zweimal pro Woche empfohlen. Fette jeglicher Konsistenz sind die energiereichsten Makronährstoffe unserer Nahrung.

Tabelle 3.11: In Nahrungsfetten vorkommende Fettsäuren (Auswahl)

Trivialname	Kettenlänge	Anzahl Doppelbindungen	Vorkommen in
Buttersäure	4	–	Milchfett
Capronsäure	6	–	Milchfett
Laurinsäure	12	–	Kokos-, Palmkernfett
Myristinsäure	14	–	Milch-, Kokos-, Palmkernfett
Palmitinsäure	16	–	Meiste Fette und Öle
Stearinsäure	18	–	Meiste Fette und Öle
Ölsäure	18	1	Fette und Öle
Linolsäure	18	2	Phosphatide
α-Linolensäure	18	3	Meerestiere
γ-Linolensäure	18	3	Pflanzenöle
Arachidonsäure	20	4	Phosphatide
Docosahexaensäure	22	6	Fischöl, Phosphatide

Bedarf an Fett und essenziellen Fettsäuren

Nahrungsfette liefern mit 9,3 kcal pro Gramm mehr als doppelt so viel Energie wie Kohlenhydrate und Proteine mit 4,1 kcal pro Gramm. Mit Nahrungsfetten können also besonders Kinder und Schwerstarbeiter ihren Energiebedarf leichter decken. Der Fettanteil in der Nahrung, der normalerweise bei 30 % liegt, kann bei schwerer Muskelarbeit um 5 bis 10 % angehoben werden. Wichtig ist die Deckung des Bedarfs an essenziellen Fettsäuren. Pro kg Normalgewicht sollten im Durchschnitt 100 mg Linolsäure aufgenommen werden, was einer täglichen Zufuhr von etwa 6,5 g entspricht. Von Alpha-Linolensäure sollte die tägliche Nahrung etwa 1 Gramm, entsprechend 0,5 % der Nahrungsenergiezufuhr, enthalten. Damit liegt das Verhältnis von Linol- zu Linolensäure bei 5:1. Säuglinge benötigen u. a. für ihre Gehirnentwicklung mehr langkettige mehrfach ungesättigte Fettsäuren als Erwachsene. Die Lipide der Muttermilch enthalten auch 10 bis 15 % Linolsäure und mehr als 1 % Alpha-Linolensäure.

Die langkettigen Omega-3-Fettsäuren Eicosapentaensäure und Docosahexaensäure haben eine günstige Wirkung auf erhöhte Serumtriglyceride und die Fließeigenschaften des Blutes, die Thrombozytenaggregation sowie auf das Immunsystem. Fischkonsum – möglichst zweimal pro Woche – hat somit präventivmedizinische Bedeutung für die Vermeidung von Herz-Kreislauf-Erkrankungen. Therapeutisch wirksame Spiegel können von diesen Omega-3-Fettsäuren nur durch hohe isolierte Zufuhr erreicht werden.

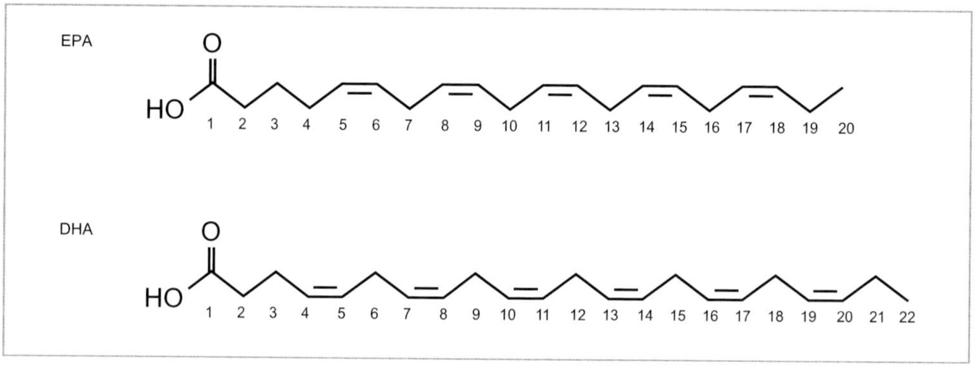

Abbildung 3.1: Eicosapentaensäure (oben) und Docosahexaensäure

Eicosapentaensäure

Eicosapentaensäure (EPA) ist eine mehrfach ungesättigte Fettsäure, die zur Klasse der Omega-3-Fettsäuren gehört. Ihre Salze und Ester heißen Eicosapentaenoate. In Lebewesen ist Eicosapentaensäure ubiquitär verbreitet. Angereichert findet sie sich in fetten Seefischen wie dem Lachs oder dem Atlantischen Hering in Form ihrer Glyceride und Phospholipide. Eicosapentaensäure ist ein farbloses Öl in dem die fünf Doppelbindungen in der *cis*-Form vorliegen.

Eicosapentaensäure hat viele Funktionen im Stoffwechsel, beispielsweise als Ausgangsstoff für die Bildung von Docosahexaensäure (DHA) und Eicosanoiden, die beispielsweise im Immunsystem, bei der Blutgerinnung und der Regulation von Blutdruck und Herzfrequenz eine große Rolle spielen. Sie besitzt eine positive Wirkung bei gewissen Herzerkrankungen (Koronare Herzkrankheit). Ihre Biosynthese erfolgt über die α-Linolensäure, eine weitere essenzielle Omega-3-Fettsäure. Studien zeigen, dass aus etwa 5–10 % der aufgenommenen α-Linolensäure EPA und aus ca. 2–5 % DHA synthetisiert werden. Wissenschaftliche Studien lassen auch auf die besondere Bedeutung von EPA bei der Förderung positiver Emotionen sowie der Stimmungsaufhellung schließen. EPA mildert ausserdem, Ängste, Depressionen und Symptome der Schizophrenie. Eine Metaanalyse von randomisierten kontrollierten Studien deutet darauf hin, dass EPA zur Behandlung von Depressionen signifikant wirksamer als DHA ist.

Da die Aufnahme von Omega-3-Fettsäuren wie von EPA und DHA in Europa deutlich unter den Empfehlungen liegt, stehen EPA und DHA seit einigen Jahren in Form von Kapseln sowie angereicherten Lebensmitteln zu Verfügung. Zur Herstellung der Eicosapentaensäure wird Fischöl aus Fischabfällen fetter Seefische aufbereitet. Mittlerweile setzen auch einige Hersteller von Säuglingsnahrung ihren Produkten Fischöl zu, um den Bedarf von Säuglingen an Omega-3-Fettsäuren, die auch in der Muttermilch natürlicherweise vorhanden sind, zu decken.

Alternativ zu den Fischölpräparaten sind seit einiger Zeit auch rein pflanzlich produzierte Omega-3-Kapseln auf dem Markt. Die darin enthaltenne EPA und DHA werden direkt aus Algen gewonnen.

Docosahexaensäure

Auch die Docosahexaensäure (DHA) ist eine mehrfach ungesättigte Fettsäure und gehört ebenso der Klasse der Omega-3-Fettsäuren an. Docosahexaensäure ist ein farbloses Öl. Die sechs Doppelbindungen liegen in der *cis*-Form vor. Docosahexaensäure wird von photosynthetischen und heterotrophischen Mikroalgen produziert und kommt in sämtlichen Lebewesen vor, die sich von diesen Algen ernähren. Wenn man beispielsweie Haushühner mit diesen Algen füttert, findet man diese Fettsäure auch in den Eiern. Am häufigsten werden fette Seefische wie Lachs oder Atlantischer Hering als Quelle für EPA und DHA genannt.

Der Körper kann ausreichend DHA bilden, wenn genug α-Linolensäure (> 1200 mg) pro Tag aufgenommen wird.

Docosahexaensäure erfüllt wichtige Funktionen. In Phospholipiden ist sie integraler Bestandteil von Membranen, vor allem der Nervenzellen. Bis zu 97 % der Omega-3-Fettsäuren des Gehirns und bis zu 93 % der Omega-3-Fettsäuren in der Netzhaut bestehen aus DHA. Im Gegensatz zu EPA kann DHA auch den Blutdruck und die Herzfrequenz senken. Ihre Biosynthese im Körper erfolgt ausgehend von der essenziellen Omega-3-Fettsäure α-Linolensäure über die für den Stoffwechsel ebenfalls bedeutsame EPA. Alter, Krankheiten und Stress genauso wie eine übermäßige Aufnahme an Omega-6-Fettsäuren (Maiskeimöl, Sonnenblumenöl etc.) beeinträchtigen die Umwandlung der α-Linolensäure in Docosahexaensäure, wenn man etwa Fisch in Sonnenblumenöl anbrät.

Die quantitative Aufnahme von DHA hängt daher auch von der Zubereitung der Nahrungsmittel ab. Der regelmäßige Genuss zum Beispiel fetter Seefische, die man also am besten dünstet, backt oder in Omega-6-Fettsäuren-armen Fetten brät, verbessert die Versorgung mit dieser Omega-3-Fettsäure.

Zu den Geweben im menschlichen Körper, die Docosahexaensäure synthetisieren, gehören die Milchdrüsen der Brüste. DHA ist in Muttermilch, nicht jedoch in Kuhmilch enthalten, was wohl eine Eigenheit der Spezies Mensch ist. Der Säugling erhält also über die Muttermilch zusätzlich Docosahexaensäure zum Aufbau des relativ großen Menschengehirns in Ergänzung zu der Menge, die die Leber des Kleinkinds selbst synthetisiert.

Die Aufnahme von Omega-3-Fettsäuren, insbesondere von Docosahexaensäure liegt in Europa deutlich unter den empfohlenen Mengen. Entsprechend wird auch DHA seit einigen Jahren in Form von Kapseln sowie mit Docosahexaensäure angereicherten Lebensmitteln angeboten. Docosahexaensäure wird industriell entweder durch Aufarbeitung von Fischölen aus Abfällen fetter Seefische oder biotechnologisch durch Züchtung Docosahexaensäure bildender mikroskopischer Algen hergestellt. Fische können diese Fettsäure in ihrem Stoffwechsel selbst bilden. Daneben akkumulieren sie Docosahexaensäure aber auch durch die Aufnahme von Docosahexaensäure-haltigen Mikroalgen und Plankton.
Eine von der EU eingesetzte Expertenkommission rät Schwangeren zu einer Zufuhr von mindestens 200 mg DHA pro Tag. Das soll sich vor allem auf die Entwicklung der Augen- und Gehirnfunktionen des Feten positiv auswirken. Zusätzlich wird eine ausreichende Versorgung mit DHA vor allem in den ersten zwei Lebensjahren empfohlen.

Tabelle 3.12: Gehalt an Omega-3-Fettsäuren in Meerestieren

Fischart	Gehalt pro 100 g Fisch in g
Makrele	1,8–5,3
Hering	1,2–3,1
Lachs	1,0–2,0
Forelle	0,5–1,6
Thunfisch	1,5–1,6
Heilbutt	0,5–1,0
Scholle, Dorsch, Kabeljau	Ca. 0,2

Nach Schmidt E.B. Marine n-fatty acids, Lipids 2001;36:65

Versteckte Fette versus mangelnde Fettzufuhr

In den letzten Jahrzehnten stieg auch in der deutschen Gesellschaft die durchschnittliche Nahrungsenergiezufuhr auf über 3000 kcal/Tag. Sie liegt damit um etwa 30 % über den Empfehlungen von Ernährungswissenschaftlern. Dies ist mit bedingt durch den hohen Fettanteil von 35–40 %. Zwar kann man den Fettanteil der Kost unter anderem dadurch reduzieren, dass man die Menge an Butter und Speck bei den Mahlzeiten kürzt. Einerseits wird ein Drittel der täglich zugeführten Fettmenge erst beim Kochen, Backen, Braten oder Anrichten von Salaten der Nahrung zugesetzt. Andererseits befinden sich Fette oft „versteckt", beispielsweise in vordergründig magerem Fleisch. So befinden sich noch beachtliche Fettmengen in den Lipiden der Zellmembranen, im Zellplasma und in den intrazellulären Strukturen.

Versteckte Fette, vor allem in Fleischwaren, machen etwa 50 % der gesamten zugeführten Fettmenge aus. Bei der Aufzucht von Lebensmitteltieren ist das Fettsäuremuster des Körperfetts von der Fütterung abhängig. Wird Schweinefutter mit Saflor- oder Sojaöl angereichert, verbessert sich die Zusammensetzung der Fettsäuren des gewonnenen Schmalzes in Richtung derjeniger von Pflanzenölen.

Eine unzureichende Fettzufuhr führt dagegen zu einem Energiedefizit. Symptome eines Mangels an essenziellen Fettsäuren sind Hautveränderungen, gestörte Wundheilung, Thrombozytopenie oder auch eine verminderte Sehschärfe.

Biologische Funktionen der Fette

Normalgewichtige Männer haben etwa 10 kg Depotfett, Frauen um die 12 kg. Der darin enthaltene Wasseranteil beträgt normalerweise 5 %. Speicher von Kohlenhydraten und Proteinen im Körper enthalten dagegen mindestens 20 % Wasser. Etwa die Hälfte des Depotfetts wird subkutan gespeichert. Auch das Depotfett wird wie alle anderen Körperbestandteile kontinuierlich über anabole und katabole Prozesse umgebaut, ersetzt und erneuert. Resorbiertes Nahrungsfett wird, bevor es oxidiert wird, einige Zeit lang gespeichert, selbst dann, wenn in der Nahrung gerade nur ungenügende Fettmengen vorhanden sind. Das Depotfett enthält mehr gesättigte Fettsäuren als das Strukturfett. Unter Strukturfett versteht man die wesentlichen Bestandteile sowohl der Zellmembranen selbst als auch der Membranen von Zellorganellen wie beispielsweise der Mitochondrien und Lysosomen. Das Gehirn enthält relativ gesehen das meiste Strukturfett, das auch bei langem Fasten nicht abgebaut wird. Die Gehirnphosphatide weisen hauptsächlich ungesättigte C22-Polyenfettsäuren und C20-Polyenfettsäuren auf. Depotfett ist dem gegenüber reich an Palmitin-, Stearin- und Ölsäure und enthält nur kleinere Mengen an Lecithin und Cholesterin. Depotfett wird bei langem Fasten völlig aufgebraucht.

3.1.4 Alkohol als Energieträger

Alkoholische Getränke sind kalorienreich, da mit jedem Gramm reinem Alkohol 7,1 kcal aufgenommen werden. Dieser Wert ist der zweithöchste eines Nahrungsbestandteils nach dem Brennwert der Fette. Tabelle 3.13 ist zu entnehmen, wieviel Gramm Alkohol gängige alkoholische Getränke enthalten und wieviel kcal mit der angegebenen Menge dieses Getränks aufgenommen werden.

Tabelle 3.13: Alkoholgehalt von Getränken (Auswahl)

	Vol %	g Alkohol	kcal. Alkoholanteil
Alkoholfreies Bier	0,5	2 g pro 500 ml	14
Pils	4	16 g pro 500 ml	114
Weizenbier	5	21 g pro 500 ml	149
Wein (Durchschnittswert)	12	12 g pro 125 ml (1/8)	85
Sekt, Champagner	12	12 g pro 125 ml (1 Glas)	85
Gin	40	6 g pro 20 ml (=2cl)	43
Cognac, Whisky, Wodka	42	7 g pro 20 ml	50
Obstler	50	8 g pro 20 ml	57
Rum	70	11 g pro 20 ml	78
Umrechnung: Gewichts%= Volumen% x 0,81 g= 1,25 ml Alkohol			

Dabei ist stets zu beachten, dass der Alkoholgehalt auf Getränkeflaschen in Volumenprozent angegeben wird und deshalb mit 0,8 zu multiplizieren ist, um die entsprechenden Gramm-Mengen an Ethanol zu erhalten, die wiederum mit 7,1 multipliziert, die Kalorienzufuhr durch das entsprechende Getränk ergeben.

Für die berauschende Wirkung nach dem Genuss eines alkoholischen Getränks ist nicht nur die absolut aufgenommene Alkoholmenge ausschlaggebend. Sie wird durch weitere Faktoren mit beeinflusst, die im Wesentlichen auf die Kinetik der Alkoholresorption zurückzuführen sind. Demnach ist die Alkoholresorption beschleunigt, wenn ein warmes bzw. ein gezuckertes alkoholisches Getränk konsumiert wird, wenn schnell getrunken wird, wenn der Magen leer ist oder die Magensaftsekretion bereits durch scharfe Gewürze erhöht ist. Milch-, Protein- und Fettverzehr vor oder während des Alkoholkonsums verzögern die Resorption ebenso wie gleichzeitiges Rauchen. Außerdem tritt die Alkoholwirkung später ein, wenn der Magen mit Speisen gefüllt ist oder es sich um den Genuss eines hochprozentigen alkoholischen Getränkes (Cognac, Whisky, Schnaps) handelt.

Alkohol ist zwar ein potenter, vom Organismus nutzbarer Energieträger, sollte als solcher jedoch nur in den seltensten Ausnahmesituationen in Erwägung gezogen werden. Sein Nutzen-Schaden-Verhältnis ist denkbar ungünstig. Tabelle 3.14 weist einige, aber bei weitem nicht alle Gesundheitsrisiken und Krankheiten aus, die chronischer und/oder missbräuchlich hoher Alkoholikakonsum nach sich ziehen kann. Es existiert für Alkohol keine wissenschaftlich belegte Mengengrenze für einen unbedenklichen Genuss.

Tabelle 3.14: Folgen von Alkoholmissbrauch und Alkoholabhängigkeit (nach Strehl/Blümle/Szabo: Alkohol, Coffein, Nikotin, Eschborn 2017)

Organsystem/Funktionsbereich	Frühfolgen	Spätfolgen
Zentrales/peripheres Nervensystem	Kopfschmerz, periphere Neuropathie	Alkoholentzug, Wernicke-Enzephalopathie, Demenz, zerebrale Atrophie, periphere Neuropathie
Kopf/Hals		Mundboden-, Zungengrundkarzinom
Herz/Gefäße	Arterielle Hypertonie	Kardiomyopathie, Arrhythmie
Ösophagus/Magen/Darm	Gastritis, gastroösophagealer Reflux, Ulcus ventriculi/duodeni	Ösophagusvarizen, Mallory-Weiss-Läsion, Ösophaguskarzinom
Leber	Transaminasen und γGT-Erhöhung	Fettleber, alkoholische Hepatitis, Zirrhose, hepatozelluläres Karzinom
Pankreas	Akute Pankreatitis	Chronische Pankreatitis, Pankreaskarzinom, Diabetes mellitus
Fortpflanzungsorgane	Fetales Alkoholsyndrom	Sexuelle Dysfunktion, Amenorrhö, frühe Menopause
Skelett	Frakturen	Frakturen

3.2 Mikronährstoffe in der Ernährung

3.2.1 Vitamine

Während in der Literatur der Stellenwert verschiedener Vitamine, insbesondere der einiger B-Vitamine unterschiedlich beurteilt wird, besteht zumindest Einigkeit darüber, dass insgesamt 13 Verbindungen dem Körper regelmäßig als Biokatalysatoren zugeführt werden müssen. Sie werden in neun wasser- und vier fettlösliche Vitamine unterteilt.

Für einige Vitamine existiert mehr als eine Bezeichnung nebeneinander, beispielsweise für Vitamin B_1 Aneurin und Thiamin, für B_2 Ribo- und Lactoflavin.

Tabelle 3.15: Fettlösliche und wasserlösliche Vitamine

Vier fettösliche Vitamine		Neun wasserlösliche Vitamine	
A	Axerophtol, Retinol	B_1	Aneurin, Thiamin
D	*Colecalciferol	B_2	Ribo-/Lactoflavin
E	Tocopherol	B_3	*Niacin
K	Phyllochinon, Menadion	B_5	Pantothensäure
		B_6	Pyridoxin
		B_7	Biotin
		B_9	Folsäure
		B_{12}	Cobalamin
		C	Ascorbinsäure

* kann der menschliche Körper in gewissem Maß selber bilden

Über den Bedarf hinaus aufgenommene wasserlösliche Vitamine werden in der Regel problemlos mit dem Urin ausgeschieden. Fettlösliche Vitamine (A, D, E, K) dagegen können Überdosierungserscheinungen auslösen, da sie – im Übermaß eingenommen – in das Fettgewebe eingelagert werden und dadurch im Körper akkumulieren.

Wann kann eine Supplementierung sinnvoll sein?

Allgemein gilt, dass eine ausgewogene und abwechslungsreiche Ernährung den gesunden Körper ausreichend mit allen lebensnotwendigen Stoffen versorgt. Allerdings gibt es studienunterstützte Hinweise für Mangelsituationen in bestimmten Bevölkerungsgruppen für bestimmte Stoffe, beispielsweise für Jod, Vitamin D, Calcium oder Folsäure. Verschiedene Ernährungsgewohnheiten (Vegetarier, Veganer), Nahrungsmittelunverträglichkeit, ein erhöhter Bedarf in Schwangerschaft und Stillzeit oder in Wachstumsphasen, Appetitlosigkeit oder Grunderkrankungen sowie Medikationen können die Ausgewogenheit der Nahrungszufuhr erheblich erschweren. Hier ist eine Supplementierung in vielen Fällen sinnvoll. Es muss jedoch immer das individuelle Risiko abgewogen und ggf. der Bedarf durch Biomarker festgestellt werden.

Studien zeigen, dass von einer zusätzlichen, über den Bedarf hinausgehenden Aufnahme keine positiven gesundheitlichen Wirkungen zu erwarten sind und in sehr hohen Dosierungen bei einigen Substanzen mit Nebenwirkungen zu rechnen ist [BfR 2024].

Referenzwerte

Hier gilt die tolerierbare obere Aufnahmemenge **„Tolerable Upper Intake Level" (UL)**, bei der wahrscheinlich kein Risiko für nachteilige gesundheitliche Auswirkungen für fast alle Personen in der Allgemeinbevölkerung auftritt. Hinweise hierzu finden sich u. a. auf der Webseite des Bundesinstituts für Risikobewertung.

Die Bewertungen der täglichen Zufuhr orientieren sich an den Angaben der Europäischen Behörde für Lebensmittelsicherheit (EFSA) und der der Deutschen Gesellschaft für Ernährung (DGE) bzw. der deutschsprachigen Fachgesellschaften (D-A-CH), die je nach wissenschaftlicher Datenlage Referenzwerte als empfohlene Zufuhr, als Schätzwert oder Richtwert benennen. Seit 2022 ist die Schweizer Fachgesellschaft nicht mehr an der Bearbeitung der Referenzwerte beteiligt. Die D-A-CH wurde daher in DGE/ÖGE-Fachgesellschaft umbenannt.

Referenzwerte sind die Basis von Empfehlungen für eine vollwertige Ernährung gesunder Personen. Sie dienen als Orientierungshilfe für eine individuellen Ernährungsberatung.

- **Richtwerte** werden für nicht essenzielle Nährstoffe ausgesprochen, für die kein Bedarf besteht oder aber dann, wenn zwar ein Bedarf besteht, dieser aber in Abhängigkeit von zahlreichen Einflussfaktoren (z. B. Lebensstil, Beruf) sehr stark variiert, wie z. B. der Energiebedarf. Richtwerte sind die aus ernährungsphysiologischer Sicht wünschenswerten Bereiche oder Werte und dienen als Orientierungshilfe. So gibt es beispielsweise für Cholesterol, Fett, und Alkohol eine Begrenzung nach oben, für Fluorid, Wasser, und Ballaststoffe eine Begrenzung nach unten.
- **Empfohlene Zufuhr** ist die durchschnittliche tägliche Nährstoffzufuhr von der angenommen wird, dass sie den Bedarf von mehr als 50 % einer Personengruppe deckt. Dieser Wert wird in experimentellen Studien ermittelt.
- **Schätzwerte** werden herangezogen, wenn der Bedarf nicht ermittelt werden kann. Er wird aus Beobachtungs- oder experimentellen Studien mit Gesunden ermittelt.

Für den Verbraucher sind in der Produktkennzeichnung oder Beschreibung hohe deklarierte Zusätze durch die Nährstoffreferenzwerte erkennbar. Sie werden angeben als **RDA-Wert** in Gewichtseinheit (Recommended Daily Allowance) oder als **NRV-Wert** in % (Nutrient Reference Value). Darunter werden EU-Richtwerte für die tägliche Menge an Vitaminen oder Mineralstoffen verstanden, die ein durchschnittlicher gesunder Mensch benötigt, um einem Mangel vorzubeugen.

Vitamin A

Vitamin A ist ein allgemeiner Begriff für verschiedene fettlösliche Substanzen, die für den Sehvorgang, die Zelldifferenzierung und somit für die epitheliale Barrierefunktion, die Immunfunktion, und die Embryonalentwicklung von Bedeutung sind. Umgewandeltes Vitamin A ist Bestandteil des Sehpurpurs (Rhodopsin).

Man unterscheidet vorgebildetes Vitamin A (Retinol und Retinylester), das in tierischen Produkten -vorzugsweise Innereien- vorkommt und Provitamin A (Carotinoide) aus Obst und Gemüse. Beide müssen im Körper zu Retinal und Retinsäure umgewandelt werden, um ihre Wirkung zu entfalten. Sie werden vom Körper unterschiedlich verarbeitet. Um eine Vergleichbarkeit herzustellen, wurde das Retinolaktivitätsäquivalent (*Retinol Activity Equivalent* RAE) eingeführt. Demnach gilt

1 µg RAE entspricht 1 µg Retinol und 12 µg β-Carotin bzw.
1 µg RAE entspricht 24 µg Provitamin-A-Carotinoiden.

Carotinoide haben zusätzlich eine antioxidative Wirkung.

Natürliche Quellen für Vitamin A sind Leber und deren weiterverarbeitete Produkte, einige Fischsorten, Eigelb, Milchprodukte, dunkelgrüne Gemüsesorten, gelb und orangefarbenes Obst.

Der tägliche Bedarf liegt laut der DGE für Jugendliche und Erwachsene bei 700 bis 950 µg RAE. Angesichtes des geringen Sicherheitsprofils muss der Tolerable Upper Intake Level (UL) von 3000 RAE pro Tag für Erwachsene beachtet werden, einschließlich vorgebildetem Vitamin A aus Nahrungsmitteln und Nahrungsergänzungsmitteln und der Menge, die aus pflanzlichen Quellen wie Beta-Carotin umgewandelt werden kann. Der Zusatz von vorgebildetem Vitamin A zu Lebensmitteln ist daher nur für Margarine oder Mischfetterzeugnisse erlaubt (1 mg/100 g). NEM dürfen maximal einen Zusatz enthalten, der eine Höchstmenge von 0,2 mg/Verzehrempfehlung erlaubt.

Bei einem Mangel an Vitamin A verhornt das Epithel der Augen und umgebender Drüsen. Frühsymptome sind trockene Augen und Nachtblindheit. Auch bei Schleimhäuten der Atemwege, dem Verdauungs- und dem Urogenitaltrakt können Verhornungen auftreten. Folge sind beispielsweise vermehrte Infekte der Atemwege. Allerdings ist in Deutschland ein primärer Vitamin A Mangel eher selten. Ein sekundärer Mangel kann bei einem erhöhten Bedarf oder chronischen Erkrankungen auftreten, bei denen die Fettaufnahme und -verdauung gestört ist, was sich bei dem fettlöslichen Vitamin A negativ auswirkt.

Eine chronische Hypervitaminose wird oft durch einen Missbrauch von Vitamin-A-Ergänzungsmitteln induziert. Sie äußert sich unspezifisch u. a. durch Fieber, Lichtempfindlichkeit, Kopf- Gelenk- und Knochenschmerzen, Müdigkeit, gastrointestinalen Störungen, Hautveränderungen, Alopezie, Anämie und Hyperkalzämie. Vitamin A ist **teratogen**, daher sollten Schwangere und Stillende dieses Vitamin nicht adjuvant einnehmen. Vorsicht ist geboten bei Patienten mit Leber- und Nierenfunktionsstörungen.

Vitamin D

Vitamin D ist eine übergeordnete Bezeichnung für die Gruppe der Calciferole. Sie sind fettlöslich und können im Fett- und Muskelgewebe des Körpers gespeichert werden. Sie fördern die Resorption von Calcium und Phosphat und sind daher von großer Bedeutung für die Knochenmineralisierung. Daneben ist Vitamin D an sehr vielen Stoffwechselvorgängen, der Steuerung von Genen und an Prozessen des Immunsystems beteiligt. Ein kausaler Zusammenhang des Vitamin-D-Status und chronischen Erkrankungen wie Herz-Kreislauf-Erkrankungen und Diabetes mellitus Typ 2 sowie Krebserkrankungen wurde in Beobachtungsstudien vermutet, konnte aber nicht eindeutig bewiesen werden.

Die wichtigsten Vitamin-D-Formen sind Ergocalciferol (Vitamin D_2) und **Colecalciferol** (Vitamin D_3). Vitamin D_3 ist dabei die gängige Form in Arznei- und Nahrungsergänzungsmitteln. Beide werden wird erst im Körper in ihre biologisch aktive Form (1,25-Dihydroxycolecalciferol bzw. 1,25-Dihydroxyergocalciferol) überführt, die an Vitamin-D-Rezeptoren bindet und dort ihre Wirkung entfaltet. Ergocalciferol kommt in Pilzen oder Pflanzen, Colecalciferol in tierischen Produkten vor. Die Wirkung scheint nicht äquivalent zu sein, eine Metaanalyse zeigt einen Vorteil von Colecalciferol [Balachandar 2021].

Eine akute und chronische Überdosierung von Vitamin D kann zu einer Hyperkalzämie führen, die langwierig verlaufen und lebensbedrohlich sein kann. Die Symptome einer akuten oder chronischen Intoxikation sind wenig charakteristisch und äußern sich u. a. in Durst, Dehydratation, Magen-Darm-Beschwerden, Essstörungen, Kopf-, Muskel- und Gelenkschmerzen, Schläfrigkeit und Bewusstseinstrübung, Nierenschädigung und Herzrhythmusstörungen.

Die bekannteste Mangelerscheinung ist die Rachitis bei Säuglingen, mit Muskelkrämpfen als erstes Anzeichen verursacht durch niedrigen Calciumspiegel. Mangelsymptome können jedoch in allen Altersgruppen auftreten und äußern sich in Muskel-, Knochenschmerzen und Schwäche.

Der Bedarf an Vitamin D kann über die Nahrung und durch **Sonnenbestrahlung** der Haut gedeckt werden. Bei geringer Sonnenexposition besteht jedoch sehr häufig ein Mangel. Reich an Vitamin D sind **fettreiche Fische**, wie Makrele, Lachs oder Hering und Lebertran. Jahreszeitlich schwankende Mengen finden sich in Milchprodukten und Eiern.

Die Vitamin-D-Versorgung in Deutschland wurde vom RKI mit zwei repräsentativen Studien untersucht. Der Vitamin-D-Status wurde durch die Messung 25-Hydroxy-Vitamin-D (25(OH) D) im Blutserum erhoben und eine Beurteilung nach Klassifizierung des Institute of Medicine (IOM) vorgenommen, die den Zusammenhang von der (OH)D-Konzentration und der Knochengesundheit aufzeigt (Tabelle 3.16 und 3.17).

Tabelle 3.16: IOM-Definition des Vitamin-D-Status

25(OH)D in nmol/l	25(OH)D in ng/l	Versorgungsstatus	Risiko
< 30	< 12	mangelhaft	Risko für Osteomalazie und Osteoporose
30–50	12–20	suboptimal	Folgen für Knochengesundheit möglich
≥ 50	≥ 20	ausreichend	Kein Risiko

Tabelle 3.17: Prävalenz eine Vitamin D Mangels

25(OH)D in nmol/l	25(OH)D in ng/ml	Kinder und Jugendliche 1–17 Jahre	Erwachsene 18–79 Jahre
< 30	< 12	12,5 %	15,2 %
30–50	12–20	33,1 %	40,8 %
≥ 50	≥ 20	54,4 %	44,0 %

Quellen: RKI, KiGGS: Studie zur Gesundheit von Kindern und Jugendlichen in Deutschland, Stand 07.02.2024.
RKI, DEGS: Studie zur Gesundheit Erwachsener in Deutschland, Stand 07.02.2024

Demnach ist eine suboptimale bis mangelhafte Versorgung mit Vitamin D weit verbreitet. Mehr als 45,6 % der Kinder und Jugendlichen und 56 % der Erwachsenen sind davon betroffen.

In einer Untersuchung bei Frauen (VitaMinFemin Studie) wiesen 78 % der schwangeren und 54 % der nichtschwangeren Frauen einen 25-Hydroxyvitamin-D-Serumspiegel < 50 nmol/l auf. Daher ist insbesondere für Schwangere mit geringer Sonnenexposition oder der Verwendung von Sonnencremes mit hohem LSF, verschleierten Frauen und Frauen mit einem dunklen Hauttyp eine Vitamin-D-Supplementierung von **20 µg/Tag (1 µg = 40 I.E)** als Referenzwert empfehlenswert. Dieser Wert gilt generell für Personen ab 1 Jahr mit fehlender endogener Synthese, insbesondere für Hochbetagte bzw. Personen, die sich generell seltener im Freien aufhalten. Das Problem bei älteren Menschen ist neben der unzureichenden Sonnenexposition die sinkende körperliche Aktivität sowie ein mangelnder Appetit.

Für **Säuglinge** werden von der Deutsche Gesellschaft für Kinder und Jugendmedizin ab der ersten Lebenswoche bis zum Ende des ersten Lebensjahres **10-12,5 µg/Tag (400-500 I. E./ Tag)** zur **Rachitis-Prophylaxe** in Kombination mit Fluorid (0,25 mg) empfohlen, unabhängig davon, ob sie gestillt werden.

Vitamin E

Die Vitamin-E-Gruppe besteht aus acht Verbindungen, wirksam ist vor allem ***α*-Tocopherol**. Es schützt als **Antioxidans** die ungesättigten Fettsäuren im Körper, verhindert Zellschädigungen und stabilisiert die Zellmembranen.

Tocopherole werden in der Lebensmittelindustrie als Zusatzstoffe (Antioxidationsmittel) unter den der Bezeichnung E306 bis E309 verwendet.

Vitamin E kommt in Pflanzen vor. Gute Lieferanten sind vor allem Nüsse und Samen und daraus hergestellte Pflanzenöle oder Streichfette. Der Gehalt von Vitamin E in tierischen Produkten ist abhängig von der Ernährung der Tiere.

Ein Vitamin-E-Mangel ist selten, da das Vitamin meist in ausreichenden Mengen mit der Nahrung zugeführt wird und im Fettgewebe gespeichert werden kann. Ein Defizit kann sich in Reflex- und Koordinationsstörungen, Gehstörungen und Muskelschwäche äußern und resultiert oft nur durch einen reduzierten Fettanteil in der Nahrung. Der Bedarf für eine angemessene Zufuhr liegt laut den D-A-CH-Gesellschaften für Erwachsene zwischen **11 bis 15 mg/Tag**. Die maximal akzeptierte Tagesmenge ohne gravierende gesundheitliche Folgen liegt für Erwachsene bei einem Aufnahmewert von 92–123 mg/Tag [BfR, abgerufen 12.2024]. Hohe Dosierungen scheinen mit einem Risiko für hämorrhagische Schlaganfälle und einem Prostatakarzinom assoziiert zu sein.

Vitamin K

Vitamin K kommt in der Natur in den bioaktiven Formen Vitamin K_1 (**Phyllochinon**) und Vitamin K_2 (**Menachinon**) vor. Vitamin K_1 ist ein Bestandteil der pflanzlichen Fotosynthese und kommt daher am häufigsten in grünem Blattgemüse wie Spinat und Kohlsorten vor. Vitamin K_2 wird von Darmbakterien produziert, was aber keinen nennenswert großen Beitrag zur Vitaminversorgung leistet.

Vitamin K ist wichtig für die **Blutgerinnung** und den **Knochenstoffwechsel**. Neugeborene haben sehr geringe Konzentrationen an Gerinnungsfaktoren und Vitamin K. Daher wird ihnen prophylaktisch als Schutz vor Blutungsneigung unmittelbar nach der Geburt eine Vitamin K Präparat verabreicht.

Die Schätzwerte für eine angemessene Zufuhr von Vitamin K sind altersabhängig. Die Angaben unterscheiden sich bei den einzelnen Fachgesellschaft. Laut der EFSA gelten folgende Werte:

- 10 µg für Kleinkinder im Alter von 7 bis 11 Monaten
- 12 µg für Kinder im Alter von 1 bis 3 Jahren
- 20 µg für Kinder im Alter von 4 bis 6 Jahren
- 30 µg für Kinder im Alter von 7 bis 10 Jahren
- 45 µg für Kinder im Alter von 11 bis 14 Jahren
- 65 µg für Jugendliche im Alter von 15 bis 17 Jahren
- 70 µg für Erwachsene, einschließlich Schwangerer und Stillender

Ein Tolerable Upper Intake Level liegt auf Grund unzureichender Daten nicht vor. Bislang verfügbare Daten sprechen jedoch für eine geringe akute und chronische Toxizität. Patienten mit einer antikogulatorischen Behandlung mit Vitamin-K-Antagonisten sollten allerdings auf eine mögliche Abschwächung der Wirkung ihrer Medikamente hingewiesen werden. Für sie gilt die Empfehlung, Vitamin K haltige Lebensmittel in möglichst konstanten Portionen zu konsumieren.

Vitamin B_1

Thiamin hat eine zentrale Funktion als Coenzym bei der Energiegewinnung aus Kohlenhydraten und Proteinen und ist an der Reizweiterleitung im Nervensystem beteiligt. Die Speicherkapazitäten im menschlichen Organismus sind sehr gering, daher sollte Thiamin täglich mit der Nahrung aufgenommen werden. Gute Lieferanten für Thiamin sind Vollkornprodukte, Samen, Hülsenfrüchte und Muskelfleisch. Thiamin ist empfindlich gegenüber Wärme, Sauerstoff und Wasser, die Lebensmittel sollten daher schonend zubereitet werden.

Als Folge eines Mangels können sich verschiedene Krankheitsbilder entwickeln. Neben Kardiomyopathien mit Ödemen kann sich eine *Beriberi-Erkrankung* entwickeln, die sich mit Sensibilitätsstörungen, Lähmungen, Krämpfen oder Angstzuständen äußert. Sie trat vorzugsweise in südostasiatischen Bevölkerungsgruppen auf, die sich im Wesentlichen von poliertem Reis ernährt haben.

Daneben kann ein Mangel zu Funktionsstörungen in den Mitochondrien führen und eine Laktat- und Pyruvat-Ansammlung hervorrufen, die neurodegenerative Veränderungen mit Verwirrtheit, Gangataxie und Delirium hervorrufen kann. Dieser Zustand ist als *Wernicke-Enzephalopathie* oder *Wernicke-Korsakow-Syndrom* bekannt. Betroffen sind vor allem Alkoholiker, da ein Missbrauch zu einer schweren Thiamin-Unterversorgung führt. Ein Mangel kann auch dann auftreten, wenn die Zufuhr oder Aufnahme des Vitamins stark beeinträchtigt wird, beispielsweise durch Schwangerschaftserbrechen oder Erkrankungen der Leber oder des Magen-Darm-Traktes.

Die EFSA empfiehlt für alle Altersgruppen (unabhängig vom Geschlecht oder von besonderen Lebenssituationen wie Schwangerschaft und Stillzeit) eine Vitamin-B_1-Aufnahme von 0,4 mg pro 1000 kcal. Dies bedeutet für Erwachsene etwa **1 bis 1,3 mg/Tag** [EFSA, NDA Panel 2016]. Ein Gesundheitsrisiko bei einer erhöhten Zufuhr von Thiamin besteht laut dem Bundesinstitut für Risikobewertung nicht. Bei Dosierungen > 5 mg pro Tag nimmt die Aufnahme ab und Thiamin wird renal ausgeschieden.

Eine Supplementierung kann für Risikogruppen wie beispielsweise Stillende, Schwangere, Alkoholiker oder Diabetiker empfohlen werden.

Vitamin B_2

Vitamin B_2 ist ein Bestandteil der Coenzyme Flavinmononukleotid (FMN) und Flavinadenindinukleotid (FAD). Sie sind für zahlreiche Redoxreaktionen unerlässlich, die für die Energieproduktion, den antioxidativen Schutz und den Stoffwechsel anderer B-Vitamine und Folsäure erforderlich sind.

Die Symptome eines Vitamin B_2-Mangels treten schleichend auf und reichen von Veränderungen der Haut (z. B. schuppende Ekzeme) und Schleimhaut wie Entzündungen an Lippen, Mundschleimhaut, Zunge, Rhagaden, brennende oder müde Augen bis hin zu schweren Symptomen wie Anämie und beeinträchtigte Nervenfunktionen. Eine Unterversorgung mit Riboflavin tritt in der Regel mit weiteren Nährstoffdefiziten aufgrund einer unausgewogenen Ernährung, gestörter Resorption, Alkoholmissbrauch oder durch die Einnahme von Medikamenten wie z. B. trizyklischen Antidepressiva auf, bei denen eine Hemmung der Coenzym-Bildung vermutet wird.

Gute Lieferanten für Riboflavin sind Innereien wie Leber und Niere, Fisch und Milch und Milchprodukte, aber auch dunkelgrüne Gemüsesorten (z. B. Brokkoli). Riboflavin ist ein zugelassener gelber Lebensmittelfarbstoff, der in einer Vielzahl von Lebensmitteln vorkommt. Die Empfehlungen der Fachgesellschaften für eine ausreichende Zufuhr unterscheiden sich etwas; die EFSA empfiehlt für Erwachsene 1,6 mg pro Tag, die D-A-CH je nach Alter und Geschlevcht 1,0 bis 1,4 mg.

Bei Verzehr von Mengen weit oberhalb der Zufuhrreferenzwerte wurden laut dem BfR keine nachteiligen gesundheitlichen Effekte beobachtet [BfR, abgerufen 12.2024]. Eine Supplementierung kann daher für Risikogruppen empfohlen werden.

Vitamin B_3

In Europa werden unter dem Begriff **Niacin** die Nicotinsäure (Abbildung 3.2a) und das Nicotinamid (Abbildung 3.2b) zusammengefasst, nicht zu verwechseln mit dem Alkaloid Nikotin (Abbildung 3.2c) aus Tabakwaren.

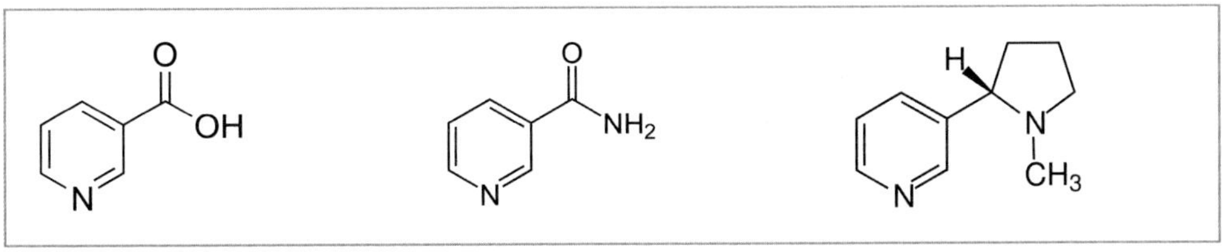

Abbildung 3.2a: Nikotinsäure Abbildung 3.2b: Nikotinamid Abbildung 3.2c: Nikotin

Niacin kann aus der essenziellen Aminosäure Tryptophan vom Körper selbst gebildet werden, daher handelt es sich bei Niacin nicht um ein Vitamin im eigentlichen Sinne. Der Niacingehalt in Lebensmitteln wird als Niacin- Äquivalent angegeben und berücksichtigt originäres Niacin aus Lebensmitteln und das aus Tryptophan-haltigen Proteinen gebildete. Es wird angenommen, dass aus 60 mg Tryptophan etwa 1 mg Niacin entsteht. Das heißt:

1 mg Niacin-Äquivalente = 1 mg Niacin = 60 mg Tryptophan

Niacin ist für viele Vorgänge im Körper unerlässlich. Neben dem Auf- und Abbau von Kohlenhydraten, Aminosäuren und Fettsäuren und dem Energiestoffwechsel ist Niacin an der Zellteilung sowie der Signalweiterleitung beteiligt. Niacin hat eine **hypolipämische Wirkung**, durch die die Cholesterinwerte günstig beeinflusst werden: Gesamtcholesterin ↓, LDL-Cholesterin ↓, Triglyceride ↓, VLDL ↓ und HDL ↑. In Arzneimitteln kam Niacin in Kombination mit anderen Lipidsenkern zum Einsatz, diese Produkte sind jedoch außer Handel, heute sind nur noch Monopräparate verfügbar.

Eine unzureichende Versorgung ist in Deutschland selten und oft die Folge von Alkoholismus, Magersucht oder chronischen Durchfallerkrankungen bedingt. Ein schwerer Niacin-Mangel führt zu *Pellagra*, einer Erkrankung mit Hautausschlägen, Störungen im Verdauungstrakt und neurologischen Symptomen. *Pellagra* war Anfang des 20. Jahrhunderts bei der ärmeren Bevölkerung im Süden der USA und in Teilen Europas, deren Ernährung hauptsächlich aus Mais bestand, häufiger.

Gute Niacin-Quellen sind Fisch (z. B. Sardellen, Thunfisch, Lachs, Makrele), mageres Fleisch und Innereien. Pflanzliche Lebensmittel wie Mungobohnen, Erdnüsse und Pilze haben ebenfalls einen hohen Niacin-Gehalt, der aber nicht so gut verwertet werden kann wie der aus tierischen Produkten.

Gerösteter Kaffee kann bis zu 2 mg Niacin pro Tasse enthalten.

Die empfohlenen Werte für eine Zufuhr liegt bei Erwachsenen laut der DGE bei etwa **11 bis 16 Niacin mg-Äquivalenten/Tag** je nach Alter und Geschlecht. Durch eine hohe Proteinzufuhr ist eine ausreichende Versorgung in nahezu allen Bevölkerungsgruppen gewährleistet. Lediglich 1 % der Männer und 2 % der Frauen erreichen diese nicht. Höhere Dosierung führen zu relevanten Nebenwirkungen: Nicotinsäure zeigt in Dosierungen über 30 mg gefäßerweiternde Wirkungen, die sich in einer Flush-Symptomatik äußern kann. Bei hohen Dosierungen können zudem gastrointestinale Beschwerden, eine verminderte Glucosetoleranz und Leberschäden auftreten. Die Empfehlung für eine Supplementierung sollte daher sehr restriktiv erfolgen.

Vitamin B_5

Vitamin B_5 (**Pantothensäure**) ist ein wasserlösliches essenzielles Vitamin, das als Bestandteil von Coenzym A und dem Acyl-Carrier-Protein (ACP) an zahlreichen Prozessen wie dem Stoffwechsel von Fetten, Kohlenhydraten, Aminosäuren, Gallensäuren und von Alkohol, der Genexpression und dem Metabolismus von Fremdstoffen beteiligt ist.

Da Pantothensäure in sehr vielen Lebensmitteln vorkommt, ist eine Mangelsituation extrem selten. Bekannt ist das *„burning feed syndrom"*, das im zweiten Weltkrieg bei Kriegsgefangenen mit Pantothensäuremangel aufgetreten ist.

Die empfohlene angemessene tägliche Zufuhr ist altersabhängig und liegt für Erwachsene laut DGE bei **5 mg/Tag**. Ein Tolerable Upper Intake Level (UL) wurde nicht festgelegt.

Die topische Anwendung von Vitamin B_5 in Form von Dexpanthenol (alkoholisches Analogon der D-Pantothensäure) findet bei Wundheilungsstörungen breite und zuverlässige Anwendung.

Vitamin B_6

Unter Vitamin B_6 versteht man eine Gruppe essenzieller wirksamer Verbindungen wie z. B. Pyridoxin, Pyridoxamin und Pyridoxal. Die aktive Form ist Pyridoxalphosphat (PP), das als Cofaktor an etwa 160 Reaktionen im Körper beteiligt ist und als Synonym für die Bezeichnung „Vitamin B_6" gilt.

Es ist an der Umwandlung von Kohlenhydraten (Glykogenabbau), Lipiden, Aminosäuren und Nukleinsäuren beteiligt. Vitamin B_6 hat eine entzündungshemmende Wirkung, steuert Prozesse der Blutdruckregulierung und Blutgerinnung und ist an der Bildung von Niacin beteiligt.

Darüber hinaus ist Vitamin B_6 im Zusammenspiel mit Vitamin B_2, B_{12} und Folsäure am Homocysteinstoffwechsel beteiligt. Homocystein ist eine nicht proteinogene Aminosäure, die beim Abbau der Aminosäure Methionin entsteht und unter physiologischen Bedingungen rasch zu Cystein abgebaut oder zu Methionin remethyliert wird. Ein hoher Homocysteinspiegel gilt als unabhängiger Risikofaktor für thrombovaskuläre Erkrankungen, wobei ein ursächlicher Zusammenhang noch ungeklärt ist oder der Homocysteinspiegel lediglich als Biomarker dient. Vitamin B_6 ist natürlicherweise in vielen Lebensmitteln pflanzlichen oder tierischen Ursprungs enthalten. Gute Lieferanten sind u. a. Lachs, Walnüsse, Rinderleber, Avocado, Hühnerfleisch, Hering, mageres Schweinefleisch und Kartoffeln.

Ein Mangel an Vitamin B_6 ist häufig mit anderen Vitamin-B-Mangelzuständen verbunden, Ursache ist meist eine unzureichende Aufnahme oder ein erhöhter Bedarf. Dies kann bei Personen mit Alkoholmissbrauch, Nierenfunktionsstörungen, Autoimmunerkrankungen, entzündlichen Darmerkrankungen oder aber durch Wechselwirkungen mit Medikamenten wie Cycloserin, Hydralazin, Isoniazid, oralen Kontrazeptiva, Penicillamin sowie den Antikonvulsiva Valproinsäure, Phenytoin, Carbamazepin und Primidon auftreten. Symptome eines Vitamin-B_6-Mangels sind Blutarmut und sensorische Neuropathien (z. B. Taubheit, Kribbeln an Händen und Füßen), gastrointestinalen Störungen, Hautveränderungen und Schlafstörungen. Laut Nationaler Verzehrstudie (NVS II) wird von einem Teil der Personen die empfohlene tägliche Zufuhr von **1,4 mg bei Frauen und 1,6 mg bei Männern** nicht erreicht, führt aber nicht zwangsläufig zu einer Mangelsituation.

Nach der Europäischen Behörde für Lebensmittelsicherheit (EFSA) liegt die tolerierbare Gesamtzufuhrmenge (UL), die nicht dauerhaft überschritten werden sollte, für Erwachsene bei 25 mg Vitamin B_6 pro Tag. Die Empfehlung für eine Supplementierung sollte daher sehr restriktiv erfolgen.

Vitamin B_7

Biotin ist ein essenzielles Coenzym von Carboxylasen, die an mehreren chemischen Prozessen wie der Gluconeogenese, dem Abbau einiger Fett- und Aminosäuren sowie dem Zellwachstum- und der DNA-Reparatur beteiligt sind.

Ein Biotin-Mangel ist eher selten und wenn dann Folge sehr einseitiger Ernährungsgewohnheiten mit einem hohen Konsum an rohem Eiklar oder künstlicher Ernährung ohne Substitution von Biotin. Hoher Alkoholkonsum, Rauchen und die Einnahme von Antikonvulsiva (z. B. Carbamazepin, Primidon, Phenytoin, Phenobarbital) können zu einem Defizit beitragen.

Ein Mangel äußert sich allmählich in Hautveränderungen, Haarausfall, brüchigen Nägeln, Schwächegefühl und beim Fortschreiten mit neurologischen Störungen. Bei Kindern können Entwicklungsstörungen auftreten.

Reich an Biotin sind Innereien, Eigelb, Sojabohnen, erhitzte Eier, Getreide (Weizen, Hafer), Nüsse, Sonnenblumenkerne, Gemüse (Spinat, Pilze), Reis und Milchprodukte. Nach Angaben der D-A-CH-Gesellschaften liegen die Schätzwerte für eine angemessene Zufuhr bei Erwachsenen bei 30 bis 60 µg/Tag. Für Biotin wurde kein Tolerable Upper Intake Level (UL) abgeleitet und selbst bei Verzehr größerer Mengen wurde bisher kein gesundheitliches Risiko beobachtet.

Verfälschung von Laborergebnissen bei Einnahme von Biotin möglich

Ein Rote Hand Brief der Arzneimittelkommission der deutschen Ärzteschaft (AkdÄ) weist auf Verfälschungen bei labordiagnostischen Untersuchungen bei der Einnahme von Biotin ab einer Dosis > 150 µg hin. Klinische Immunoassays, die auf einer Wechselwirkung zwischen Streptavidin und Biotin beruhen, werden zur Bestimmung zahlreicher Biomarker (z. B. Hormone, Herz-, Tumor- oder Infektionsmarker), zur Konzentrationsbestimmung von Arzneistoffen sowie teilweise bei der patientennahen Labordiagnostik („Point-of-Care-Testing", z. B. Troponin) und Screeningtests (z. B. HIV) eingesetzt. Je nach Testprinzip kann die Einnahme von Biotin zu falsch-positiven (kompetitives Testprinzip) oder falsch-negativen (Sandwichprinzip) Ergebnissen führen.

Vitamin B_9

Vitamin B_9 ist auch als **Folsäure** bekannt. Bei einem Mangel sind Zellteilungs- und Wachstumsprozesse gestört. Folate kommen in pflanzlichen und tierischen Lebensmitteln vor. Reich an Folaten sind grünes Blattgemüse wie Spinat, Salat und Grünkohl, Hülsenfrüchte, Sprossen, Nüsse, Vollkornprodukte, Kartoffeln, Leber oder Eier. Die synthetisch hergestellte Form wird als Folsäure bezeichnet, die im Körper zur aktiven Form Tetrahydrofolsäure (THF) umgewandelt wird. Bei einem Folatmangel sind Zellteilungs- und Wachstumsprozesse gestört in deren Folge es zu einer Anämie oder bei Schwangeren zu kindlichen Neuralrohrdefekten kommen kann.

Natürliche versus synthetische Folate

Die natürlich vorkommenden Folate sind an Glutamat in Form von Mono- und Polyglutamaten gebunden. Sie unterscheiden sich in ihrer Bioverfügbarkeit wesentlich, >90 % Mono versus ca. 50 % Polyglutamat. Die D-A-CH Gesellschaften tragen dieser Tatsache Rechnung, indem Folat-Äquivalente eingeführt wurden, um die unterschiedliche Biover-

fügbarkeit und Umwandlungsrate von Folatverbindungen und der synthetischen Folsäure zu berücksichtigen:
1 µg Folat-Äquivalent = 1 µg Nahrungsfolat = 0,5 µg synthetischer Folsäure (Monoglutamat)

Nach Angaben der Nationalen Ernährungsstudie II lag die mediane Aufnahme von Folatäquivalenten bei 14- bis 80-jährigen Männern in Deutschland bei 207 µg/Tag, bei Frauen gleichen Alters bei 184 µg/Tag. Der durchschnittliche Bedarf liegt laut der DGE bei 300 µg Folsäueräquivalenten pro Tag. Bei Senioren wird altersbedingt aufgrund unzureichender Zufuhr folatreicher Lebensmittel häufig ein Folatmangel vermutet. Von einer generellen Nahrungsergänzung wird allerdings abgeraten. Diskutiert wird die Prävention von Krebserkrankungen durch Folate, aber auch deren Förderung. Folate sind beteiligt an der Synthese der basischen Nukleinsäurebausteine Adenin, Thymin und Guanin. Schnell teilende Krebszellen haben einen erhöhten Bedarf und ein hoher Folatspiegel kann dies möglicherweise unterstützen. Antifolate wie Methotrexat oder Pemetrexed nutzen diesen Effekt in der Chemotherapie aus.

Insbesondere in der Schwangerschaft besteht ein erhöhtes Risiko angeborener Neuralrohrdefekte durch einen Folat-Mangel. Frauen, die schwanger werden möchten oder könnten, wird daher spätestens vier Wochen vor Beginn der Schwangerschaft und mindestens bis zum Ende des ersten Schwangerschaftsdrittels die prophylaktische Einnahme von 400 µg synthetischer Folsäure/Tag zusätzlich zu einer ohnehin folatenthaltenden Ernährung dringend empfohlen. Das relative Risiko von Fehlbildungen kann dadurch um ca. 70 % reduziert werden.

In Rahmen von diagnostizierten Folsäuremangelzuständen sind therapeutische Folsäurepräparate mit einem Gehalt von 5 mg im Handel.

Vitamin B_{12}

Vitamin B_{12} (**Cobalamin**) ist am Fett- und Aminosäurestoffwechsel beteiligt, dem Aufbau und Erhalt von Myelinscheiden sowie der Nervenschutzschicht und zusammen mit Folat bedeutsam für die **Blutbildung** sowie die **Synthese von DNA**. Es kommt nur in tierischen Produkten in relevanter Menge vor. Die Aufnahme erfolgt überwiegend im Dünndarm nach der Bindung an den im Magen gebildeten Intrinsic Faktor, einem Glykoprotein. Bei oralen Gaben von mehr als 5 µg werden im Durchschnitt bei Gesunden maximal 1,5 µg Vitamin B_{12} resorbiert. Vitamin B_{12} wird im Körper relativ lang gespeichert, vorzugsweise in der Leber.

Mangelerscheinungen von Vitamin B_{12} sind Blutarmut, neurologische Störungen wie Kribbeln und Gefühlsverlust an Händen und Füßen, Muskelschwäche, Gedächtnisschwäche, Ermüdungserscheinungen, Aufmerksamkeitsdefizite und auch depressive Verstimmungen. Ein Mangel sollte durch einen Labortest bestätigt werden.

Eine Supplementierung kann bei veganer Ernährung, Medikation beispielweise mit Protonenpumpenhemmern, H_2-Blockern oder Metformin, Resorptionsstörungen, atrophischer Gastritis, und versuchsweise bei Polyneuropathie empfohlen bzw. erwogen werden. In verschiedenen Studien konnte gezeigt werden, dass gerade ältere Patienten oft unterversorgt sind.

Die Schätzwerte für eine angemessene Vitamin B_{12}-Zufuhr bei Erwachsenen liegen nach Angaben der D-A-CH Fachgesellschaften bei 4 µg/Tag. Bei einer Zufuhr von 100 µg/Tag konnten keinen gesundheitlichen Schäden festgestellt werden, sodass es kein festgelegtes UL gibt. [BfR, abgerufen 12.2024].

Vitamin C

Vitamin C (**Ascorbinsäure**) erfüllt verschiedene Funktionen im Stoffwechsel und hat antioxidative Eigenschaften. Es ist ein wesentlicher Cofaktor für den Aufbau von Bindegewebe, Knochen, fördert die Aufnahme von Eisen aus der Nahrung und stärkt die Immunabwehr.

Ein Mangel führt u. a. zu schlechter Wundheilung, erhöhter Infektanfälligkeit, Blutungen der Haut, Schleimhäute und inneren Organe sowie zu Zahnausfall. Ein schwerer Mangel wird auch als **Skorbut** bezeichnet. In Deutschland kommt ein Vitamin-C-Mangelzustand praktisch nicht mehr vor.

Reich an Vitamin C sind vor allem Obst und Gemüse. Der Gehalt hängt vom Erntezeitpunkt, dem Transport und der Verarbeitung ab.

Laut der Angaben der D-A-CH-Gesellschaften sind die Zufuhrempfehlungen alters- und geschlechtsabhängig und liegen im Mittel bei Erwachsenen bei etwa **100 mg/Tag**. Ein erhöhter Bedarf kann beispielsweise bei Infektionen, Rauchern, Alkohol- und Medikamentenmissbrauch, Schwangeren und Stillenden vorliegen. Vorsicht ist geboten bei Patienten mit Niereninsuffizienz und Eisenspeichererkrankungen.

Eine zusätzlich zur Nahrung aufgenommene Menge von 1 g durch NEM oder angereicherte Lebensmittel kann bei ansonsten gesunden Personen als gesundheitlich unbedenklich eingestuft werden.

Coenzym Q10

Coenzym Q10 gehört zu den Ubichinonen. Es kann vom Körper selbst gebildet werden und zählt daher nicht im ursprünglichen Sinn zu den Vitaminen.

Ubichinon ist ein essenzieller Bestandteil der Mitochondrien und dort für die Übertragung von Elektronen in der oxidativen Atmungskette und die Produktion von Adenosintriphosphat (ATP) verantwortlich. Es kann als Antioxidans die Zellen vermutlich vor oxidativen Schäden durch sogenannte „freie Radikale" schützen. Einen hohen Gehalt an Ubichinon weisen Gewebe mit einem hohen Energiebedarf wie Herz, Nieren, Leber und Muskulatur auf.

Ubichinone sind in der Nahrung enthalten, wobei Fleisch und Geflügel, aber auch Hulsenfrüchte, Soja und Nüsse sowie pflanzliche Öle wichtige Quellen darstellen. Schätzungen zur Menge der täglichen Aufnahme dieses Stoffes im Rahmen der üblichen Ernährung liegen bei 2 bis 20 mg. Ein behandlungsbedürftiger Mangel ist bislang nicht bekannt und die Frage einer möglichen präventiven antioxidativen Abwehr durch die Einnahme Ubichinon-haltiger Produkte noch nicht abschließend geklärt. Bei täglichen Verzehrmengen von bis zu 30 mg gehen nach derzeitigem Kenntnisstand keine gesundheitlichen Bedenken aus.

Tabelle 3.18: Vitaminbedarf für Erwachsene

Vitamin	Tagesbedarf*	Relevante Mengen in Produkten		Funktion	Mögliche Symptome bei Mangel
		Tierisch	Pflanzlich		
Wasserlöslich					
B_1 – Thiamin	1–1,3 mg	x	x	Coenzym bei Energiegewinnung aus Kohlenhydraten und Proteinen, beteiligt an Reizweiterleitung im Nervensystem	Beriberi mit Polyneuritis, Kardiomyopathien, Ödeme, Wernicke-Enzephalopathie mit Verwirrtheit, Gangataxie, Delirium
B_2 – Riboflavin	1,6 mg	x	x	Bestandteil der Coenzyme Flavinmononukleotid (FMN) und Flavinadenindinukleotid (FAD). Unerlässlich für zahlreiche Redoxreaktionen, die für Energieproduktion, antioxidativen Schutz und Stoffwechsel anderer B-Vitamine und Folsäure erforderlich sind.	Entzündliche Haut, Schleimhautveränderungen, Anämie, beeinträchtigte Nervenfunktionen wegen Stoffwechselstörungen von Vitamin B_1 und B_3
B_3 – Niacin[a]	11–16 mg[b]	x	x	Beteiligt an Auf- und Abbau von Kohlenhydraten, Aminosäuren und Fettsäuren, Energiestoffwechsel, Zellteilung, Signalweiterleitung	Pellagra, Hautausschlägen, Störungen im Verdauungstrakt, neurologische Symptome
B_5 – Pantothensäure	5 mg	x	x	Bestandteil von Coenzym A und dem Acyl-Carrier-Protein, beteiligt an Stoffwechsel von Fetten, Kohlenhydraten, Aminosäuren, Gallensäuren und von Alkohol, der Genexpression und Metabolismus von Fremdstoffen	Burning Feed Syndrom
B_6 – Pyridoxin	1,4–1,6 mg	x	(x)	Beteiligt an Umwandlung von Kohlenhydraten, Lipiden, Aminosäuren und Nukleinsäuren	Blutarmut, sensorische Neuropathie, gastrointestinalen Störungen, Hautveränderungen, Schlafstörungen
B_7 – Biotin	30–60 µg[c]	x	x	Coenzym von Carboxylasen, beteiligt an Gluconeogenese, Abbau einiger Fett- und Aminosäuren, dem Zellwachstum- und DNA-Reparatur	Veränderungen an Haut und Nägeln, Haarausfall, Schwächegefühl, neurologische Störungen, bei Kindern, Entwicklungsstörungen

Vitamin	Tagesbedarf*	Relevante Mengen in Produkten		Funktion	Mögliche Symptome bei Mangel
		Tierisch	Pflanzlich		
B_9 – Folsäure	300 µg[d]	x	x	Beteiligt an Zellteilungs- und Wachstumsprozessen	Anämie, Neuralrohrdefekte beim Fötus
B_{12} – Cobalamin	0,004 mg	x		Beteiligt an Fett- und Aminosäurestoffwechsel, Aufbau und Erhalt von Myelinscheiden und Nervenschutzschicht, Blutbildung und DNA-Synthese	Anämie, Neuropathie, Muskel- und Gedächtnisschwäche, Ermüdungserscheinungen, Aufmerksamkeitsdefizite, depressive Verstimmungen
C – Ascorbinsäure	100 mg		x	Cofaktor für Aufbau von Bindegewebe, Knochen, fördert Aufnahme von Eisen aus Nahrung und stärkt Immunabwehr, besitzt antioxidative Eigenschaften	Skorbut, Wundheilungsstörung, erhöhter Infektanfälligkeit, Zahnausfall
Ubichinon[a]	2–20 mg[c]	x	x	Bestandteil der Mitochondrien, Übertragung von Elektronen in oxidative Atmungskette, Produktion von Adenosintriphosphat (ATP)	Nicht bekannt
Fettlöslich					
A – Retinol	700–950 RAE	x	x	Beteiligt am Sehvorgang, Prozessen des Immunsystems, Embryonalentwicklung, Schutz der epithelialen Barrierefunktion	Verhornung des Augenepithels, Sehstörungen, Nachtblindheit
D – Colecalciferol	20 µg	x	(x)	Beteiligt an Knochenmineralisierung, an Stoffwechselvorgängen, Steuerung von Genen, Prozessen des Immunsystems	Rachitis Muskel- und Knochenschmerzen, Schwäche
E – Tocopherol	11–15 mg		x	Schützt als Antioxidans ungesättigten Fettsäuren, verhindert Zellschädigungen, stabilisiert die Zellmembranen	Reflex- und Koordinationsstörungen, Muskelschwäche
K – Phyllochinon/Menadion	70 µg[c]		x	Beteiligung an Blutgerinnung und Knochenstoffwechsel	Blutungen

* Tagesbedarf für Erwachsene, a = nicht essenziell, b = Niacin-Äquivalente, c = Schätzwert, d = Folsäureäquivalente, RAE = Retinolaktivitätsäquivalent

3.2.2 Biologisch aktive Metabolite

Einige in der Nahrung enthaltene Substanzen erfüllen im Körper ebenfalls Stoffwechselfunktionen, die sich jedoch von denen der Vitamine unterscheiden. Hierzu gehören beispielsweise Cholin, Carnithin, Kreatin, myo-Inosit und Taurin. Sie sind in der Tabelle 3.19 näher charakterisiert hinsichtlich der Mengen, die in bestimmten Nahrungsmitteln enthalten sind, ihrer Funktionen im Organismus sowie dahingehend, unter welchen Lebensbedingungen bzw. Krankheitszuständen auf ihre Substitution zu achten ist.

Tabelle 3.19: Biologisch aktive Metabolite: Cholin, Carnithin, Kreatin, myo-Inosit,Taurin

Subs-tanz	Funktion-(en) (Auswahl)	enthalten in	Gehalt (mg/100 g)	Empfohlene Zufuhr
Cholin	Baustein von Membranphospholipiden Bildung von Acetylcholin	Rinderleber Erdnüsse Rosenkohl	61 48 14	Datenlage uneinheitlich! Ca. 300 mg/d
Carn-ithin	Cofaktor beim Fettsäurentransport und-abbau	Rindfleisch Putenfilet Vollmilch	66 13 4	Grundbedarf ist 0,23 mg/kg KG evtl. für Vegetarier und bes. für Veganer
Kreatin	als Kreatinphosphat schnell verfügbarer Energiespeicher, Beteiligung am ATP/ADP-Gleichgewicht	Hering Thunfisch Schweinefleisch Rindfleisch Lachs	700 300 500 450 450	Bei Muskeldystrophie bei muskelkraftbetontem Sport (Gewichtheben...) max. 30 g für max. 6 d
myo-Inosit	Inositphospholipide sind Membranbestandteil	Testes Gehirn Leber Niere Milz	1–1,6 1–1,6 1–1,6 1–1,6 1–1,6	bei Multipler Sklerose bei Diabetes mellitus
Taurin	Konjugation mit Gallensäuren, Verminderung der Thrombozyten-aggregation	Fisch Schweinefleisch	240 50	bei kardiovaskulären Erkrankungen, Diabetes mellitus, Zystischer Fibrose

Nach Elmadfa, Leitzmann: Ernährung des Menschen, utb 8036, 2023

3.2.3 Mineralstoffe

Zu den für den Menschen ernährungsphysiologisch notwendigen Mineralstoffen gehören die Elemente Calcium, Magnesium, Kalium, Natrium, Schwefel, Chlor und Phosphor. Bei der Beratung in der Apotheke spielen vor allem die vier erstgenannten eine wichtige Rolle.

Calcium

Calcium ist mengenmäßig der wichtigste Mineralstoff. Knochen und Zähne enthalten etwa 99 % des körpereigenen Calciums extrazellulär in Form von Hydroxylapatit, dessen Struktur Stabilität vermittelt. Ein geringerer Anteil liegt intrazellulär vor und erfüllt dort wichtige physiologische Funktionen für die Blutgerinnung, Stabilisierung von Zellwänden, Signalübermittelung und Reizweiterleitung im Nervensystem. Der Calciumhaushalt wird durch das Parathormon (PTH), Calcitonin und Calcitriol reguliert.

Vitamin D vermittelt u. a. die Calciumaufnahme aus dem Darm und die Rückresorption aus dem Harn. Bei einer niedrigen Calciumzufuhr über einen längeren Zeitraum und/oder einer verminderten Aufnahme aus dem Darm durch einen Vitamin-D-Mangel wird Calcium aus dem Knochen abgebaut, um auf diese Weise die Calcium-Konzentrationen im Blut aufrecht zu erhalten. Die Folge ist eine Knochenerweichung (Osteomalazie), die bei Kindern das Krankheitsbild der Rachitis verursacht und bei Erwachsenen für Entstehung einer Osteoporose verantwortlich ist. Als Biomarker für einen Calcium-Mangel wird der Calcium-Wert im Serum bestimmt. Physiologische Werte liegen zwischen 8,8 und 10,4 mg/dl für Gesamtcalcium und 4,7 bis 5,2 mg/dl für ionisiertes Calcium.

Die empfohlene Calciumzufuhr ist altersabhängig. Für Erwachsene liegt der Tagesbedarf bei 1000 mg und für Jugendliche im Alter von 13 bis 18 Jahren wachstumsbedingt bei 1200 mg. Dies lässt sich in der Regel allein durch die Nahrung aufnehmen. Reich an Calcium sind vor allem Milchprodukte, grünes Gemüse wie Blattspinat oder Brokkoli und einige Mineralwassersorten.

Tabelle 3.20: Calciumgehalt ausgewählter Nahrungsmittel nach DGE

Lebensmittel	Calciumgehalt/100 g
Emmentaler Käse (45 % F i. Tr.)	1372
Parmesan (40 % F i. Tr.)	1176
Gouda (45 % F i. Tr.)	958
Grünkohl (gegart)	179
Rucola	160
Haselnüsse	149
Spinat (gegart)	140
Fettarme Milch (1,5 % Fett)	118
Joghurt (1,5 % Fett)	114
Buttermilch	109
Brokkoli (gekocht)	87

F.i.Tr. = Fett in der Trockenmasse Quelle: www.dge.de/gesunde-ernaehrung/faq/calcium/

Laut der Nationalen Verzehrsstudie II liegt die mittlere tägliche Calciumzufuhr bei Männern im Durchschnitt bei 807 mg und bei Frauen bei 738 mg. Sie liegt somit unterhalb der Empfehlungen der Fachgesellschaften und sollte langfristig durch die Auswahl an geeigneten Lebensmitteln behoben werden. Falls das nicht möglich ist, kann insbesondere bei älteren Patienten mit einem Osteoporoserisiko eine Supplementierung meist in Kombination mit Vitamin-D-Präparaten sinnvoll sein. Auf Interaktionen mit AM wie Fluorchinolonen, Tetracyclinen oder Schilddrüsenhormonen muss hingewiesen werden. Sie können meist durch einen zeitlichen Abstand der Einnahme verhindert werden.

Von der EFSA werden 2500 mg Calcium pro Tag für Erwachsene als tolerierbare Gesamtzufuhrmenge angesehen. Ein langfristiger oder schwerer Calciumüberschuss kann zu Ablagerung in den Harnwegen und Nieren mit irreversibler Organschädigung führen. Bei Personen mit vorbestehender Nierenerkrankung ist daher Vorsicht geboten.

Ein zu hoher Serum-Calciumspiegel kann auf verschiedene schwere Erkrankungen hindeuten und muss ärztlich abgeklärt werden.

Tipp für die Beratung
In NEM liegt Calcium meist als Citrat, Carbonat, Gluconat oder Lactat vor. Calciumcarbonat sollte mit einer Mahlzeit eingenommen werden, da die Absorption durch die Magensäure verbessert wird. Bei Calciumcitrat ist dies nicht erforderlich. Citrate haben im Vergleich zu Carbonaten die bessere Bioverfügbarkeit.

Magnesium

Magnesium ist das vierthäufigste Mineral im menschlichen Körper und reguliert als Cofaktor von mehr als 600 Enzymen eine Vielzahl biochemischer Reaktionen und zellulärer Funktionen. Magnesium aktiviert ATP-abhängige Enzyme beispielsweise im Rahmen der Glycolyse, dem Citratzyklus, dem Lipidstoffwechsel, der Proteinsynthese sowie der RNA- und DNA-Synthese und fungiert als physiologischer Calcium-Antagonist.

Magnesium wirkt membran- und elektrolytregulierend und ist daher essenziell für die Reizübertragung, die Muskelkontraktion, den Herzrhythmus, den Gefäßtonus und den Blutdruck. Das Mineral ist Bestandteil der Knochensubstanz und aktiviert das Wachstum und die Vermehrung knochenbildender Zellen.

Eine ausreichende Magnesiumversorgung kann möglicherweise einen Schutz vor Bluthochdruck, Schlaganfall und Diabetes mellitus bieten.

Ein Magnesiummangel kann sich wegen der Wechselwirkungen mit anderen Mineralstoffen unspezifisch manifestieren. Erste Anzeichen können Appetitlosigkeit, Übelkeit, Erbrechen, Müdigkeit und allgemeine Schwäche sein, im weiteren Verlauf können Taubheitsgefühle, Kribbeln, Muskelkrämpfe, Verhaltensänderungen oder auch Herzrhythmusstörungen auftreten.

Erwachsene haben einen Gesamtkörpergehalt von ca. 25 g Magnesium. Davon verteilen sich ca. 40 % im Intrazellularraum der Muskeln und des Weichteilgewebes und ca. 60 % in Knochen und Zähnen. Der extrazelluläre Anteil liegt nur bei ca. 1 % und wird durch das Ausmaß der intestinalen Absorption und renalen Ausscheidung reguliert. Auch bei einer länger andauernden Unterversorgung können die Serumwerte zunächst stabil bleiben. Dies liegt an der körpereigenen Regulation der Absorption, der Mobilisierung aus Knochen und der Ausscheidung. Daher sind Serumwerte als Biomarker für den Magnesiumstatus wenig aussagekräftig. Übliche Werte liegen zwischen 0,75 bis 0,96 mmol/l. Zuverlässigere Aussagen werden durch den Magnesium/Calcium-Quotienten erreicht, wobei der Wert von 0,4 als optimal gilt, Werte darunter kennzeichnen einen Magnesiummangel.

Die nötige tägliche Zufuhr ist abhängig vom Alter und Geschlecht. Nach den Angaben der EFSA liegen die Schätzwerte einer angemessenen Zufuhr für Erwachsene ab dem Alter von 19 Jahren

- bei 350 mg/Tag für Männer bzw.
- 300 mg/Tag für Frauen.

Obwohl Magnesium in pflanzlichen und tierischen Produkten ausreichend vorkommt und der Magnesiumhaushalt über weite Bereiche durch ein homöostatisches Gleichgewicht aufrechterhalten wird, können Mangelzustände auftreten, deren Häufigkeit aber unterschiedlich beurteilt wird.

Reich an Magnesium sind u. a. Samen und Kerne, Vollkorngetreideprodukte, Hülsenfrüchte, grünes Blattgemüse, Fisch und Meeresfrüchte, Mineral- und Trinkwasser, wobei härteres Wasser einen höheren Gehalt aufweist. Auch Kakaopulver und dunkle Schokolade enthalten hohe Mengen an Magnesium, werden jedoch eher in geringen Mengen verzehrt.

Ein Magnesiummangel kann durch Malabsorption als Folge gastrointestinaler Störungen oder durch eine vermehrte Ausscheidung (auch induziert durch Koffein und Alkohol) auftreten. Ein Mangel kann auch medikamentös bedingt sein, beispielsweise durch Diuretika oder PPI. Weitere mögliche Ursachen sind ein hoher Alkoholkonsum oder Interaktionen mit anderen in größeren Mengen zugeführten Mineralstoffen wie Calcium, Phosphor, Eisen oder Zink. Der erhöhte Bedarf bei intensiven Sporteinheiten ist laut der Arbeitsgruppe Sporternährung der DGE noch umstritten, ältere Studien zeigen eine vermehrte Ausscheidung von Magnesium oder Zink bei sportlicher Aktivität. In der Schwangerschaft kann ein Magnesium-Mangel auftreten, dessen Ursache in hormonellen Änderungen, Verschiebungen des Flüssigkeitshaushalts oder an einem erhöhten Bedarf durch Wachstum des mütterlichen Gewebes und des Kindes liegen kann.

Eine Substitution von Magnesium ist nicht evidenzbasiert [AWMF 030/037], wird aber in der Praxis häufig [Micke 2020] vorgenommen. Sie sollte vor allem für Personen mit Wadenkrämpfen, Ältere und extensiv Sporttreibende und Schwangere in Erwägung gezogen werden. Verfügbare Präparate können Magnesium organisch (z. B. Citrat, Aspartat) oder anorganisch (z. B. Chlorid, Oxid) gebunden enthalten, wobei organische Formen eine höhere Bioverfügbarkeit haben [Pardo 2021].

Auf Interaktionen mit AM wie Fluorchinolonen, Tetracyclinen oder Schilddrüsenhormonen muss hingewiesen werden. Sie können meist durch einen zeitlichen Abstand der Einnahme verhindert werden.

Kalium

Kalium ist das wichtigste intrazelluläre Kation. 98 % befinden sich in den Zellen und nur etwa 2 % in der extrazellulären Flüssigkeit. Alle Zellen besitzen eine Na-K-ATPase, die Natriumionen über die Zellmembran aus der Zelle heraus und Kaliumionen in die Zelle hineinpumpt. Dadurch wird die Aufrechterhaltung des Membranpotenzials gewährleistet und somit die Erregbarkeit von Nerven und Muskeln.

Die geschätzte Kaliumzufuhr über die Nahrung liegt bei ca. 4 g/Tag. Diese Menge sollte täglich zugeführt werden. Reich an Kalium sind Aprikosen, Bananen, Karotten, Kohlrabi und Tomaten sowie Nüsse, Dinkel- und Roggenmehl. Eine ernährungsbedingter Kaliummangel ist eher selten und meist auf hohe Verluste beispielsweise durch Erbrechen oder die Einnahme von Laxanzien zurückzuführen.

Bei zu hoher Zufuhr droht eine Hyperkaliämie, die sich in Bradykardie, Asystolie und Kammerflimmern äußern kann und potenziell tödlich ist. Eine Kaliumsubstitution muss daher immer durch einen diagnostizierten Mangel indiziert sein und ärztlich begleitet werden. Als Biomarker dient der Serum-Kaliumspiegel (extrazelluläres Kalium), der für Erwachsene bei 3,6-5,0 mmol/l liegt.

Natrium

Natrium zählt gemeinsam mit Chlorid und Kalium zu den wichtigsten Elektrolyten. Ca. 80 % des Natriums findet sich im Extrazellularraum und es ist hier das vorherrschende Kation. Natrium hat eine bedeutende Rolle bei der Regulation des Wasserhaushaltes. Veränderungen des Natrium-Gleichgewichtes bedeuten Veränderungen des Blutvolumens und dessen Osmolalität. Störungen dieses Gleichgewichtes können die Ursache einer Hypertonie oder der Bildung von Ödemen sein. Natrium reguliert somit den Blutdruck, zudem ist es an der Regulation des Säure-Basen-Haushaltes beteiligt. Auf zellulärer Ebene ist Natrium neben Kalium an der Aufrechterhaltung des Membranpotenzials beteiligt und somit an der Reizweiterleitung in Muskel- und Nervenzellen.

Die Normalwerte im Blut für gesunde erwachsene Personen liegen zwischen 135 und 145 mmol/l. Der Schätzwert für eine angemessene Zufuhr liegt laut DGE bei 1500 mg Natrium/Tag, dies entspricht etwa 3,8 g Speisesalz, der maximale Wert sollte 6 g /Tag nicht überschreiten. Nach der *Studie zur Gesundheit Erwachsener in Deutschland (DEGS)* wird dieser Wert bei ca. 70 % der Frauen und bei ca. 80 % der Männer überschritten.

Ein Natriummangel ist daher im Allgemeinen nicht zu erwarten, kann aber beispielsweise bei Verlust durch exzessives Schwitzen, Darmerkrankungen oder medikamentös (Diuretika) verursacht werden. Er kann sich durch Verwirrtheit, Lethargie, Kopfschmerzen, Übelkeit, Muskelzittern oder Krampfanfälle äußern. Die Behandlung muss sich an der Schwere der Symptome orientieren und beinhaltet eine schrittweise Zufuhr Natrium-haltiger Produkte.

Eine Hypernatriämie entsteht meist als Folge eines Flüssigkeitsmangels, durch zu geringe Trinkmengen oder durch krankheitsbedingte Verluste wie bei Diabetes insipidus oder dem Cushing-Syndrom. Symptome sind vor allem Durst, aber auch, wie bei der Hyponatriämie, Verwirrtheit und Krämpfe. Die Therapie besteht in einer schrittweisen Erhöhung der Flüssigkeitszufuhr durch nicht Natrium-haltige Flüssigkeiten.

Eine hohe Natriumzufuhr birgt das Risiko eines Bluthochdrucks und somit die Gefahr von Herz- und Kreislauferkrankungen. Es wird daher ein restriktiver Umgang mit Kochsalz empfohlen, wozu auch die Auswahl von Lebensmitteln beitragen kann. Lebensmittel mit einem geringen Natriumgehalt sind unverarbeitete Produkte wie Gemüse, Obst oder Nüsse, während Verarbeitete wie Brot, Käse, Wurst und Fischkonserven meist einen hohen Gehalt aufweisen.

3.2.4 Spurenelemente

Den Mengenelementen Calcium, Natrium, Kalium und Magnesium stehen die Spurenelemente gegenüber. Auch sie sind ernährungsphysiologisch unverzichtbar. Essenzielle Spurenelemente sind Jod, Fluor, Eisen, Zink, und Selen, sowie Chrom, Kupfer, Nickel, Kobalt, Mangan und Molybdän, gelegentlich werden auch Silizium und Vanadium dazugerechnet. In diesem Kapitel soll nur auf die fünf Erstgenannten eingegangen werden.

Von den Spurenelementen benötigt der Körper im Gegensatz zu den Mengenelementen – wie der Name bereits suggeriert – nur sehr geringe Mengen im Milligramm- oder Mikrogrammbereich, die mit der täglichen Nahrung aufgenommen werden sollten. Bei einseitiger sowie Unter- oder Überernährung besteht bei Spurenelementen leichter die Gefahr eine Unterversorgung, aber auch einer leichtfertigen Überversorgung.

Zu den **toxischen Spurenelementen** zählen die Schwermetalle Blei, Cadmium, Quecksilber und das Halbmetall Arsen. Sie sind natürliche Bestandteile der Erdkruste und gelangen beispielsweise über das Ausbringen von Klärschlamm, Autoabgase oder Pflanzenschutzmittel in die Umwelt. Auf landwirtschaftlich genutzten Flächen können sie über das Fleisch und die Milch von Weidevieh oder angebauten Pflanzen in Nahrungsmittel gelangen.

Hohe Cadmium-Konzentrationen können oft in Gemüsen, Speisepilzen und Schlachttierinnereien nachgewiesen werden. Quecksilber kann in pflanzlichen und tierischen Erzeugnissen vorkommen. Im Wasser wird anorganisches Quecksilber durch Mikroorganismen in organisches Methylquecksilber umgewandelt und von Kleinstlebewesen aufgenommen, die wiederum in der Nahrungskette von Fischen eine große Rolle spielen können. Daher können Fische eine hohe Belastung aufzeigen. Zum Schutz der Verbraucher sind in der EU verbindliche Höchstgehalte festgelegt.

Eisen

Eisen muss als lebensnotwendiges Spurenelement regelmäßig mit der Nahrung zugeführt werden. Mit einem Gesamtkörpergehalt bei Erwachsenen von 2,3 bis 4,4 g ist es das quantitativ häufigste Spurenelement. Eisen trägt zur Aufrechterhaltung eines normalen Energiestoffwechsels und zur Unterstützung normaler kognitiver Funktionen bei. Als Zentralatom im Hämoglobin (roter Blutfarbstoff) und Myoglobin (Sauerstoffspeicher im Muskelgewebe mit etwa 6-fach höherer O_2-Affinität als Hämoglobin) ist es für den Transport von Sauerstoff verantwortlich. Eisenmangel kann die körperliche Leistungsfähigkeit beeinträchtigen, die Wärmeregulation des Körpers stören und die Infektanfälligkeit erhöhen. Eine dauerhaft erniedrigte Eisenzufuhr führt zu Blutarmut (Anämie).

Eisen kommt in tierischen Lebensmitteln in der zweiwertigen Form (Hämeisen) und in pflanzlichen Lebensmitteln in der dreiwertigen Form (Nicht-Hämeisen) vor. Hochwertige Eisenlieferanten sind Fleisch und Wurstwaren, Gemüse, Vollkornprodukte und Hülsenfrüchte.

Der Mensch kann Eisen aus tierischen Lebensmitteln sehr viel besser (Faktor 2 bis 3) verwerten als aus Obst und Gemüse. Dreiwertiges pflanzliches Eisen muss in eine lösliche Form überführt und zu zweiwertigem Eisen reduziert werden. Die Aufnahme und Verwertung von pflanzlichem dreiwertigem Eisen wird durch Bindung an andere Pflanzenbestandteile wie den Phytaten und Polyphenolen (z. B. in Vollkornprodukten und Hülsenfrüchten Kaffee, schwarzer Tee) erschwert und durch Vitamin C verbessert.

Nach Schätzungen des Bundesverbandes Deutscher Internisten hat in Deutschland etwa 8 % der Bevölkerung einen Eisenmangel, allen voran Schwangere, menstruierende Frauen und Personen, die sich fleischlos ernähren. Zum erweiterten Bedarfskreis zählen Blutspender, Patienten mit chronischen Darmerkrankungen, Patienten mit Einnahme von Medikamenten, die eine Eisenaufnahme erschweren (z. B. PPI, Antazida), krankheitsbedingten Blutverlusten oder Leistungssportler, bei den durch intensives Training die Bildung von Hepcidin in der Leber angeregt wird. Dabei handelt es sich um ein Protein, das die Resorption aus dem Darm hemmen kann.

Ein Mangel sollte generell durch Biomarker festgestellt werden. Nicht verwendetes Eisen wird als Ferritin oder bei gefüllten Ferritinspeichern als Hämosiderin gespeichert. Bei Bedarf können die Speicherreserven rasch mobilisiert werden. Zur diagnostischen Beurteilung des Eisenhaushalts können Serum-Ferritin, die Transferrin-Sättigung und der Hämoglobingehalt der Retikulozyten (Vorstufe der Erythrozyten) bestimmt werden.

Der Eisenbedarf ergibt sich aus den täglichen Verlusten von 1 mg pro Tag über Stuhl, Urin und Schweiß und bei Frauen zusätzlich durch die Regelblutung. Da nur etwa 10 bis 15 % des Eisens in der Nahrung bioverfügbar ist, müssen deutlich höhere Mengen zugeführt werden, um die Verluste auszugleichen. Nach den Empfehlungen der DGE werden folgende tägliche Aufnahmemengen empfohlen:

- Säuglinge 0 bis 4 Monate: 0,3 mg
- Kinder bis zum Alter von 10 bis 13 Jahren: 7 bis 14 mg
- männliche Jugendliche, Männer und wegen oraler Kontrazeption nicht menstruierende jüngere Frauen: 11 mg
- menstruierende Frauen und Mädchen: 16 mg
- Schwangere: 27 mg
- Stillende: 16 mg
- Postmenopausale Frauen: 14 mg

Fluor

Elementares gasförmiges Fluor ist toxisch, im Körper liegt es als Fluorid-Salz vor. Fluoride sind nicht essenziell, haben aber wichtige Funktionen mit kariespräventiver Wirkung, da sie den Zahnschmelz härten und so vor einem Angriff durch Säuren schützen. Zudem übernehmen sie beim Stoffwechsel der Knochen weitere Funktionen. Im Zusammenspiel mit Calcium, Vitamin D und Phosphor aktivieren Fluoride knochenbildende Zellen (Osteoblasten) und hemmen den Abbau durch deren Gegenspieler, die Osteoklasten.

Quellen für die orale Zufuhr von Fluoriden sind beispielsweise Trink- und Mineralwasser, angereichertes Speisesalz (bis zu 310 mg/Fluorid/kg), Fische und Meeresfrüchte. Eine Fluorid-Gehalt von 0,7 bis 1,2 mg/l im Trinkwasser zeigt die höchste kariesprotektive Wirkung ohne die Gefahr einer Überversorgung. Allerdings sollten in diesem Fall **kein** jodiertes Speisesalz zusätzlich verwendet werden. In Deutschland steht mehr als 90 % der Haushalte Trinkwasser mit einem Gehalt von weniger als 0,2 mg/l zur Verfügung, da hier und auch in Österreich im Gegensatz zu anderen Ländern Trinkwasser nicht mit Fluorid angereichert wird. Die Verwendung von angereichertem Speisesalz kann in diesen Fällen empfohlen werden. Der örtliche Gehalt kann bei den lokalen Gesundheitsämtern erfragt werden.

Des Weiteren tragen lokal angewandte fluoridierte Zahnpflegeprodukte wie Zahnpasta, Lacke, Gele und Spüllösungen zur Kariesprophylaxe bei. Insbesondere bei Kindern sollte darauf geachtet werden, ein Verschlucken zu vermeiden.

Die Kassenzahnärztliche Bundesvereinigung (KZBV) empfiehlt für Säuglinge bis zum Zahndurchbruch die Kombination von 0,25 mg Fluorid/Tag in Kombination mit Vitamin D, anschließend die Pflege der Zähne mit fluoridhaltiger Zahnpasta. Fluoridhaltiges Speisesalz in der Nahrung sollte erst ab zwei Jahren verabreicht werden.

Jod

Jod ist ein lebensnotwendiges Spurenelement und als Bestandteil der Schilddrüsenhormone Thyroxin bzw. Levothyroxin (T_4) und Trijodthyronin (T_3) essenziell für den Energiestoffwechsel, das Wachstum und die Knochenbildung, die Entwicklung des Gehirns sowie die Regulation der Körpertemperatur. Die beste Jodquelle ist Seefisch, der früher im Süden Deutschlands nur begrenzt verfügbar war. Die Region galt lange Zeit als unterversorgt und war bekannt durch ihre gehäufte Kropfbildung. Heute ist das kein so großes Problem mehr, da Speisesalz meist mit Jod angereichert ist. Allerdings weisen laut der *Studie zur Gesundheit Erwachsener in Deutschland (DEGS)* und der *Studie zur Gesundheit von Kindern und Jugendlichen in Deutschland (KIGGS)* etwa 30 % der Bevölkerung eine Jodzufuhr unterhalb des geschätzten mittleren Bedarfs auf.

Der Jodbedarf ist individuell und von verschiedenen Faktoren wie Alter und Gesundheitszustand abhängig. Die DGE empfiehlt derzeit eine tägliche Jodzufuhr von

- 40–80 µg bei Säuglingen
- 100–200 µg bei Kindern unter 15 Jahren
- 180–200 µg bei Erwachsenen und
- 230–260 µg bei Schwangeren und Stillenden.

Eine maximale Jodaufnahme von täglich 500 µg (tolerable upper intake level, UL) sollte nicht überschritten werden.

Seetang-Produkte können je nach Algenart einen sehr hohen Jodgehalt aufweisen. In einem 2018 von Bund und Ländern durchgeführten Monitoring wurden maximale Jodgehalte von bis zu 5500 µg/g Trockengewicht gemessen. Bereits beim Verzehr geringer Mengen kann daher die UL erheblich überschritten werden. Einmalige Zufuhr hoher Dosen unter 1000 µg/Tag werden in der Regel jedoch von Schilddrüsengesunden toleriert und das überschüssige Jod renal eliminiert.

Zu weiterführenden Informationen zu Jod siehe auch auf der Homepage des BfR:

https://www.bfr.bund.de/de/a-z_index/jod-4600.html

Selen

Selen ist ein wichtiges Spurenelement, das in Form von Selenoproteinen an physiologischen Funktionen beteiligt ist. Es bindet an die Aminosäure Cystein (Selenocystein). Selen besitzt antioxidative Eigenschaften und hat eine Schutzfunktionen gegenüber Leberschäden und Schwermetallen. Es stimuliert Immunzellen (z. B. NK-Zellen) und fördert so die Immunabwehr. Daneben ist das Spurenelement ein Baustein von Spermien und an Regulation der Schilddrüsenhormone bei der Umwandlung von Thyroxin (T_4) zu Trijodthyronin (T_3) beteiligt. Die Prävention von Krebs- oder Herz-Kreislauf-Erkrankungen durch Selen wird diskutiert, allerdings fehlen hier noch valide Belege.

In Selenmangelgebieten im nordost- und zentralasiatischen Raum treten gehäuft Mangelerkrankungen wie die *Keshan-Krankheit*, eine Erkrankung des Herzmuskels, oder die *Kashin-Beck-Erkrankung* der Knochen und Gelenke auf. In Europa ist in der Regel nicht damit zu rechnen, auch wenn der Selengehalt der Nutzflächen sehr stark schwanken kann.

Bei einer dauerhaft hohen Zufuhr kann eine Selenose auftreten, zunächst mit neurologischen Störungen, Müdigkeit, Gelenkschmerzen und gastrointestinalen Beschwerden wie Übelkeit oder Durchfall. Im weiteren Verlauf tritt ein charakteristischer knoblauchartiger Atemgeruch, Haarausfall und Nagelbildungsstörungen und im äußersten Fall Herzflimmern bis hin zu Herzversagen auf. Dies ist in Europa jedoch selten. Laut der EFSA ist eine Zufuhr von 300 µg bei Erwachsenen tolerierbar.

Selenquellen sind vor allem Fleisch, Fisch, Eier, Kohl, Zwiebelgemüse, Pilze, Spargel und Hülsenfrüchte.

Aufgepasst bei Paranüssen

Paranüsse sind besonders reich an Selen, aber laut dem Bundesamt für Strahlenschutz (BfS) mit radioaktivem Radium belastet. Der Verzehr sollte daher bei maximal zwei Stück pro Tag liegen.

Nach einer Schätzung der Expertenkommission des BVL und des BfArM liegt die derzeitige Selenzufuhr über die Nahrung bei Erwachsenen bei ca. 30–50 µg/Tag und unterschreitet somit die Empfehlung der D-A-CH-Gesellschaften und der EFSA von 60–70 µg/Tag.

Eine Substitution in Form eines AM oder NEM kann wegen der vielfältigen Wirkung von Selen sinnvoll sein. Selenhaltige AM mit einer Dosierung über 70 µg sind verschreibungspflichtig. NEM enthalten in Mono- oder Kombinationspräparaten oftmals eine sehr viel größere Mengen. Der von der EFSA festgelegte Tolerable Upper Intake Level (UL) liegt bei 300 µg/Tag, dies muss unbedingt eingehalten werden!

Zink

Zink ist ein lebensnotwendiges Spurenelement und kann nicht im Körper gespeichert werden. Es muss daher regelmäßig zugeführt werden. Als Bestandteil vieler Enzyme ist Zink u. a. am Zellwachstum, der Wundheilung und dem Immunsystem beteiligt. Zinkhaltige Nahrungsquellen sind Fleisch, Milchprodukte, Eier und Hülsenfrüchte. Aus tierischen Produkten wird

Zink besser verwertet. Pflanzliche Produkte wie Getreideprodukte und Hülsenfrüchte können Phytate enthalten, welche Zink und andere Mineralien binden und so die Aufnahme im Magen-Darm-Trakt verhindern (siehe auch „Eisen"). Bei einer einseitigen Ernährung kann es daher zu Mangelerscheinungen kommen. Durch Einweichen, Keimung oder Gärung kann Phytat abgebaut und die Bioverfügbarkeit von Zink erhöht werden.

Bei Symptomen wie Wundheilungsstörungen oder Ekzemen, Haarausfall oder einer höheren Infektanfälligkeit kann ein Zinkmangel vorliegen und es sollte eine Supplementierung erfolgen.

Die Referenzwerte für eine angemessene Zinkzufuhr unterscheiden sich nach Alter und Geschlecht und bei Erwachsenen auch nach der Phytatzufuhr. Sie liegen bei Frauen zwischen 7 (geringe Phytatzufuhr) bis 10 mg/Tag (hohe Phytatzufuhr), für Männer zwischen 11 bis 16 mg/Tag.

3.2.5 Ballaststoffe

Ballaststoffe sind laut der Europäischen Behörde für Lebensmittelsicherheit (EFSA) Lignin oder unverdauliche Kohlenhydrate wie z. B. Zellulose, Hemizellulosen, sowie Pektine, Hydrocolloide, Inulin oder resistente Stärke (retrogradierte Stärke), die entsteht, wenn Kartoffeln, Nudeln oder Reis nach dem Kochen 12 bis 14 Stunden abgekühlt werden.

Ballaststoffe werden im Dünndarm von körpereigenen Enzymen nicht oder nur unvollständig abgebaut und gelangen so in den Dickdarm. Sie dienen der Unterstützung der Vielfalt der Darmbakterien (siehe auch Kapitel 2.3 Mikrobiom). Eine ausreichende Zufuhr wird mit mindestens 30 g/Tag erreicht, wobei dies nur als Orientierungswert gilt, da Ballaststoffe nicht lebensnotwendig sind, aber einen präventiven Einfluss auf verschiedene Erkrankungen haben. Die durchschnittliche tägliche Zufuhr von Ballaststoffen lag nach der Nationalen Verzehrstudie II bei 18 g bei Frauen und bei 19 g bei Männern und somit in weiten Teilen der Bevölkerung unterhalb des empfohlenen Wertes.

In der natürlichen Form kommen Ballaststoffe fast ausschließlich in Pflanzen vor. Eine Ausnahme macht Chitin, dem Bestandteil der Panzer von Insekten, Spinnen und Krebstieren und der Zellwände einiger Pilzarten. Fleisch, Eier und Mono- oder Disaccharide wie Glucose und Rübenzucker sind beispielsweise völlig ballaststofffrei.

Ballaststoffe können nach ihrem Verhalten bzw. ihrer Herkunft unterteilt werden. Generell wird unterschieden zwischen

- löslichen natürlichen Ballaststoffen (Pektin, Agar-Agar, Gummi arabicum, Alginate)
- löslichen halbsynthetischen Ballaststoffen (Methylzellulose, Carboxymethylzellulose, Laktulose)
- unlöslichen Ballaststoffe (Zellulose, Hemizellulose, Lignin).

Reich an löslichen Ballaststoffen sind Obst und Gemüse

Einen hohen Ballaststoffgehalt haben beispielsweise

- Hülsenfrüchte (z. B. Erbsen, Bohnen, Linsen)
- Nüsse
- Samen
- Kohlsorten
- Beerenfrüchte
- Äpfel, Birnen, Pflaumen
- Karotten, Schwarzwurzeln, Gemüsepaprika, rote Beete, Fenchel
- Vollkornprodukte
- Nahrungsmittel mit resistenter Stärke

Ballaststoffe bewirken aufgrund der Faserstruktur von Zellulose und Lignin ein stärkeres Sättigungsgefühl als die ballaststofffreien Makronährstoffe. Da Ballaststoffe intensiver gekaut werden müssen und dabei vermehrt alkalischer Speichel gebildet wird, wirken sie sich über die Neutralisation bakteriell gebildeter Säuren günstig auf die Zahngesundheit aus. Zudem ist ballaststoffreiche Nahrung kalorienärmer und der langsame Kauprozess führt vermutlich zu einer geringeren Nahrungsaufnahme. Dies kann zu einer Vermeidung von Übergewicht beitragen.

Durch Ballaststoffe wird die Transitzeit des Nahrungsbreis verändert. Im Magen resultiert die Wasserbindung und das Quellvermögen in einer Volumenzunahme und einer Erhöhung der Viskosität mit der Folge einer verzögerten Entleerung und einem verminderten Hungergefühl. Im Dickdarm erhöhen Ballaststoffe die Transitzeit; wasserunlösliche durch eine direkte Zunahme des Stuhlvolumens durch Quellung, wasserlösliche durch eine Vermehrung der Darmbakterien und der Bindung von Wasser. Die Konsistenz des Stuhls kann durch die Wahl des Ballaststoffes beeinflusst werden, festere Stühle sind bei faserartigen Produkten zu erwarten, weichere beim Einsatz von beispielsweise Inulin. Insgesamt nimmt das Stuhlgewicht zu und die Darmtätigkeit wird durch eine Füllungsperistaltik angeregt, wodurch die Stuhlentleerungsfrequenz erhöht wird.

Einfluss auf das Mikrobiom

Ballaststoffe sind für die Vielfalt des Darmmikrobioms essenziell. Durch die Fermentation gewinnen Darmbakterien Energie, zudem werden kurzkettige Fettsäuren (SCFA= short chain fett acids) gebildet (siehe auch Kapitel 2.3 Mikrobiom). Die Ansäuerung bewirkt eine Protonierung von Ammoniak, der auf diese Weise ausgeschieden werden kann und den Leberstoffwechsel entlastet. Dies kann bei einer hepatischen Enzephalopathie durch die Verwendung von Laktulose, einem synthetischen Disaccharid bestehend aus D-Galactose und Fructose, genutzt werden. Laktulose fördert die Besiedlung mit milchsäurebildenden Darmbakterien und drängt die Besiedelung mit ammoniakbildenden Spezies zurück.

Neben diesen bereits genannten positiven Effekten geht eine ausreichende Ballaststoffzufuhr mit einem geringeren Mortalitätsrisiko bei verschiedenen Erkrankungen einher. Sie beeinflussen den Lipid- und Glucosestoffwechsel und die Insulinausschüttung. Daneben zeigen sie eine antikanzerogene und immunmodulierende/antiinflammatorische Wirkung, die vermutlich auf Stoffwechselprodukte von Darmbakterien zurückzuführen ist.

Senkung des Cholesterinspiegels

Der Cholesterinspiegel kann durch Ballaststoffzufuhr um 5 bis 10 % gesenkt werden – in Einzelfällen um bis zu 25 %. Ursächlich ist dies auf eine erhöhte Ausscheidung von Gallensäuren bzw. auf eine verminderte Lipogenese zurückzuführen.

Glucosestoffwechsel und Insulinausschüttung

Lösliche Ballaststoffe haben einen positiven Effekt auf den Glucosespiegel im Blut und können den postprandialen Blutzuckerspiegel in Abhängigkeit von der zugeführten Menge um bis zu 35 % mindern. Der Blutzuckerspitzen werden vermieden und der Blutzuckerspiegel stabilisiert, was zu einem länger anhaltenden Sättigungsgefühl beiträgt. Gleichzeitig wird die Insulinausschüttung reduziert und die Fettspeicherung vermindert. Beide Effekte wirken auf diese Weise einem Übergewicht entgegen und senken das Risiko für die Entwicklung eine Typ-2-Diabetes

Prävention kardiovaskulärer Erkrankungen

Ballaststoffe haben eine wichtige Funktion in der Prävention von kardiovaskulären Erkrankungen, wie Schlaganfall, Hypertonie und KHK. Der protektive Effekt ist auf eine Senkung des Cholesterinspiegels, der Vermeidung von Übergewicht und Typ-2-Diabetes, einer entzündungshemmenden Wirkung und einem günstigen Einfluss auf den Blutdruck bei Patienten mit Hypertonie zurückzuführen.

Prävention von Kolonkarzinomen

Bei traditionell ballaststoffreicher Ernährung bestimmter Bevölkerungsgruppen treten Kolonkarzinome deutlich seltener auf. Verschiedene Kohortenstudien konnten diesen Effekt belegen. In einer Metaanalyse von 25 prospektiven Studien, bei denen die Teilnehmer 6,3 bis 21,4 g Ballaststoffe pro Tag zu sich genommen hatten, konnte das Risiko einer Erkrankung um 12 % bei einer ballaststoffreichen Ernährung gesenkt werden. Bei einer Steigerung der Zufuhr um 10g/Tag, insbesondere durch Vollkorn und Getreidefasern, ergab sich mit linearer Dosis-Wirk-Beziehung eine Risikoreduktion um 10 % [Aune 2011].

Empfehlungen für eine ausreichende Ballaststoffzufuhr

Eine ballaststoffreiche Ernährung kann erreicht werden, wenn Vollkornprodukte, Obst, Gemüse, Hülsenfrüchte und Nüsse vermehrt in den Speiseplan einbezogen werden. Die DGE empfiehlt mindestens drei Portionen Gemüse und zwei Portionen Obst, von denen eine durch Nüsse oder Ölsaaten ersetzt werden kann, sowie Vollkornprodukte. Dies ist in der Praxis meist wenig akzeptabel, daher können in diesen Fällen ballaststoffhaltige Zusatzprodukte empfohlen werden. Flohsamen, Leinsamen, Chiasamen und Weizenkleie werden am häufigsten verwendet. Bei der Empfehlung für Ballaststoffe ist folgendes zu beachten:

Auf Flüssigkeitszufuhr achten
bei allen Ballaststoffen sollte auf eine ausreichende Flüssigkeitszufuhr geachtet werden. Bei hoher Ballaststoffzufuhr und ungenügender Flüssigkeitszufuhr kann vor allem bei bestehenden Darmmotilitätsstörungen ein Ileus auftreten.

Leinsamen können Cadmium, das aus dem Boden aufgenommen wird, anreichern (bis zu 1 mg/kg). Das Bundesamt für Risikobewertung empfiehl zudem, nicht mehr als 20 g täglich zu verzehren, wobei pro Mahlzeit maximal 15 g (entspricht 1 EL) verspeist werden sollten, da Leinsamen als natürliche Inhaltsstoffe cyanogene Glycoside enthalten, die in Blausäure umgewandelt werden können.

Chiasamen werden oft auch zum Backen von Keksen und Kuchen verwendet. In diesen Fällen kann es zu erhöhten Acrylamid-Gehalten kommen. Daher sollten laut der EFSA Backwaren nicht mehr als 10 % ganze Chiasamen und kein Chiasamen-Mehl enthalten. Für Broterzeugnisse gilt die Grenze von 5 % ganzer oder gemahlener Chiasamen. Für Produkte ohne Hitzebehandlung gelten keine Bedenken.

Weizenkleie enthält einen sehr hohen Ballaststoffanteil (45 g pro 100 g). Personen, die bisher eine hohe Ballaststoffzufuhr noch nicht gewöhnt sind, sollten ihre Zufuhr langsam steigern.

Flohsamen sind Samen der Wegerichgewächse *Plantago spp.* Sie sind als Plantago psyllium (Strauchwegerich), Plantago indica (Sandwegerich) und Plantago ovata (indische Flohsamen) im Handel. Die Samenschalenepidermis der Plantago-Arten enthalten Schleimpolysaccharide, die in Wasser stark quellen. Plantago psyllium und indica enthalten ca. 10 bis 12 % dieser Polysaccharide, Plantago ovata ca. 20 bis 30 % und deren Schalen ca. 80 %.

Neben- und Wechselwirkungen

Auch Ballaststoffe können Nebenwirkungen haben. Werden kurzfristig große Mengen verzehrt, können Blähungen, abdominelle Krämpfe oder eine unerwünscht hohe Stuhlfrequenz und Konsistenzveränderungen des Stuhls auftreten. Die verträgliche Menge ist individuell, sie sollte zu Beginn langsam gesteigert werden.

Phytathaltige Getreideballaststoffe können Mineralstoffe wie Calcium, Zink, und Eisen binden und diese so der einer Aufnahme im Darm entzogen werden. In der Regel werden bei einer ballaststoffreichen Ernährung jedoch mehr Mineralstoffe zugeführt und Verluste dadurch ausgeglichen.

Da Interaktionen mit gleichzeitig verabreichten Arzneimitteln auftreten können, sollten letztere möglichst zeitlich versetzt eingenommen werden.

3.3 Lebensmittelqualität, und -verarbeitung

Bereits die Vor- und Zubereitung von Lebensmitteln für den Verzehr führt zu deren Veränderung. So ziehen Waschen und Putzen besonders von pflanzlichen Nahrungsmitteln in der Regel bereits einen nennenswerten Verlust von Vitaminen und Mineralstoffen nach sich. Kochen,

Backen und Braten inaktivieren ebenfalls Inhaltsstoffe bzw. reduzieren ihre Qualität. Industriell gefertigte, teigförmige Lebensmittel werden oft mittels „Extrusion" bearbeitet, bevor sie als genussfertige Produkte in den Verkehr gebracht werden können. Die Fertigprodukte-Vorstufen bzw. die Rohstoffe werden bei der Extrusion hohem Druck ausgesetzt. Dabei kommt es zu einer starken Temperaturerhöhung und hohen Scherkräften, die zu einem beträchtlichen Verlust von Vitaminen führen können.

Vor allem die Verluste an Mikronährstoffen beim Kochen sind von der Höhe der angewandten Temperatur, deren Einwirkungsdauer und von der Menge der Garflüssigkeit abhängig. Höhere Temperatur, längere Einwirkungsdauer und eine große Menge an Garflüssigkeit schaden den Vitaminen bis hin zu deren fast vollständiger Inaktivierung bzw. Elimination über die Garflüssigkeit. Unter diesen Aspekten stellen Frittieren und Grillen schonendere Zubereitungsmethoden dar. Auch Dämpfen und Dünsten ist dem Kochen von Lebensmitteln überlegen. Darüber hinaus können Vitamine erhalten und Mineralien in höherer Konzentration in der tellerfertigen Zubereitung verbleiben, wenn die Lebensmittel unter Verwendung eines Dampfdrucktopfes oder einer Mikrowelle zum Verzehr vorbereitet werden. Beim Backen und Braten verursacht die hohe Hitzeeinwirkung eine Zerstörung von Aminosäuren und Vitaminen über eine sogenannte Maillard-Reaktion zwischen Aminosäuren und Kohlenhydraten , die zu einer verstärkten Bildung des Karzinogens Acrylamid führen kann.

Lebensmittel und daraus zubereitete Speisen lassen sich vor schnellem Verderb unter anderem dadurch schützen, dass darin enthaltene, Verderb bewirkende Enzyme inaktiviert werden. Natürlich müssen krankmachenden Mikroorganismen oder solche, die den Verderb fördern, eliminiert oder in ihrer Vitalität vermindert werden. Diese Ziele lassen sich u. a. durch eine Optimierung der Umgebungsbedingungen erreichen, indem z. B. ein günstiger pH-Wert eingestellt, Sauerstoff entfernt, die Lagertemperatur optimiert und der Lichtzutritt minimal gehalten wird. Als Verfahren zur Haltbarmachung kommen die unter anderem infrage:

Pasteurisieren: Hier wird kurzfristig auf eine Temperatur unter 100 Grad Celsius erhitzt. Dieses Verfahren eignet sich z. B. für Fruchtsäfte, Milch, aber auch für Bier.

Sterilisieren: Darunter versteht man das Abtöten von Keimen und Sporen, indem vor allem Obst und Gemüse für 15–20 Minuten auf über 121 Grad Celsius unter Überdruck erhitzt werden.

Kühlen: Die Lagerung von fertigen Speisen und Lebensmitteln im Kühlschrank bei einer Temperatur von möglichst unter acht Grad Celsius hat in Abhängigkeit von der Zusammensetzung des Produktes nur einen zeitlich recht begrenzten Effekt.

Einfrieren: Je niedriger die Temperatur unter minus 10 Grad Celsius liegt, desto besser ist der Effekt auf die Haltbarkeitsdauer und -qualität der Inhaltsstoffe

Trocknen: Diese Konservierungsmethode eignet sich beispielsweise gut für Früchte und Kräuter. Allerdings können von Fall zu Fall auch hier die Lebensmittelqualität mindernde Maillard-Produkte entstehen.

Behandlung mit ionisierenden Strahlen: Bei diesem Konservierungsverfahren werden in der Regel Gamma- oder Röntgenstrahlen verwendet. In Deutschland muss das jeweils angewandte Verfahren auf dem Behältnis bzw. der Verpackung eindeutig deklariert werden.

Eine Lebensmittelverarbeitung – insbesondere die industrielle – soll Nahrungsmittel und Trinkwasser länger haltbar machen oder/und ihren Geschmack und Genusswert erhöhen. Bei den entsprechenden Arbeitsprozessen können jedoch über chemische Reaktionen und physikalische Prozesse bzw. Effekte essenzielle und/oder gesundheitsfördernde Inhaltsstoffe ganz oder teilweise zerstört oder durch die jeweilige Behandlung aus den fertigen Produkten abgetrennt werden.

Erhitzen von Nahrungsmitteln führt je nach Verfahren zur unterschiedlich stark ausgeprägten Denaturierung und Zerstörung namentlich von Proteinen und Vitaminen. Das Herstellen von Auszugsmehlen aus Getreide hat Verluste an Mineralstoffen, Vitaminen und Ballaststoffen zur Folge. Waschen, Einweichen und besonders eine Hitzebehandlung wie beispielsweise das Kochen von Lebensmitteln lässt wasserlösliche Nährstoffe – hier wiederum besonders Vitamine und Mineralien – unter Wertminderung des Fertigproduktes in das Kochwasser übergehen.

3.4 Fast food, convenience food und functional food als Ernährungstrends

Fast Food

Der Konsum von Fast Food und Convenience Food sind noch immer aktuelle Ernährungstrends.

„Fast Food" ist ein Sammelbegriff für Gerichte mit standardisierter Zubereitung, schnellem Service und möglichst niedrigerem Preis. Darunter werden z. B. Pizza, Currywurst, Hamburger, Döner und ähnliche Gerichte verstanden. Sie werden bevorzugt in Schnellrestaurants und Stehimbissen angeboten und hierzulande täglich von 15 Millionen Menschen gekauft. Überwiegend enthalten solche Mahlzeiten Cola-Getränke, Burger oder auch Pommes frites. Die Qualität von Fast Food-Speisen und -Getränken kann je nach den Ausgangsprodukten und deren Herstellungsverfahren sehr stark schwanken. In der Regel haben sie allerdings ernährungsphysiologisch nachteilige Eigenschaften: sie enthalten zu viel Kochsalz und Geschmacksverstärker in überhöhten, ja sogar deutlich zu schmeckenden Mengen. Zudem ist der Anteil an Proteinen und/oder Fett an den fertigen Gerichten meist höher als ernährungsphysiologisch empfohlen. Weiterhin fällt ein deutlicher Mangel an Ballaststoffen, Vitamin C und Folsäure auf, der nur teilweise dadurch kompensiert werden kann, dass man unterschiedliche Fast Food-Gerichte untereinander und möglichst auch mit Salat kombiniert.

Auf dem Höhepunkt des Fast Food-Modetrends entwickelte sich eine gegenläufige Ernährungsphilosophie, die bereits 1986 gegründete „Slow-Food-Bewegung".

Convenience Food

„Convenience Food" ist ein Sammelbegriff für teilweise oder auch vollständig verzehrfertig vorbereitete Lebensmittel und Speisenkomponenten auch für Zuhause. Wie Fast Food ist auch Convenience Food ernährungsphysiologisch betrachtet von stark variierender Qualität. Diese hängt auch von den eingesetzten Verfahren zur Haltbarmachung ab, da Convenience Food im

Gegensatz zu Fast Food nicht nur zum sofortigen bzw. kurzfristigen Verzehr gedacht ist. Konsumenten solcher Fertiggerichte sehen darin vor allen Dingen den Vorteil einer beträchtlichen Zeitersparnis bei der Vor- und Zubereitung, die allerdings über einen verglichen mit den eingesetzten Rohwaren deutlich höheren Produktpreis erkauft wird. Es existieren hinsichtlich der im Convenience Produkt bereits geleisteten Arbeit verschiedene Stufen: die Gerichte können entweder küchenfertig, gar, aufbereit-, regenerier- und verzehr- bzw. servierfertig vorbereitet sein. Bei den für eine gesunde Ernährung nicht empfehlenswerten Zutaten imponieren auch hier insbesondere reichlich nicht jodiertes Kochsalz, ein mitunter hoher Zuckeranteil sowie bei der Herstellung üppig verwendete Fette und Fettsäuren.

Functional food

Functional food (deutsch: funktionelle Lebensmittel) sind Nahrungsmittel, die mit zusätzlichen Inhaltsstoffen angereichert sind oder aus denen Inhaltsstoffe eliminiert wurden (siehe Tabelle 3.21). Eine gesetzliche Definition für diese Produkte gibt es bislang in Europa nicht. Die Werbung verspricht positive Effekte auf die Gesundheit, diese sind jedoch(noch) wissenschaftlich nicht hinreichend gesichert. Zugesetzt werden vor allem Vitamine, Mineralstoffe, Bakterienkulturen und ungesättigte Fettsäuren. Daher können sie als ganz unterschiedliche Lebensmittel zum allgemeinen Verzehr auf dem deutschen Markt angetroffen werden. Beispiele hierfür probiotischer Joghurt, diätetische Lebensmittel wie mit Pflanzensterinen angereicherte Margarine, Wellness-Produkte, Getränke oder Milchprodukte mit Kräuterauszügen von Ginseng, Aloe Vera oder Ginkgo.

Funktionelle Lebensmittel sind klar abzugrenzen von Nahrungsergänzungsmitteln, wie z. B. Vitamin- oder Mineralstoffpräparaten, die Nährstoffe in konzentrierter und dosierter Form enthalten.

Tabelle 3.21: Funktionelle Lebensmittel (Auswahl)

Lebensmittel mit veränderter Eigenschaft	Beispiel
Bestimmte(r) bioaktive(r) Inhaltsstoff(e) in natürlichem Lebensmittel hoch	Polyphenole in Beerenobst
Bestimmte(r) bioaktive(r) Inhaltsstoff(e) in natürlichem Lebensmittel angereichert (mittels Gentechnologie oder Züchtung)	Lycopinreiche Tomaten
Bestimmte(r) bioaktive(r) Inhaltsstoff(e) natürlichem Lebensmittel zugesetzt	Ballaststoff-angereicherte Produkte
Natürliche Komponente in natürlichem Lebensmittel reduziert oder daraus eliminiert	Gesättigte Fettsäuren
Natürliche Komponente chemisch oder physikalisch verändert	Lactosefreie Produkte
Nach Ashwell, M., Concepts of functional foods, Inernational Life Sciences Institute, Brüssels, 2002	

3.5 Häufige Zusatzstoffe in Lebensmitteln

3.5.1 Zuckeraustausch- und Süßstoffe

Die Prävalenz ernährungsbedingter Krankheiten nimmt immer weiter zu, dies nicht zuletzt wegen des ausufernden Zuckerkonsums. Viele Menschen hierzulande sind daher übergewichtig und erkranken infolgedessen in immer jüngerem Alter an Diabetes Typ 2, Darmkrebs und anderen Zivilisationskrankheiten, die auf falsche Ernährung, namentlich auch auf den dramatisch gestiegenen Zucker- und damit Kohlenhydratkonsum und zu hohen Fettverzehr zurückzuführen sind.

Eine Reduktion des Zuckerkonsums hat viele positive gesundheitliche Auswirkungen: Die Schlafqualität kann sich verbessern, da eine starke Blutzuckerschwankung den Schlaf negativ beeinflusst. Die Zähne bleiben länger gesund, das Parodontitis-Risiko sinkt. Entzündungen, auch im Sinne von „Silent inflammations", klingen ab. Dies spielt eine große Rolle für ein gesundes Herz-Kreislauf-System und dafür, das Risiko für Diabetes, Fettleber und Krebs möglichst gering zu halten. Darüber hinaus fördert Zuckerreduktion bei gleichzeitig sonstiger gesunder Ernährung eine gute Besiedlung des Darms und stärkt zudem das Immunsystem. Nicht zuletzt profitieren Haut und Bindegewebe vom Verzicht auf Süßes.

In Zuge dessen haben Zuckeraustausch- und Süßstoffe die letzten Jahre zunehmend den Produktmarkt erobert.

Zuckeraustauschstoffe sind Zuckeralkohole, meist erkenntlich an der Bezeichnungsendung „it" (z. B. Xylit, Sorbit) und sie gehören zu den Süßungsmitteln. Zuckeraustauschstoffe enthalten mit zwei bis vier Kilokalorien pro Gramm weniger Energie als Rohrzucker, beeinflussen den Blutzucker nur geringfügig und verursachen im Gegensatz zu Zucker keine Karies. Ihr Geschmack und ihr Volumen ähneln Zucker, weshalb sie auch ähnlich wie dieser verarbeitet werden können. Produkte, die mit Zuckeralkoholen gesüßt werden, dürfen als »zuckerfrei« deklariert werden. Es existiert für sie keine tägliche Höchstmenge. Allerdings können sie abführend wirken, wenn man reichlich damit gesüßte Produkte isst. Deshalb darf auf damit gesüßten Waren der Warnhinweis „Kann bei übermäßigem Verzehr abführend wirken" nie fehlen.

Süßstoffe zeichnen sich durch nahezu vollständige Kalorienfreiheit aus, sie gehören zu den Zusatzstoffen und sind auf dem Zutatenverzeichnis mit dem Klassennamen »Süßungsmittel« sowie der genauen Bezeichnung oder einer E-Nummer gekennzeichnet, Der Hinweis, dass mit Süßungsmitteln gesüßt wurde, ist verpflichtend. Eine besondere Kennzeichnung brauchen Aspartam und Aspartam-Acesulfam-Salze. Entweder lautet sie „Enthält Aspartam (eine Phenylalaninquelle)" oder „Enthält eine Phenylalaninquelle". Die Süßkraft von Süßstoffen liegt 30- bis 37 000-fach höher als diejenige von Haushaltszucker. Süßstoffe sind nur für bestimmte Lebensmittel und dann auch nur mit einer Höchstmengenbeschränkung erlaubt. Diese Höchstmenge wird mit dem sogenannten ADI-Wert („Acceptable Daily Intake") gekennzeichnet.

Ferner wird alternativ auch Kokosblütenzucker beworben mit einem lediglich minimal geringeren glykämischem Index als Haushaltszucker und nahezu identischem Kaloriengehalt. In Kokosblütenzucker ist reichlich Fructose enthalten. Ein langanhaltend hoher Fructose-Konsum belastet beträchtliche die Leber. Überwiegend aus reiner Saccharose bestehen hingegen

Agavendicksaft, Ahornsirup, Honig, Birnenkraut oder Apfelsüße, die auch etwas Mineralstoffe und Vitamine zusätzlich enthalten.

Süßungsmittel werden immer wieder einer Sicherheitsbewertung unterzogen und weiter intensiv beforscht, um mögliche Langzeitfolgen zu evaluieren. Ergebnisse bisheriger Studien legen nahe, dass Süßstoffe eine Insulinresistenz begünstigen und sich negativ auf die Darmflora auswirken. Die WHO hat Aspartam als „möglicherweise krebserregend" eingestuft. Auch aus Sucralose können beim Erhitzen krebserregende Substanzen entstehen.

Zuckeralkohole brauchen im Zuge ihrer Verstoffwechselung kein Insulin und erhöhen den Blutzucker nur minimal. Süßstoffe aktivieren ebenfalls keine Insulinausschüttung und werden nahezu unverändert wieder ausgeschieden.

Tabelle 3.22: Wichtige Zuckeraustauschstoffe und Süßstoffe und ihre E-Kennzeichnung

Zuckeraustauschstoffe	Süßstoffe
Sorbit (E 420)	Acesulfam K (E 950)
Mannit (E 421)	Aspartam (E 951)
Isomalt (E 953)	Cyclamat (E 952)
Maltit (E 965)	Saccharin (E 954)
Lactit (E 966)	Sucralose (E 955)
Xylit (E 967)	Thaumatin (E 957)
Erythrit (E 968)	Neohesperidin DC (E 959)
	Steviolglycoside (E 960a)
	enzymatisch hergestellte Steviol-glycoside (E 960c)
	Neotam (E 961)
	Aspartam-Acesulfam-Salz (E 962)
	Advantam (E 969)

3.5.2 Säuerungsmittel und Säureregulatoren

Säuerungsmittel erhöhen den Säuregrad eines Lebensmittels durch Absenken des pH-Werts. Sie verleihen diesem einen (stärker) sauren Geschmack, was gleichzeitig eine verlängerte Haltbarkeit zur Folge haben kann. Einen derartigen Effekt haben beispielsweise Essigsäure und Acetate, Milchsäure, Kohlendioxid, Apfelsäure und Malate, Fumarsäure, Weinsäure und Tartrate, Salzsäure und Chloride, Schwefelsäure und Sulfate.

Säureregulatoren dagegen können den pH-Wert eines Lebensmittels in beide Richtungen verändern und ihn so zudem konstant halten.

Säuerungsmittel und Säureregulatoren kommen in Lebensmitteln unter anderem vor in Getränken, Fruchtsäften, Süßwaren, Käse, Fleischprodukten oder Teigwaren.

3.5.3 Konservierungsstoffe

Konservierungsstoffe verlängern die Haltbarkeit von Lebensmitteln durch eine Abtötung bzw. Wachstumshemmung von Mikroorganismen. Alle Konservierungsstoffe sind deklarationspflichtig und tragen die Bezeichnung E2XX (Tabelle 3.23). Eine Sonderstellung nimmt Lysozym mit der Bezeichnung E1105 ein, das zur Herstellung von gereiftem Käse eingesetzt wird.

Tabelle 3.23: Auswahl zugelassener Konservierungsstoffe

E-Nr.	Konservierungsstoff	Verwendungsbeispiele
E200–E203	Sorbinsäure und ihre Salze	Trockenfrüchte, Konfitüre, Schmelzkäse, Brot- und Backwaren, Margarine, Fleisch- und Fischprodukte
E210–E213	Benzoesäure und ihre Salze	Alkoholfreies Bier, zuckerreduzierte Konfitüre, Oliven, Aspik
E220–E228	Sulfite und Disulfite	Kelterei, Trockenfrüchte, Meerrettichprodukte, Gemüsefertiggerichte
E234	Nisin	Schmelzkäse, Grießbrei, Pudding
E235	Natamycin	Hartkäse, Schnittkäse, Wurst
E249–E252	Nitrite und Nitrate	Nitrit: Pökelsalz, Nitrate: Hartkäse, Sprotten
E260	Essigsäure	Gemüse-, Fischkonserven
E261–E263	Actetate	Wurst
E270	Milchsäure	Sauerkonserven, Feinkostsalate, Marmeladen, Mayonnaisen, Salatsoßen, Bier, Limonaden
E280–E283	Propionsäure und ihre Salze	Broterzeugnisse

3.6 Nachhaltigkeit im Umgang mit Lebensmitteln

Im Jahr 2022 wurden ca. 10,8 Millionen Tonnen Lebensmittel entsorgt, der größte Teil mit ca. 76 kg/Kopf in privaten Haushalten, wobei allerdings nicht essbare Bestandteile wie Nuss- und Obstschalen, Strünke hinzugerechnet werden (BMEL). Demnach ist der Anteil verschwendeter Lebensmittel hoch und meist auf eine nicht bedarfsgerechte Planung, falsche Lagerung und Zubereitung oder Einschätzung der Haltbarkeit aber auch auf Fehlkäufe zurückzuführen, wodurch Ressourcen verschwendet und das Klima belastet wird. Eine Halbierung dieser Abfallmenge verspricht laut einem Gutachten der wissenschaftlichen Beiräte für Ernährungs-, Agrar- und Waldpolitik eine Einsparung von 6 Millionen Tonnen CO_2 -Äquivalente (Äq) an Treibhausgasemissionen (THG) in Deutschland [Grethe 2016]. Eine Reduzierung der Lebensmittelabfälle wird durch die Bundesregierung mit „Nationalen Strategie zur Reduzierung der Lebensmittelverschwendung" unterstützt.

Beim nachhaltigen Umgang mit Lebensmitteln ist jeder Einzelne gefragt. Ökologisch nachhaltig sind Mahlzeiten aus überwiegend pflanzlichen regionalen und saisonalen Lebensmitteln mit geringem Verarbeitungsgrad und geringem Verpackungsaufwand und nach Möglichkeit fairen Herstellungsbedingungen. In den Wintermonaten ist die Vielfalt jedoch mitunter eingeschränkt, aber auch hier kann man versuchen, auf kurze Transportwege zu achten. Pflanzliche

Produkte haben in der Regel einen geringeren CO_2-Fussabdruck als tierische Produkte, aber auch hier gibt es Unterschiede, Hafermilch ist beispielsweise nachhaltiger als Mandelmilch.

Möglichkeiten, die Lebensmittelverschwendung reduzieren, sind beispielsweise, „krumme Dinger", also optisch weniger attraktive, aber dennoch wertvolle Produkte in den Speiseplan einzubauen und Lebensmittel mit erreichtem „Mindesthaltbarkeitsdatum", das die Lebensmittelqualität bis zum angegebenen Termin sicherstellt, organoleptisch zu prüfen. Vieles ist nach dem Ablauf noch in einem einwandfreien Zustand. Das gilt nicht für Lebensmittel, mit der Angabe „zu verbrauchen bis ...", hier geht es um die Lebensmittelsicherheit.

„Das Mindesthaltbarkeitsdatum ist kein Wegwerfdatum, das Verbrauchsdatum schon." (Niedersächsisches Landesamt für Verbraucherschutz und Lebensmittelsicherheit)

4 Adipositas und restringierte Ernährung

4.1 Übergewicht und Adipositas

Von Übergewicht wird gesprochen, wenn das Normalgewicht um mehr als 20 % überschritten wird bzw. der BMI über 30 liegt. Übergewicht hat nicht per se Krankheitswert; es gibt durchaus völlig gesunde übergewichtige und normalgewichtige kranke Menschen. Es begünstigt vielmehr weitere unphysiologische bis pathologische Anomalien wie Bluthochdruck, Hyperlipidämie oder Diabetes mellitus. Hat der Organismus bereits vermehrt Fett eingelagert, unterscheidet man phänotypisch den gynoiden Birnentyp, bei dem eine Fettakkumulation besonders an den Hüften und am Gesäß zu beobachten ist, vom androiden Apfeltyp, bei dem sich erhebliche Fettmengen im Bauchbereich ansammeln. Grundsätzlich sind die Voraussetzungen für die Entstehung von Adipositas, aber auch ihre Folgen multifaktoriell. Genetische Ursachen stellen einen 30 %igen Anteil, was durch Forschungen an in verschiedenen Familien aufgewachsenen Zwillingen bzw. an Adoptivkindern belegt werden konnte. Es konnte aber auch ein Adipositas-Gen (FTO-Gen) gefunden werden, das das Protein Leptin codiert. Leptin seinerseits hat großen Einfluss auf die Synthese von Adipozyten. Während noch nicht zweifelsfrei feststeht, ob bei adipösen Menschen der Leptin-Rezeptor defekt oder aber nur herunterreguliert ist, konnte andererseits bereits belegt werden, dass die Expression des Adipositas-Gens FTO im Fastenzustand reduziert ist. Dies könnte seinen Grund in den bei Fastenden vermehrt ausgeschütteten Noradrenalin und Beta-Agonisten haben. Wissenschaftlich erwiesen ist inzwischen auch, dass Insulin und Glucocorticoide das Adipositas-Gen stimulieren und dass ein körpergewichtsbezogen niedriger Grundumsatz ebenfalls Adipositas begünstigt.

Im Überschuss zugeführte Nahrungsenergie wird bei adipösen Menschen als Triglyzerid-Fett gespeichert. Dabei kommt es zu einer Vergrößerung (Hypertrophie) und gleichzeitig zu einer Vermehrung (Hyperplasie) von Adipozyten (Fettzellen) bis auf das Tausendfache. Eine bereits stattgefundene Fettzellenvermehrung erschwert ein effektives Abnehmen stärker als die Hypertrophie von Fettzellen, weil einmal gebildete Fettzellen nicht mehr verschwinden. Zwar nimmt die Anzahl der Fettzellen schon im Verlaufe der Kindheit zu, bei Übergewicht vermehren sich diese jedoch schneller als unter Normalgewicht. Im Erwachsenenalter vergrößern sich einmal gebildete Fettzellen besonders bei Übergewichtigen, weniger unter Normalgewichtsbedingungen. Das Enzym Lipoprotein-Lipase katalysiert den Abbau von Nahrungs-Triglyzeriden zu Glyzerin und Fettsäuren; seine Aktivität ist bei Gewichtszunahme gesteigert. Außerdem fällt bei Übergewichtigen auf, dass die erhöhte Insulinresistenz ihrer Adipozyten von einer gleichzeitig verminderten antilipolytischen Wirkung des Insulins begleitet ist.

4.2 Genetische Grundlagen ernährungsassoziierter Erkrankungen

Wegen einer einzelnen Punktmutation im FTO-Gen (Fat mass and obesity associated gen) hat fast die Hälfte aller Europäer eine Neigung zur Adipositas. Diese Genvariante begünstigt im

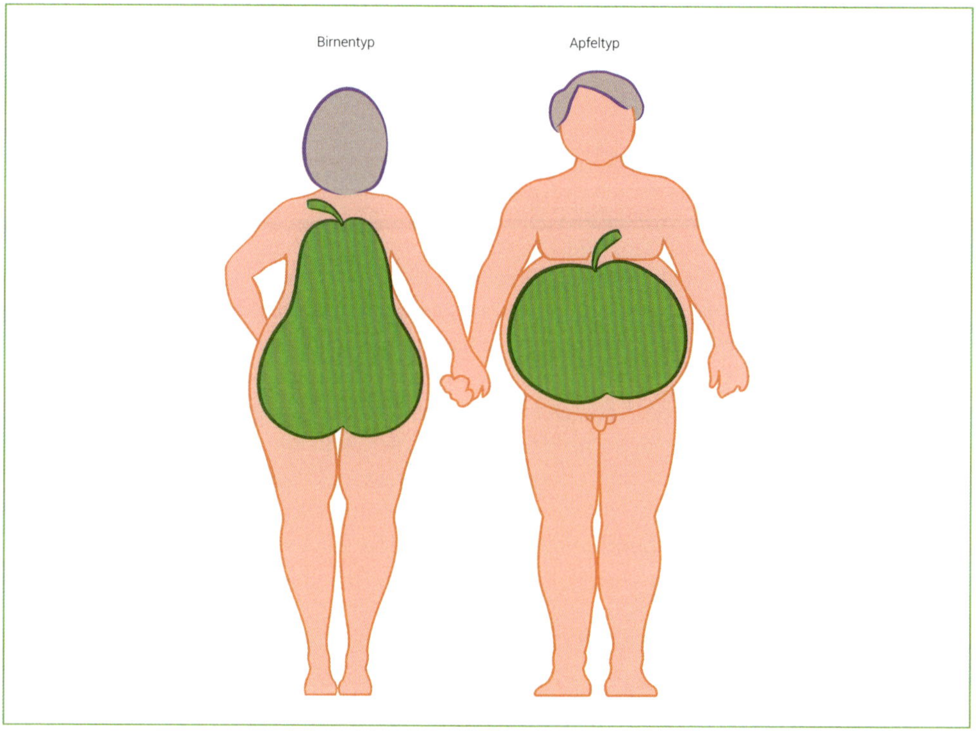

Abbildung 4.1: Adipositas von Birnentyp (links) und vom Apfeltyp (rechts)
(© Frank Pfeifer, Frankfurt am Main)

Körper die Entwicklung von weißen Fettzellen, die im Gegensatz zu braun-beigen Fettzellen Fett speichern, statt es in Wärme zu verwandeln. Das 2009 entdeckte „FTO-Gen" ist kein Gen im klassischen Sinn, sondern es handelt sich vielmehr um eine Strecke von 47 000 Nukleotiden auf dem Chromosom 16. Dort wurden 87 Genvarianten entdeckt, die zusammen bei etwa 44 % aller Europäer nachweisbar sind und bei diesen das Risiko auf eine Adipositas erhöhen. Dabei ist das Gen aber niemals der einzige Grund für die Fettleibigkeit. Dem „FTO-Gen" konnte jedoch kein „FTO-Protein" zugeordnet werden. Es werden dort deshalb eines oder mehrere Steuer-Gene vermutet, die über ihre Einwirkung auf andere Gene die Gewichtszunahme begünstigen. Diese Steuer-Gene könnten im Gehirn auf das Appetitzentrum einwirken und dadurch die Kalorienzufuhr antreiben.

Die Aminosäuresequenz des transkribierten FTO-Proteins zeigt eine hohe Ähnlichkeit mit dem Enzym AlkB, das die DNA oxidativ demethyliert. Das Nucleosid- N6-Methyladenosin, eine reiche Modifikation in RNA, wurde als ein wichtiges Substrat von FTO gefunden. Erhöhungen der hypothalamischen Expression von FTO sind mit der Regulierung der Energiezufuhr verbunden. Dieses Gen ist nicht direkt mit Diabetes assoziiert. Allerdings erhöht vermehrtes Körperfett auch das Risiko der Entwicklung von Typ-2-Diabetes. Im Jahr 2009 wurde weiter bestätigt, dass Fettleibigkeit in zwei sehr großen genomweiten Assoziationsstudien mit dem Body Mass Index (BMI) assoziiert ist. Die akkumulierten Daten aus sieben unabhängigen Studien verdeutlichen daher eindeutig, dass das FTO-Gen beim Menschen einen direkten Einfluss auf die Nahrungsaufnahme, aber keinen Einfluss auf den Energieverbrauch hat. Die

Fettverbrennung wird herunterreguliert, die Thermogenese gebremst und die Fettspeicherung begünstigt (Claussnitzer et al. 2015).

Ein Gen, das für den Bauplan des MC_4-Rezeptors codiert, ist für die Adipositasforschung ebenfalls interessant, da auch dieser Rezeptor die Regulation von Appetit und Sättigungsgefühl beeinflusst. Ist der Rezeptor defekt, entwickeln die Betroffenen teilweise bereits im Kindes- und Jugendalter beträchtliches Übergewicht. Etwa 60 % der Träger dieser Genvariante sind deutlich übergewichtig. Mutationen dieses Rezeptors treten allerdings nur bei 0,05 % unserer Bevölkerung auf (Tan et al. 2014).

Peptid YY (PYY) ist ein Peptidhormon , das aus 36 Aminosäuren besteht. Es wird beim Menschen in den endokrinen Zellen des distalen Dünndarms gefunden (vorwiegend im Ileum) und dort freigesetzt. Die Freisetzung von PYY wird hauptsächlich durch Fette induziert. Erstmals gefunden wurde es 1980 in der Mukosa eines Schweinedünndarms. Es ist strukturverwandt mit dem Pankreatischen Polypeptid (PP) und dem Neuropeptid Y. Das Peptid liegt beim Menschen auf dem langen Arm von Chromosom 17 und damit in unmittelbarer Nachbarschaft zum Pankreatischen Hormon.

Die Synthese des Peptids YY erfolgt in spezifischen, endokrinen Zellen der Schleimhaut. Zusammen mit Glucagon-artigen Peptiden und Oxyntomodulin wird Peptid YY postprandial (nach dem Essen) von neuroendokrinen L-Zellen der Darmschleimhaut ins Blut abgegeben. Die biologische Wirkung von PYY umfasst die Hemmung der Magenentleerung, der exokrinen Pankreassekretion und der Magensaftsekretion. Damit soll erreicht werden, dass eine Entleerung von fetthaltiger Nahrung in den Dünndarm verzögert und so eine bessere Verdauung ermöglicht wird. Peptid YY hat ebenfalls starken Einfluss auf das Appetit- und Sättigungsgefühl und ist hierbei das stärkste aller gastrointestinalen Hormone. Es führt somit zu einer reduzierten Nahrungsaufnahme. Es hat ebenfalls Einfluss auf die Motilität des Darmes und bewirkt eine Verengung der Blutgefäße.

Bei adipösen Patienten ist die PYY-Konzentration stark erniedrigt, während sie stark erhöht ist bei Krankheiten, die mit starkem Gewichtsverlust einhergehen. Die Gabe von Peptid YY3-36 führt zu einer Abnahme von Hungergefühl und Nahrungsaufnahme, hierbei tritt allerdings Brechreiz als Nebenwirkung auf.

Adipositas ist ernährungsassoziiert und multifaktoriell. Im Vordergrund steht eine nicht ausgeglichene Energiebilanz, der auch genetische Komponenten zugrunde liegen. Zur Aufklärung der detaillierten Zusammenhänge waren Studien an Zwillingen und Adoptivkindern besonders hilfreich. Sie zeigten u. a., dass Merkmale wie der BMI, der Anteil und die Verteilung des Körperfetts sowie das Essverhalten mit einer hohen Erblichkeit verbunden sind. Inzwischen ist für etliche Gene ein Zusammenhang mit Übergewicht gezeigt worden. Dazu gehören das FTO-Gen, Leptin und der Leptin-Rezeptor, die die Nahrungsaufnahme maßgeblich beeinflussen. Bei der Ausprägung von Übergewicht wirken wahrscheinlich mehrere Gene gleichsam als Prädispositoren zusammen, die unter dem Einfluss geeigneter Umweltfaktoren zur Wirkung kommen. Neuerdings wurden auch genetische Einflussfaktoren gefunden, die größtenteils schon in frühen pränatalen Entwicklungsstadien angelegt werden. Kinder sowohl von adipösen Müttern als auch von solchen, die während ihrer Schwangerschaft unterernährt waren, laufen im Erwachsenenalter stärker Gefahr, übergewichtig zu werden und Folgeerkrankungen zu entwickeln. Auch ein zu geringes aber auch ein erhöhtes Geburtsgewicht birgt das Risiko für metabolische Störungen im späteren Leben. Lebensmittel scheinen über verschiedene

Wirkmechanismen mittels Rezeptoren die Gen-Expression direkt modulieren zu können. Eine vielseitige, pflanzenbetonte Nahrung liefert zumindest gesunden Menschen eine ausreichende Nährstoffversorgung. Auch Ballaststoffe und sekundäre Pflanzenstoffe (Flavone, Phenole ...) werden so in genügender Weise aufgenommen.

Die sogenannte genomische Prägung (genomic imprinting) erscheint immer bedeutsamer für die genetische Basis ernährungsassoziierter Erkrankungen. Sie nimmt auch Einfluss darauf, dass die Aktivität eines bestimmten Gens unterschiedlich ausfällt, je nachdem, von welchem Elternteil es ererbt wurde. Beispielsweise wird das Prader-Willi-Syndrom, bei dem u. a. frühkindliches Übergewicht infolge einer nichtfunktionierenden Appetitregulierung in Erscheinung tritt, durch einen vom Vater stammenden unvollständigen Genabschnitt auf Chromosom 15 ausgelöst. Übergewicht verändert das Epigenom an rund 200 Stellen der menschlichen Chromosomen. Dies ist eines der Ergebnisse einer 2016 publizierten internationalen Studie (Wahl et al. 2017).

4.3 Physiologie des Fastens

Bei deutlich reduzierter Nahrungszufuhr während des Fastens reagiert der menschliche Organismus mit einer Reihe komplexer, aber fein koordinierter Veränderungen und Anpassungen in der Regulation des Stoffwechsels. So sollen alle relevanten, lebenswichtigen Körperfunktionen optimal gewährleistet werden. Diese Adaptation während des freiwilligen Fastens unterscheidet sich aber deutlich von jener während einer unfreiwillig längeren Hungerphase. Normalerweise dauert eine freiwillige Fastenphase zwischen 10 und 28 Tagen. Hier wird prinzipiell unterschieden zwischen

- Phase I: Hungerphase (1. bis 3. Tag) und
- Phase II: Plateau- oder Proteinsparphase (ab dem 4. Tag).

Die eigentliche Umstellung des Stoffwechsels erfolgt in Phase I. Sie ist durch Beeinträchtigungen wie Unruhe und Übelkeit gekennzeichnet. Phase I steht vorwiegend unter Kontrolle des sympathischen, die zweite Phase dagegen vorwiegend unter dem Einfluss des parasympathischen Nervensystems.

Eine reduzierte Nahrungsaufnahme verursacht auch eine Abnahme des Grundumsatzes. Diese ist zu etwa 65 % Folge der reduzierten metabolischen Aktivität der fettfreien Masse und zu etwa 35 % der reduzierten Körpermasse bzw. der veränderten Körperzusammensetzung geschuldet. Parallel dazu nehmen die Aktivität des sympathischen Nervensystems sowie die Sekretion von Schilddrüsenhormon und Insulin ab, während die Sekretion von Glukagon und Wachstumshormon zunehmen. Die Konzentration der freien Fettsäuren (FFA) im Blut nimmt ab. Der Proteinabbau steigt initial stark an, reduziert sich dann aber deutlich auf ein Minimum.

4.3.1 Rolle der Ketonkörper beim Fasten

Die im Vollblut messbaren Konzentrationen der Ketonkörper steigen bei totalem und auch bei partiellem Fasten an. Letztlich sind dafür als Vorläufersubstanzen Fettsäuren verantwortlich, die bei niedrigem Insulinspiegel (Glucosemangel) aus dem Fettgewebe durch Lipolyse freigesetzt werden. Wenn eine Reduktionsdiät nur ca. 100 g Kohlenhydrate pro Tag enthält, lässt sich nach etwa drei Wochen eine mäßige, aber signifikante Ketose feststellen; die Konzentration von beta-Hydroxybutyrat ist dann ungefähr verdoppelt. Eine Verdoppelung der Spiegel von beta-Hydroxybutyrat wirkt sich bereits auf den Aminosäuren- und Proteinstoffwechsel aus.

Die Ketonkörper gelten als antikatabol, vermindern also den Proteinabbau. Dieser Effekt kommt zunächst indirekt zustande, nämlich durch Einsparung des Energielieferanten Glucose. Zweitens gibt es auch eine direkte Hemmung des Proteinabbaus durch die Ketonkörper. Da die Konzentrationen der Ketonkörper im Rahmen einer Reduktionsdiät nur allmählich ansteigen und folglich in den ersten 2 bis 3 ½ Wochen noch relativ niedrig sind, greift der volle antikatabole Effekt der Ketonkörper auch erst nach Ablauf dieser Zeitphase.

4.3.2 Fasten als therapeutische Maßnahme

Die fachübergreifende Indikationsliste des Fastens beruht vor allem auf seiner antiinflammatorischen Wirkung. Jede Nahrungsaufnahme bedeutet Inflammation. Lange bekannt ist die postprandiale Leukozytose. Zudem stellt die Nahrungskarenz eine Antigenpause dar.

- *Gelenkerkrankungen:* Insbesondere für rheumatische Erkrankungen konnte in mehreren kontrollierten Studien der positive Effekt des Fastens eindeutig belegt werden. Bei einer klinischen Studie zur Wirksamkeit des ambulanten Heilfastens bei Arthrose zeigten sich eine signifikante Schmerzreduktion und ein entsprechend verminderter Analgetikaverbrauch.
- *Metabolisches Syndrom:* Anders als im subkutanen Fett wird im viszeralen Fettgewebe eine Vielzahl von Botenstoffen gebildet. Im Übermaß oder nicht ausreichend gebildet, führen diese zu Krankheiten. Ein Übermaß an abdominellem Fett führt zu hohen Konzentrationen von Fettsäuren, also Hyperlipidämie. Das Überangebot an Fettsäuren blockiert auch die Insulinrezeptoren, führt somit zu Insulinresistenz und Diabetes mellitus Typ 2. Gleichzeitig wird die Produktion von Adiponektin, das vor Gefäßschäden schützt, reduziert. Zu große absterbende Fettzellen locken zu ihrer Entsorgung Abwehrzellen aus dem Blut an. Diese bilden vermehrt entzündungsfördernde Botenstoffe (z. B. Interleukine und TNFalpha). Vermehrtes Bauchfett reduziert ferner die Wirkung von Testosteron und die Produktion von Wachstumshormon. Fasten senkt durch Reduktion des Bauchfetts Blutdruck und Lipidspiegel, und wirkt hormonregulierend, abwehrstärkend und entzündungshemmend.
- *Migräne:* Auf der antiinflammatorischen Wirkung beruht vermutlich auch der Therapieerfolg bei Migräne, einer abakteriellen Entzündung unklarer Genese.
- *Infektanfälligkeit:* Rezidivierende Infektionen von Nebenhöhlen und des Bronchialbaums sowie Harnwegsinfekte werden günstig beeinflusst.
- *Koronare Herzerkrankung:* In zwei amerikanischen epidemiologischen Studien fanden sich Anzeichen darauf, dass Fasten das Risiko für eine koronare Herzerkrankung deutlich vermindert.
- *Depressionsneigung:* Durch eine verbesserte Serotoninwirkung bemerken die meisten Fastenden eine Stimmungsaufhellung, die auch nach dem Fasten noch geraume Zeit anhält.

4.4 Behandlungsmöglichkeiten bei Adipositas

Die physiologische Möglichkeit, Adipositas zu beherrschen, besteht in der Schaffung einer negativen Energiebilanz über ein nachhaltig verändertes Ernährungsverhalten. Eine gleichzeitig verstärkte körperliche Aktivität beispielsweise durch regelmäßigen Sport wirkt in die gleiche Richtung wie eine verminderte Kalorienzufuhr. Die Einnahme von Schilddrüsenhormonen führt zu einer Gewichtsreduktion, birgt jedoch diverse gesundheitliche Risiken wie beispielsweise Hyperhidrosis, Nervosität, Herzrhythmusstörungen und kann daher nur bei Patienten mit einer Hypothyreose empfohlen werden. Liegt der BMI eines stark übergewichtigen Menschen bereits über 40, kann auch an eine Operation zur Verringerung des Magenfassungsvermögens gedacht werden.

Gelingt eine Regulierung des Körpergewichts – etwa infolge zu geringer Willensstärke – nicht durch ein angepasstes Ernährungsverhalten, kann an ein modifiziertes Fasten z. B. mittels Formula-Diäten gedacht werden. Häufig wird das sog. Heilfasten nach Buchinger angewandt, bei dem auf feste Nahrung gänzlich verzichtet wird, während Kräutertees, Gemüsebrühen und Obstsäfte das Rückgrat dieser Diät bilden. Langsamer zum Ziel führt aber auch eine bewusstere Auswahl von Lebensmitteln, die einerseits eine hohe Nährstoffdichte, andererseits aber weniger Nahrungsenergie enthalten. Dies kann u. a. dadurch erreicht werden, dass der Kohlenhydrat- und Fettanteil in der Nahrung deutlich erniedrigt, der Gemüse- und Obstanteil angehoben wird.

4.4.1 Paleo-Diät

Diese wieder ins Gespräch gekommene Diät wurde bereits vor Jahrzehnten als Hollywood-Diät propagiert. Sie orientiert sich an der Ernährungsweise der Steinzeitmenschen, setzt also hauptsächlich auf proteinbetonte Kost aus Fleisch und Fisch. Auf Getreideprodukte, Milch- und Milcherzeugnisse sowie auf industriell verarbeitete Nahrungsmittel wie Backwaren, Nudeln (enthalten viel (versteckten) Zucker, Fette, Stabilisatoren und andere Zusatzstoffe), Speisen aus Obst und Gemüse wird dagegen weitgehend verzichtet.

Die Paleo-Diät weist zumindest den Vorzug auf, dass ihr Energiegehalt im Vergleich zu kohlenhydratlastiger Mischkost deutlich niedriger liegt.

4.4.2 Low-Carb-Diät (Atkins-Diät)

Auch diese Diät erlebt eine Renaissance; sie war früher als Atkins-Diät bekannt. Bei dieser Diät wird die Kohlenhydratzufuhr drastisch reduziert, gleichzeitig wird aber vermehrt Fett verzehrt. Die Anhebung des Fettanteils erfordert es allerdings, dass möglichst hochwertige Fette verwendet werden. Die Absenkung des Kohlenhydratanteils erfolgt auf 40 bis maximal auf 30 %. (normalerweise werden im Mittel 55 % Kohlenhydrate pro Tag konsumiert). Bei der Low-Carb-Diät werden aber bis zu 30 % Proteine zugeführt, was etwa die doppelte Menge von einer normalen Mischkost ausmacht. Entsprechend schwankt der Fett-Anteil der ehemaligen Atkins-Diät zwischen 30 bis maximal 50 %.

Die Verminderung des Kohlenhydrat-Anteils lässt diese Diät zumindest insoweit für Typ-2-Diabetiker sinnvoll erscheinen. Der hohe Fettanteil und die Einseitigkeit sprechen allerdings dagegen.

4.4.3 Hay'sche Trennkost

Mit dieser, nach dem New Yorker Arzt William H. Hay benannten Ernährungsform sollen bestmögliche Wirkvoraussetzung für die Verdauungsenzyme geschaffen werden, beispielsweise, indem einer Übersäuerung des Körpers effektiv vorgebeugt wird. Dazu werden neben anderem Proteine und Kohlenhydrate – da sie nicht gleichzeitig verdaulich seien – getrennt verzehrt und vermehrt Basen bildendes Obst und Gemüse gegessen. Die konsumierten Nahrungsmittel (eingeteilt in Kohlenhydrat-, Eiweiß- und neutrale Nahrungsmittel) sollen möglichst aus ökologischen Anbau stammen. Raffinierte bzw. denaturierte Lebensmittel sowie Zusatzstoffe sollen gemieden werden.

Als eher günstig ist bei dieser Ernährungsweise die relativ breite Lebensmittelauswahl zu bewerten, die eine ausgewogene Nährstoffzufuhr gewährleisten kann. Sie erscheint deshalb für einen Teil der Ernährungswissenschaftler sogar als Dauerkost geeignet. Jedoch gibt es keinerlei wissenschaftliche Evidenz für eine Notwendigkeit, die Makronährstoffe Proteine und Kohlenhydrate getrennt zuzuführen.

4.4.4 Fit-for-Life-Diät

Die Fit-for-Life-Diät ist eine Variante der Hay'schen Trennkost nach Diamonds. Die zugrunde liegende Philosophie ist folgende: falsche Nahrungszusammensetzung stört das Gleichgewicht zwischen auf- und abbauendem Stoffwechsel. Dies aber führt vermehrt zur Bildung von „Stoffwechselschlacken", die sich im Körper ablagern bzw. nur unter hohem Energieaufwand wieder ausgeschieden werden können. Die Fit- for-Life-Diät beansprucht für sich, den bestmöglichen Nährstoff-Mix gefunden zu haben und veranlasst ihre Erfinder zu Versprechungen wie: fit for life verhilft zu Schlank- und Schönheit, zu Vitalität sowie zu psychisch-seelischem und geistigem Wohlbefinden.

Die Ernährungsvorgaben dieser Diät sehen folgendermaßen aus:

- Obst und Gemüse sind die zu bevorzugenden Lebensmittel
- protein- und kohlenhydratreiche Lebensmittel sollen nicht zusammen verzehrt werden, da dies zu Fäulnisvorgängen im Proteinanteil führen würde
- alle 3 Stunden sollen zwei Portionen Obst gegessen werden
- Milch und Milchprodukte sind zu meiden, da Milch durch Verschleimung die Resorption der Nährstoffe hemmt
- destilliertes (!) Wasser ist das ideale Getränk

Gemessen an ihren Ansprüchen und Versprechungen handelt es sich bei der Fit-for-Life-Diät um eine unrealistische Außenseiter-Diät. Außerdem nehmen mit dem reichlich empfohlenen Obst vor allem Diabetiker grenzwertig hohe Zuckermengen auf.

4.4.5 Schnitzer-Diät

Dr. Schnitzer, von Beruf Zahnarzt, entwickelte zwei Diätformen, eine strenge Intensivkost und eine etwas lockerere Normalkost. Beide fußen darauf, dass Urmenschen sich hauptsächlich von pflanzlicher Rohkost ernährten und nur selten tierische Lebensmittel verzehrten. Die Intensivkost nach Dr. Schnitzer schreibt eine streng vegetarische Ernährung mit Rohkost vor. Man darf nur rohes Gemüse und Obst essen, während tierische Proteine aus Fleisch, aber auch Kartoffeln, Vollkornprodukte, Brot, Zucker, Süßigkeiten, Eier, Milch und Milchprodukte ebenso wie Genussmittel absolut verboten sind. Die tägliche Kalorienzufuhr ist dabei auf 1500 Kalorien limitiert.

Für Ernährungswissenschaftler ist die Intensivkost nach Dr. Schnitzer zu einseitig und energiearm. Zudem kommt es unausweichlich zu einer Unterversorgung mit Mineralstoffen, Eiweiß und Vitaminen.

Die Normalkost nach Dr. Schnitzer ist dagegen etwas liberaler. In kleinen Mengen sind hier Vollkornprodukte, Brot, Kartoffeln, Eier, Käse, Milch und Milchprodukte erlaubt. Außerdem ist eine tägliche Kalorienzufuhr von bis zu 2200 Kalorien gestattet. Diese Diät ist aber dennoch nicht leicht durchzuführen, da die verwendeten Lebensmittel nach Schnitzer nur aus biologischem Anbau stammen dürfen.

Auch die Dr. Schnitzer-Normalkost sehen Ernährungswissenschaftler nicht als ausgewogene Ernährung an. Außerdem sieht diese Diät keine konsequente Ernährungsumstellung und keinen Sport vor. Deshalb ist bei einer Diät-Pause der Jojo-Effekt vorprogrammiert, was bedeutet, dass die verlorenen Pfunde nach Absetzen dieser Diät schnell zurückkommen.

Zusammenfassend können beide Schnitzer-Diätformen nicht nur leicht zu einer einseitigen Ernährung führen, sondern langfristig auch zahlreiche gesundheitliche Probleme nach sich ziehen, die in ernsthaften Erkrankungen beispielsweise infolge von Mangel an fettlöslichen Vitaminen kulminieren können.

4.4.6 Vitalstoffreiche „Vollwertkost“ nach Bruker

Das von dem Arzt Dr. Max Otto Bruker selbst so genannte Ernährungsregime setzt auf weitgehend naturbelassene Lebensmittel und rät strikt von industriell hergestellten raffinierten Kohlenhydraten wie „Fabrikzucker“ und „Auszugsmehlen“ sowie von raffinierten Fetten wie Margarine ab. Auch der Verzicht auf Fleischprodukte, Fisch und Eiern wird empfohlen; bei bestimmten Erkrankungen sollen auch Milchprodukte (Quark, Käse, Joghurt) gemieden werden. Fruchtsäfte lehnt Bruker ebenso ab wie coffeinhaltige Getränke.

Rohkost, wie von Bruker propagiert, kann zu einer Minderresorption von Vitaminen und Spurenelementen führen. Unter anderen deshalb sind Brukers Ernährungsempfehlungen zumindest für Säuglinge und Kleinkinder als Dauerkost fragwürdig bis riskant.

4.4.7 Formuladiäten

Formula-Diäten ersetzen mit Fertigdrinks oder mit in Flüssigkeit einzurührendem Nährstoffpulver verschiedener Geschmacksrichtungen reguläre Mahlzeiten ganz oder teilweise. Aber auch spezielle Kekse, Suppen, Shakes und dergleichen können als Formula-Diäten dienen, sofern mit ihnen höchstens 1200 kcal aufgenommen werden. Diese industriell hergestellten Nährstoffgemische aus Eiweiß, Fett und Kohlenhydraten in einem ausgewogenen Verhältnis gemäß DGE sowie meist ergänzt durch Vitamine und Mineralstoffe fallen unter § 14 der deutschen Diätverordnung. Diese stellt konkrete Anforderungen und Bedingungen an deren qualitative und teils auch quantitative Zusammensetzung. Eine Anwendung von Formula-Diäten über mehr als drei Wochen ohne ärztliche Begleitung wird explizit ausgeschlossen. Vielfach werden sie exklusiv über Apotheken vertrieben. Bekannte Formula-Diäten, die in der Regel teurer sind als eine normale Ernährung, sind beispielsweise das Optifast®-Programm, Almased® sowie Slim-Fast®.

4.4.8 Hemmung der Fettabsorption

Orlistat

Die Wirkung von Orlistat, einem 1998 zugelassenen verschreibungspflichtigen Medikament, besteht in einer selektiven Hemmung gastrointestinaler Lipasen. Dadurch lässt sich die intestinale Absorption der Fette um ca. 30 % reduzieren. Die Nebenwirkungen der Orlistat-Therapie sind hauptsächlich Folgen der verminderten Fettresorption und zeigen sich vornehmlich in Form einer Steatorrhö („Fettstuhl"). Aus dem erhöhten Fettgehalt des Stuhles resultieren neben Blähungen eine erhöhte Stuhlfrequenz sowie weiche und teils flüssige Stühle. Auch die Absorption fettlöslicher Vitamine ist vermindert. Studien zeigen allerdings, dass dies regulär zu keinem Vitaminmangel führt. Die beschriebenen Nebenwirkungen erfordern konsequenterweise eine Reduktion der Fettzufuhr, sodass dieser Pharmakotherapie auch direkt ein verändertes Ernährungsmuster folgt.

Eine Metaanalyse entsprechender Studien zeigt, dass adipöse Patienten mit einer Einnahme von dreimal täglich 120 mg Orlistat zu den Hauptmahlzeiten bei einer Anwendungsdauer von 12 bis 24 Wochen (im Vergleich zu Placebo) im Mittel 2,9 kg Gewicht verlieren.

Polyglucosamin

Nicht als Arzneimittel, sondern als Medizinprodukte werden verschiedene Präparate angeboten, deren Wirkung auf physikalischen Prinzipien beruht. Es finden sich überwiegend Produkte auf Basis des aus Chitin gewonnenen Polyglucosamin (Chitosan). Diese gelbildende Substanz besitzt Ballaststoffeigenschaften und ist in der Lage, Fettsäuren sowie Gallensäuren zu binden und damit die Fettabsorption zu reduzieren. Insbesondere im Rahmen eines multimodalen Programmes mit Ernährungsmodifikation und Steigerung der Bewegung konnte mit Chitosan in Studien eine gegenüber Placebo um 3–4 kg höhere Gewichtsabnahme gezeigt werden.

4.4.9 GLP-1-Agonisten (Inkretinmimetika)

Semaglutid und **Tirzepatid** sind zur Behandlung des Diabetes mellitus und zur Gewichtsreduktion als Ergänzung zu einer kalorienreduzierten Ernährung und verstärkter körperlicher Aktivität bei adipösen Erwachsenen (BMI >30 kg/m^2) zugelassen. Bei Übergewichtigen (BMI ≥ 27 kg/m^2 bis < 30 kg/m^2) müssen zusätzlich weitere gewichtsbedingte Erkrankungen vorliegen.

Semaglutid bindet selektiv an den GLP-1 Rezeptor, Tirzepatid an den GIP- und GLP-1-Rezeptor. Beide Rezeptoren kommen auf endokrinen Zellen von Bauchspeicheldrüse, Herz, Darm, Gefäßen, Nieren, Leukozyten und Hirn, GIP auch auf Adipozyten vor. Die Agonisten erhöhen die Insulinsekretion, vermindern die Glukagonproduktion, fördern das Sättigungsgefühl und führen so zu einer Blutzuckerkontrolle und einem Gewichtsverlust, wobei die Effekte bei Tirzepatid durch die zusätzliche Wirkung an GIP-Rezeptoren ausgeprägter sind. Semaglutid und Tirzepatid sind Peptide und müssen parenteral subkutan als Substanzen mit einer langen Wirkdauer einmal wöchentlich (Erhaltungstherapie) angewendet werden. Die Dosierung sollte langsam gesteigert werden.

Als unerwünschte Wirkung werden häufig gastrointestinale Störungen und Hypoglykämien genannt, bei Semaglutid auch Kopfschmerzen. Wegen einer verzögerten Magenentleerung könnten bei gleichzeitig oral eingesetzten Arzneimitteln Verzögerungen der Absorption auftreten. Daher sollten die GLP-1 Agonisten bei Arzneimitteln, die eine rasche gastrointestinale Resorption erfordern, mit Vorsicht angewendet werden.

In verschiedenen klinischen Studien wurde die Wirksamkeit der GLP-1 Agonisten belegt, im direkten Vergleich (Surmount-5) war Tirzepatid dem Semaglutid mit einem durchschnittlichen Gewichtsverlust von 20,2 % versus 13,7 % überlegen. Nach dem Ende der Studie nahm das Gewicht in beiden Gruppen wieder zu, und zwar deutlich bei den Probanden, deren Gewichtsverlust am größten war (Jo-Jo-Effekt). Eine Gewichtskontrolle ist daher, falls der Lebensstil sich nicht grundsätzlich ändert, nur unter einer Dauermedikation möglich. Wegen der hohen Eigenkosten und möglicherweise auch wegen zeitweiliger Engpässe in der Verfügbarkeit wird eine Therapie oft abgebrochen.

4.4.10 Weight Watchers

Das von der Amerikanerin Jean Nidetch bereits 1963 ins Leben gerufene Weight Watchers-Programm ist auch heute noch – nicht zuletzt wegen seines Gruppen-Konzeptes und des variablen, flexiblen und scheinbar liberalen „Punkteplans" – für Millionen Abnehmwillige attraktiv.

Die „Mitglieder" können pro Tag demnach bis zu vier, pro Woche also bis zu 28 Punkte ansparen und diese bei Familienfesten, Partys oder Restaurantbesuchen mit Freunden wieder „einlösen". Innerhalb dieses Punkteplans wird allen üblichen Speisen und Getränken eine gewisse Punktzahl zugeordnet, deren Tageswert der Teilnehmer in eigener Verantwortung allerdings nicht überschreiten sollte. Eine unbegrenzte Menge an Kartoffeln zählt beispielsweise lediglich 2 Punkte so wie auch ein Brötchen, während ein Hamburger mit 5 Punkten „zu Buche schlägt".

Wer sich bei seiner Arbeit oder seinen sportlichen Aktivitäten eifrig bewegt, kann ebenfalls genau definierte Bonuspunkte für die eventuell entsprechend verbrauchten zusätzlichen Kalorien sammeln und diese – notfalls – im Rahmen seines Abnehmzieles beispielsweise mit seinen Lieblingsleckereien oder typischen unausrottbaren „Ernährungssünden" verrechnen.

Professionelle Ernährungsspezialisten begleiten die Abnehmwilligen mit ihrem Expertenwissen auf ihrem Weg zum Zielgewicht, das idealerweise innerhalb der BMI-Spanne 20–25 liegen sollte. Inzwischen werden auch Kochbücher und Fertiggerichte unter dem label „Weightwatchers" angeboten. Mehr unter www.weightwatchers.com.

Merkmale empfehlenswerter Diäten

- sie zielen auf eine nachhaltige Änderung des Ess- und Trinkverhaltens ab.
- die Gewichtsreduktion sollte höchstens 0,5 kg/Woche betragen.
- der Brennwert der täglichen Nahrungszufuhr sollte in der Nähe des Grundbedarfs (mindestens 1200 kcal/d) liegen.
- die Kost sollte energiereduziert und fettarm, jedoch kohlenhydrat- und ballaststoffangereichert sein.
- der tägliche Proteinanteil sollte bei 0,8 g/kg KG liegen; dabei sollten essenzielle- und semiessenzielle Aminosäuren ca. 40 % ausmachen.
- die tägliche Fettzufuhr sollte 30 % nicht überschreiten; dabei sollten mehr ungesättigte als gesättigte Fettsäuren aufgenommen und auch auf ausreichend Omega-3- und Omega-6-Fettsäuren geachtet werden.
- an Kohlenhydraten sollten mehr als 100 g/d (entsprechend > 50 % der zugeführten Energie) verzehrt und dabei verwertbare Polysaccharide bevorzugt werden.
- sie zeigen in ihrer Zusammensetzung eine hohe Ähnlichkeit mit einer von der DGE favorisierten, ausgewogenen Normalkost.
- Vitamine und Mineralstoffe sollten bei Bedarf supplementiert werden.
- die täglich getrunkene Flüssigkeitsmenge sollte bei 45 ml/kg KG liegen.
- die Notwendigkeit, begleitend den gesamten Lebensstil umzustellen (mehr Bewegung, Stressreduktion...), sollte im Diätkonzept angesprochen sein

Die Ergebnisse der neuen, mit über 135 000 Teilnehmern in sieben unterschiedlichen Weltregionen durchgeführten PURE-Studie weisen teilweise in eine abweichende Richtung. Beispielsweise scheint fettreiche Ernährung im Gegensatz zu einer zu hohen Kohlenhydrate-Zufuhr lebensverlängernd zu wirken. Dabei scheint es keinen Unterschied zu machen, ob gesättigte oder ungesättigte Fettsäuren zugeführt wurden.

4.5 Besondere Ernährungsformen

4.5.1 Vegetarische und vegane Ernährung

Eine vegetarische Ernährung sieht primär den Verzicht auf Fleisch jeder Art, also auch von Fisch vor. Von Tieren gewonnene Lebensmittel wie Milchprodukte, Käse, aber auch Eier sind jedoch erlaubt. Bei vegetarischer Ernährung ist eine sorgfältige Lebensmittelauswahl wichtiger als bei fleischhaltiger Normalkost, besonders wenn sie auch für Kinder gelten soll. Nach Sichtung zahlreicher Studien durch die Deutsche Gesellschaft für Ernährung (DGE) im April 2016 zeigt die (Ovo-) Lacto-vegetarische Ernährung gegenüber einer Mischkost mit einem geringen Fleischanteil keinen signifikanten gesundheitlichen Vorteil. Allerdings kann lt. DGE angenommen werden, dass eine pflanzenbetonte Ernährung (evtl. mit geringem Fleischanteil) im Vergleich zu der derzeit in Deutschland vorherrschenden fleischreichen Ernährung die Risiken für ernährungsbedingte Krankheiten wie Diabetes, Gicht, Bluthochdruck u. a. absenkt.

Die DGE hält eine vegetarische Ernährungsweise auch als Dauerernährung ausdrücklich für geeignet.

Eine ausschließlich pflanzliche Ernährung (ohne Eier, Milch, Käse), wie sie eine vegane Ernährung vorsieht, birgt wegen ihrer Einseitigkeit die Gefahr einer Unterversorgung mit bestimmten Nährstoffen, besonders diejenige eines Vitamin B_{12}-Mangels in sich. Es kann aber auch zu weiteren Nährstoffdefiziten kommen, beispielsweise zu einem Proteinmangel ganz allgemein und zu einer Unterversorgung mit essenziellen Aminosäuren im Besonderen. Außerdem kann vegane Ernährung zu einem Mangel an langkettigen Fettsäuren, an den Vitaminen B_2 und D sowie an den Mineralstoffen Calcium, Eisen, Jod, Zink und Selen führen. Deshalb sollten diese und weitere mit veganer Nahrung spärlich aufgenommene Nahrungskomponenten supplementiert werden. Gerade dieses wird aber von vielen Veganern aus ideologischen Gründen abgelehnt.

Die DGE empfiehlt eine vegane Ernährung ausdrücklich nicht für Schwangere, Stillende sowie für Säuglinge, Kinder und Jugendliche.

Dass eine vegetarische oder vegane Ernährung gesünder ist als eine Mischkost, die auch Fleisch enthält, lässt sich nicht pauschal sagen. Ihre Verfechter weisen der vegetarischen oder veganen Ernährungsweise häufig positive Effekte zu, die allerdings in wissenschaftlichen Untersuchungen nur schwer nachvollziehbar sind, denn abgesehen vom Verzicht auf bestimmte Lebensmittel ernähren sich diese Menschen sehr heterogen. Ohnehin sind die vermuteten positiven Auswirkungen auf die Gesundheit für die meisten Vegetarier und Veganer zweitrangig. Sie wählen diese Ernährungsformen vor allem aus ethischen Gründen. Bei einer rein pflanzlichen, also veganen, Ernährung ist es sehr schwierig bis unmöglich, ohne ergänzende Zufuhr von Nährstoffen Defizite zu vermeiden. Für Schwangere, Stillende, Säuglinge und Kleinkinder wird deshalb vor rein veganer Ernährung gewarnt. Aber auch bei vegetarischer Ernährung ist für diese Personenkreise immer noch eine erhöhte Aufmerksamkeit erforderlich.

Veganer müssen vor allem Vitamin B_{12} supplementieren, um einen Mangel an diesem, ausschließlich in tierischen Lebensmitteln enthaltenen Vitamin zu vermeiden. Bei Erwachsenen speichert die Leber jedoch so viel Vitamin B_{12}, dass sich eine fehlende Zufuhr erst nach Jahren bemerkbar macht. Ein schädliches Defizit ist zudem nicht immer erkennbar, wenn nur der Serumspiegel bestimmt wird. Bereits bei niedrigen, aber noch normalen Werten sind schwere neurologische Schäden möglich. Vitamin B_{12} sollte deshalb bei veganer Ernährung grundsätzlich substituiert werden, denn zu viel kann man davon nicht zu sich nehmen. Das gilt besonders für Neugeborene, wenn die Mutter sich entgegen der Empfehlung trotzdem vegan ernährt. Säuglinge speichern in der Leber nämlich lediglich den Vitamin-B_{12}-Bedarf für ein halbes Jahr.

Auch Eisen ist ein Spurenelement, an dem es Vegetariern und Veganern oft mangelt. Zwar sind einige pflanzliche Nahrungsmittel reich an Eisen. Der Körper kann es sich aus diesen Quellen aber nur schwer nutzbar machen, da sie häufig auch Polyphenole oder Phytinsäure enthalten, die die Eisenaufnahme behindern. Dieselben Inhaltsstoffe erschweren auch die Resorption anderer Spurenelemente wie Zink, Selen und Calcium.

Obwohl Soja und Getreide eiweißreich sind, können Menschen, die sich rein pflanzlich ernähren, an einem Proteinmangel leiden. Dieser betrifft dann bestimmte essenzielle Aminosäuren, denn die Zusammensetzung der Aminosäuren unterscheidet sich von Lebensmittel zu Lebensmittel. Das ist besonders im Kindesalter während des Wachstums relevant. Eine ausreichende Versorgung mit allen essenziellen Aminosäuren erreicht man allenfalls mit einer komplex zusammengesetzten, ausreichend kalorischen Kombination pflanzlicher Lebensmittel.

4.5.2 Rohkosternährung

Menschen, die sich überdurchschnittlich bzw. vorwiegend von Rohkost-Zubereitungen ernähren, erwarten sich davon vornehmlich eine stabile(re) Gesundheit und infolgedessen ein längeres Leben sowie eine gesteigerte Vorbeugung bzw. Heilung von Krankheiten.

Je nach persönlicher Auslegung verstehen die Anhänger der Rohkosternährung darunter weitgehend oder ausschließlich nicht-erhitzte pflanzliche, teils auch tierische Lebensmittel. Diese Ernährungsweise ist also keineswegs eine einheitliche Ernährungsform; vielmehr existieren davon zahlreiche Richtungen mit deutlich divergierender Begründung und Empfehlungen. Eine Rohkosternährung kann somit – merklich variierend – auch Bestandteil vieler anderer, alternativer Kostformen sein.

Aufgrund dieser vielfältigen Variationen ist keine einheitliche Bewertung dieser Kostform möglich. Dabei sind etliche zugrunde liegende physiologische Thesen ihrer unterschiedlichen Begründer -vor allem wissenschaftlich- weder nachvollziehbar noch belegbar.

Bei vorwiegend vegan ausgerichteten Rohkostformen ist eine Nährstoffunterversorgung wahrscheinlich. Dementsprechend erscheinen solche -insbesondere für Risikogruppen- nicht als Dauerkost geeignet.

4.5.3 Ernährung im Ayurveda

Die Ayurveda-basierte Ernährung setzt auf Grundsätze und Ziele wie beispielsweise Vorbeugen von Gesundheitsproblemen und Einsatz von fernöstlichen Verfahren in der Heilkunde, wobei stets und in allem eine körperliche, seelische und geistige Ausgewogenheit verfolgt wird.

Die Lebensmittelauswahl ist dabei vorwiegend lakto-vegetabil (vegetarische Ernährungsform inklusive Milchprodukte, aber ohne Eier). Ferner kommen weitestgehend regionale und saisonale Lebensmittel auf den Speiseplan. Wo immer möglich, werden „individuell" geeignete Lebensmittel ausgewählt und eine möglichst frisch zubereitete Nahrung hat einen hohen Stellenwert, wogegen im ayurvedischen Sinn „denaturierte" Nahrungsmittel (z. B. Mikrowellen- oder Tiefkühlkost) und Speisereste tunlichst zu meiden sind. Der Rohkostanteil ist eher gering zu halten.

Eine Besonderheit dieser Ernährungsform besteht in der angestrebten individuellen Ernährung nach Konstitutionstypen und medizinischen Erfordernissen.

Will man diese Kostform unter ernährungsphysiologischen Gesichtspunkten bewerten, kann man ihr folgende Vorteile bzw. Eigenschaften zuschreiben:

- eine ausreichende Nährstoffzufuhr, jedoch bei teilweise geringem Rohkostanteil
- sie ist eine vegetarisch orientierte Kostform
- sie erscheint als Dauerkost geeignet

4.5.4 Halal und koschere Ernährung

Bei der Ernährungsberatung sind religiös bedingte Vorschriften zu beachten.

Muslimische Vorschriften sind im Koran und der Sunna geregelt. Demnach gelten erlaubte Lebensmittel als „halal", verbotene als „haram". Haram sind beispielsweise alle Arten von Schweinen, Esel, Maultiere, Blut und alle berauschenden Produkte (z. B. Alkohol, genau genommen auch Muskat und Mohn) und nicht nach islamischen Vorschriften getötete Tiere. Daneben existiert eine Vielzahl von Verboten, die aber wohl nicht im Angebot des deutschen Lebensmittelmarktes stehen (Hunde, Schlangen Affen, Ratten, Frösche, Krokodile,...).

Jüdische Vorschriften sind in der Tora festgelegt. Lebensmittel werden in fleischige „basari", milchige „chalawi" und neutrale „parve" Arten eingeteilt. Fleischige und milchige Nahrungsmittel dürfen nicht gleichzeitig verzehrt werden, auch deren Zubereitung und Aufbewahrung müssen getrennt erfolgen. Bei der Auswahl der erlaubten „koscheren" Lebensmittel gelten, wie auch im Islam, strenge Regeln. Koscher sind Kühe, Ziegen, Schafe und Hausgeflügel, wenn deren Schlachtung nach jüdischen Vorschriften erfolgt, Fische mit Flossen und Schuppen wie Lachs, Forelle, Thunfisch, Eier (ohne Blutspuren), Milch und Milchprodukte, wenn nicht mit tierischem Lab hergestellt.

4.6 Essstörungen

Essstörungen sind Erkrankungen, bei denen das Verhältnis zum eigenen Körper und der Umgang mit dem Essen ernsthaft gestört ist. Ursachen können biologischer Natur sein (genetische Veranlagung, hormonelle Veränderungen) oder soziokulturell (Schönheitsideal, gesellschaftliche Normen) bedingt sein. Die Lebenszeitprävalenz ist sehr hoch (Tabelle 4.1). Sie bedürfen einer therapeutischen Begleitung im ambulanten oder stationären Bereich.

Tabelle 4.1: Häufigkeit von Essstörungen im Laufe des Lebens pro 1000 Personen

	Mädchen/Frauen	Jungen/Männer
Binge-Eating	28	10
Bulimie	19	6
Magersucht	14	2

Im Wesentlichen werden drei Hauptformen, die häufig auch als Mischformen auftreten, unterschieden:

- **Anorexie** (Magersucht)
- **Bulimie** (Ess-Brech-Sucht)
- **Binge-Eating-Störung** (regelmäßig auftretende Essanfälle ohne gewichtsregulierende Maßnahmen, häufig assoziiert mit Übergewicht)

Eine Sonderform ist die **Orthorexie** mit einem zwanghaften Vermeiden „ungesunder Nahrungsmittel", wobei deren Definition sehr restriktiv und nicht faktenbasiert ausfallen kann.

5 Besonderheiten der Ernährung bei bestimmten Erkrankungen

5.1 Gicht

Die Gicht als eine Erkrankung vornehmlich der zweiten Lebenshälfte kann ab dem dritten und vierten Lebensjahrzehnt auftreten. Die Erkrankung ist gekennzeichnet durch Ablagerung von Harnsäurekristallen in Geweben und Gelenken. Dort führt dies zu schmerzhaften Entzündungen und Knoten. Werden die Harnsäurewerte nicht über eine Reduzierung purinreicher Kost oder durch die Einnahme von Medikamenten abgesenkt, drohen Gichtanfälle.

Seitens der Ernährung werden von der Deutschen Gesellschaft für Allgemeinmedizin folgende Maßnahmen bei Gicht empfohlen:

- Der Fleisch- und Fischverzehr wird drastisch reduziert.
- Alkohol (besonders Bier) sollte allenfalls noch in geringen Maßen genossen werden (ein Umsteigen auf alkoholfreies Bier ist dabei allerdings nicht zielführend!).
- Der Konsum von Haushaltszucker (Saccharose), Fructose und Weißmehlprodukten sollte deutlich reduziert werden.
- Milchprodukte können vermehrt konsumiert werden.
- Die einzelnen Essensportionen sollten tunlichst reduziert werden.
- Ein Ausweichen auf vegetarische Lebensmittel bringt keine nennenswerte Besserung.
- Regelmäßige, möglichst tägliche leichte sportliche Betätigung ist hilfreich.

Tabelle 5.1: Empfehlenswerte und weniger empfehlenswerte Lebensmittel bei Gicht

Gut	Schlecht
– Obst wie Honigmelone, Pfirsiche, Kirschen, Gemüse, Salate – Oliven- und Rapsöl, Nüsse – Eher magere Milchprodukte – Vitamin C – Viel Wasser trinken – Viel Bewegung Zusätzlich Abbau von Übergewicht Kaffee günstig	– Alkohol: für Männer scheinen ¼ l Wein, für Frauen $^1/_8$ l Wein nicht mit einem vermehrten Auftreten an Gichtanfällen einherzugehen, die gleiche Menge an Alkohol in anderer Form, wie z. B. Bier oder Hochprozentiges aber schon. Ein Umsteigen auf alkoholfreies Bier ist dabei nicht zielführend, da es purinreich ist. – Gesüßte Getränke, Fruchtsäfte – Fruchtzuckerreiche Nahrungsmittel wie Äpfel oder Orangen – Fettes Essen, z. B. tierische Fette, die häufig in Fleisch- und Wurstwaren vorkommen – Innereien, Muscheln, Krebse – Rauchen

5.2 Rheumatoide Arthritis

Rheuma, das bei Frauen dreimal häufiger auftritt als bei Männern, ist auf fehlgesteuerte Immunreaktionen gegen körpereigenes Gewebe zurückzuführen. Die medikamentöse Therapie kann durch spezielle Ernährungsmaßnahmen effektiv unterstützt werden. Hiervon sollen nur die wichtigsten angeführt werden:

- Vor allem sind pflanzliche Antioxidantien wie die Vitamine A, C und E aus Obst- und Gemüsearten sowie das Spurenelement Selen in der Lage, Entzündungsreaktionen zu bremsen.
- Denselben Effekt entfalten auch Omega-3-Fettsäuren aus pflanzlichen Ölen und fetten Fischarten wie beispielsweise Makrele, Hering, Wildlachs und Steinbutt, die deshalb tunlichst zweimal pro Woche auf dem Speiseplan stehen sollten. Fleischgerichte sollten höchstens zweimal pro Woche verzehrt werden; dabei ist Geflügelfleisch zu bevorzugen. Anstelle von Fleischgerichten sollten deutlich mehr andere hochwertige Eiweißquellen wie beispielsweise Nüsse und Hülsenfrüchte gegessen werden.
- Süßigkeiten, Produkte aus Weißmehl und Weizen begünstigen Rheuma. Auf Seiten der Vitamine sollte die Zufuhr von B_1 (Aneurin) und B_6 (Pyridoxin) sowie von Vitamin E gesteigert werden; auf ausreichenden Verzehr von Magnesium, Kupfer und Selen ist zu achten. Dies gelingt z. B. vorzugsweise durch Verzehr von Grünkern, Nüssen, Cashewkernen, Linsen und Vollkornprodukten.

5.3 Colitis ulcerosa

Die schubweise auftretende Colitis ulcerosa ist eine Autoimmunerkrankung und zählt neben Morbus Crohn zu den chronisch-entzündlichen Darmerkrankungen. Die hauptsächlichen zielführenden Ernährungsänderungen bei Vorliegen dieser Krankheit betreffen:

- Reichlich Tee trinken; gut geeignet sind Pfefferminz-, Kamille-, Fenchel-, und Grüntee.
- Leicht verdauliche Kohlenhydrate aus Weißbrot und Reis bevorzugen.
- Eiweiß von Fleisch, Fisch und Eiern häufiger verzehren.
- Schleimsuppen (z. B. aus Haferflocken) sowie pürierte Suppen (z. B. aus Kartoffeln, Blumenkohl, Broccoli) erweisen sich als besonders darmschonend.
- Als Fette Butter und Öle wählen, die besonders reich an Omega-3-Fettsäuren sind wie z. B. Oliven- , Lein- und Rapskernöl.
- Reichlich probiotische Milchsäurebakterien aus Joghurt, Kefir oder Buttermilch zuführen.
- Alle festen Speisen gründlich kauen.
- Kaffee und scharfe Gewürze tunlichst meiden.

5.4 Bluthochdruck

Die DASH-Diät wurde nach der Studie „Dietary Approches to Stop Hypertension" (DASH) für Hypertoniker entwickelt. Vorab wird grundsätzlich eine Kochsalzrestriktion auf höchstens

3 Gramm täglich empfohlen. Daneben sieht die DASH-Diät hauptsächlich folgende Lebensmittel vor:

- Frisches und gekochtes Gemüse (v. a. Bohnen und andere Hülsenfrüchte),
- Meeres-Fisch wie Scholle, Dorsch (in Maßen),
- Fettarmes Fleisch wie Geflügel oder Kalbfleisch (in Maßen),
- Frisches Obst, Obstsäfte, Obstsalate,
- Getrocknetes Obst sowie Nüsse,
- Vollkornprodukte wie z. B. Vollkornnudel, Vollkornreis.

Zusätzlich zur DASH-Diät wird dringend dazu geraten, weitere Maßnahmen zu ergreifen, die eine Senkung des Blutdrucks begünstigen. Dazu gehören Sport, Abnehmen überschüssiger Pfunde, Rauchverbot und ein stark eingeschränkter Alkoholkonsum. Sollte sich mit allen diesen Maßnahmen ein normaler Blutdruck nicht einstellen lassen, werden zusätzlich Medikamente empfohlen.

5.5 Koronarerkrankungen

Atherosklerose an den Herzkranzgefäßen verursacht koronare Herzerkrankungen. Atherosklerotische Ablagerungen an den Gefäßinnenwänden führen dabei zu einer Lumeneinengung und in der Folge zu einer unzureichenden Durchblutung des Herzmuskels. Dadurch entsteht ein Missverhältnis zwischen Bedarf und Verfügbarkeit von Sauerstoff und Energie liefernden Substraten. Die Unterversorgung des Herzmuskels mit Blut (Ischämie) löst Angina-pectoris-Anfälle aus und kann nach Unterschreiten einer kritischen Schwelle der Blutversorgung zu einem akuten Herzinfarkt oder sogar einem Sekundenherztod führen. Die Entstehung der Atherosklerose wird mit verschiedenen Thesen erklärt. Nach der sogenannten Infiltrationstheorie lagern sich an verletzten Stellen des Koronar-Endothels Lipide der sogenannten LDL-Fraktion ab. Erwiesenermaßen ist der LDL-Gehalt in atherosklerotischen Gefäßendothelien höher als in gesunden. Eine höhere Akzeptanz als die Infiltrationstheorie hat allerdings die sogenannte Verletzungsreaktionshypothese. Hier wird angenommen, dass sich über vier Phasen hinweg an einer Endothelläsion Atherome bilden, die als sogenannte Plaques sichtbar werden.

Für das Auftreten koronarer Herzerkrankungen wurden sowohl nicht beeinflussbare als auch beeinflussbare Risikofaktoren identifiziert. Zu den nicht beeinflussbaren zählen genetische Disposition, Alter und Geschlecht. Beeinflussbar sind aber Risikofaktoren wie Diabetes mellitus, Bluthochdruck, Hypercholesterinämie, aber auch Übergewicht, Bewegungsarmut sowie Rauchen und ein zu hoher Alkoholkonsum.

Von Seiten der Ernährung kann der koronaren Herzkrankheit auf verschiedenen Wegen vorgebeugt werden. Der gesteigerte Verzehr von Nahrungsmitteln mit ungesättigten Fettsäuren und eine Reduktion des Anteils gesättigter Fettsäuren in der Kost senkt den LDL-Cholesterinspiegel. Da der HDL-Spiegel unverändert bleibt, kommt es zu einem günstigeren Verhältnis zwischen Gesamtcholesterin und HDL-Cholesterin. Da Thrombozyten unter physiologischen Bedingungen aus Arachidonsäure Thromboxan A_2 bilden, das gefäßverengend und plättchenaggregationsfördernd wirkt, besteht auch hier ein ernährungstherapeutischer Angriffspunkt.

Die in Fischöl enthaltenen Omega-3-Fettsäuren, nämlich die Eicosapentaensäure und die Docosahexaensäure können Thrombosen vorbeugen. Aus den beiden Omega-3-Fettsäuren entstehen die Eicosanoide der Serie 3 (Thromboxan A_3 und Prostaglandin I_3), die auf die Thrombozyten und die Gefäßintima viel schwächer wirken als Thromboxan A_2. Prostaglandin I_3 ist ebenso wie Prostaglandin I_2 aggregationshemmend und gefäßerweiternd. Durch vermehrte Zufuhr von Omega-3-Fettsäuren wird somit die Gefäßerweiterung und Aggregationshemmung verstärkt, indem die Umwandlung von Arachidonsäure zu Thromboxan A_2 zurückgedrängt wird. Generell sollte der Fettverzehr auf 30 % der Gesamtenergiezufuhr abgesenkt und der Anteil an gesättigten Fettsäuren auf höchstens 10 % verringert werden. Im Gegenzug sollten die Speisen 7 % mehrfach ungesättigte und etwa 13 % einfach ungesättigte Fettsäuren enthalten. Trans-Isomere ungesättigter Fettsäuren, die teilweise in Milchprodukten und in erhitzten fettreichen Lebensmitteln vorkommen und auch bei der Fetthärtung über Hydrierung entstehen, sollten gemieden werden, da Transfettsäuren den LDL-Cholesterinspiegel erhöhen und das protektiv wirkende HDL-Cholesterin erniedrigen.

Die tägliche Cholesterin-Aufnahme sollte 300 mg nicht übersteigen, wenngleich die alleinige Beschränkung des Nahrungscholesterins auf den Cholesterinspiegel nur eine geringe Auswirkung hat. Weitgehende Vermeidung gesättigter Fettsäuren hat dem gegenüber einen stärkeren cholesterinsenkenden Effekt und sollte deshalb ein Hauptziel der Diät sein.

Antioxidativ wirksame Substanzen wie insbesondere Vitamin E und Betacarotin helfen nach etablierter Expertenmeinung ebenfalls, kardiovaskuläre Erkrankungen zu verhüten. Es existieren jedoch auch Studien, die den Nutzen von Betacarotin, der Vitamine C und E sowie von Selen in Frage stellen. In mehreren Beobachtungsstudien wurde bereits eine Risikoabsenkung für koronare Herzerkrankungen durch den häufigeren Verzehr von Obst und Gemüse nachgewiesen und dies mit der gesteigerten Aufnahme von Antioxidantien begründet. Der Prävention einer KHK dient auch eine Anhebung des Kohlenhydrat-Anteils in der Nahrung auf bis zu 60 % der Gesamtenergiezufuhr. Dabei sollten Polysaccharide und Ballaststoffe dominieren. Ballaststoffe haben auch dadurch eine günstige Wirkung auf den Serumcholesterinspiegel, dass sie Gallensäuren binden und deren Reabsorption verhindern. Diese Wirkung wird vor allem Ballaststoffen aus Hafer sowie Pektinen und anderen Ballaststoffen aus Hülsenfrüchten zugeschrieben. Allerdings ist die präventiv wirkende Mindestmenge bisher noch nicht eindeutig bestimmt.

5.6 Tumorerkrankungen

Tumoren und Ernährung sind auf verschiedene Weise miteinander verknüpft. Auf die gegenseitigen Einflüsse deuten beispielsweise die Beobachtungen hin, dass in die USA ausgewanderte Japaner häufiger an Magenkrebs erkranken als ihre Landsleute in der alten Heimat und dass Farbige in den USA häufiger an Darmkrebs erkranken als die genetisch identische Bevölkerung Westafrikas. Heute weiß man, dass etwa ein Drittel der Krebserkrankungen direkt mit der Ernährung korreliert. Krebs ist jedoch eine multifaktorielle Erkrankung und seine Entstehung hängt von vielen, auch genetischen Einflussfaktoren ab. Deshalb sind Nahrungseinflüsse nur als Risikofaktoren, nicht als alleinige Ursachen anzusehen. Erwiesen ist aber, dass die Verstoffwechselung von Karzinogenen große Bedeutung besitzt. Sie können der Nahrung entstammen und auch als Co- oder Präkarzinogene auf die Krebsentstehung einwirken, indem sie etwa das Immunsystem des Menschen stärken oder schwächen.

Polycyclische aromatische Kohlenwasserstoffe, die sich von 3,4-Benzpyren ableiten und bei der Benzinverbrennung entstehen können, gelangen über die Luftverunreinigung in pflanzliche Nahrungsmittel. Aber auch stark geröstete bzw. geräucherte Lebensmittel können diese Substanzen enthalten. Da ihre Kanzerogenität zweifelsfrei feststeht, sind für polycyclische aromatische Kohlenwasserstoffe in geräuchertem Fleisch Höchstmengen festgelegt. Auch das Braten und Grillen von Lebensmitteln erzeugt über eine Pyrolyse von Aminosäuren Mutagene.

Unter den sogenannten Mykotoxinen, Stoffwechselprodukten von Schimmelpilzen, sind die Aflatoxine die bekanntesten und vermutlich die stärksten Leberkarzinogene. Sie werden von Aspergillus flavus gebildet und finden sich u. a. in Getreidesorten (Ausnahme Roggen), in Mais, Reis, Nüssen, Mandeln, Pistazien und Kürbiskernen. Ferner sind Aflatoxine in Eiern, Fleischwaren, Brot, ja sogar über die Futtermittel in Milch nachweisbar. Ein weiteres Mykotoxin ist Citronin, das in den hier meist angebauten Getreidesorten Weizen, Roggen, Gerste und Hafer anzutreffen ist. Es existieren noch einige weitere Mykotoxine, die über Nahrungsgrundstoffe unbemerkt und ungeahnt in den Körper gelangen können. Deshalb sollten verschimmelte Lebensmittel prophylaktisch nicht mehr verzehrt werden.

Auch Nitrosamine, die zu den N-Nitrosoverbindungen gehören, sind als potente Karzinogene bekannt. Sie werden im Gastrointestinaltrakt gebildet, insbesondere wenn dort Aminosäuren mit Nitrit in Berührung kommen. Nitrit entsteht aus Nitrat, das seinerseits in zahllosen pflanzlichen Nahrungsmitteln enthalten ist. Zur Bildung des kanzerogenen Nitrosamins bedarf es des im Magen vorherrschenden sauren pH-Wertes. Die höchsten Nitratgehalte werden in Wurzelgemüse wie Rote Beete, Rettich, Radieschen und in Blattgemüsen wie Spinat gemessen. Andererseits sind pflanzliche Nahrungsmittel aber unverzichtbar, weil sie auch die antikanzerogenen Vitamine A, C und E enthalten. Auch die Inhaltsstoffe von Knoblauch und Zwiebeln schützen vor allem vor epithelialen Krebsarten. Deshalb empfehlen Ernährungswissenschaftler einhellig eine vollwertige Ernährung, die die bestmögliche nutritive Krebsprophylaxe sicherstellt.

Fast ebenso ungeteilt ist die Überzeugung der Wissenschaftler, dass es auf der anderen Seite effiziente Krebsdiäten nicht gibt. Soweit von solchen über Heilerfolge berichtet wird, ist zu prüfen, ob diese nicht auf Spekulationen, mangelhaft dokumentierten Fallberichten oder Fehlinterpretationen beruhen.

Unbestritten ist auch die Krebsgefahr durch Rauchen und durch übermäßigen Alkoholkonsum. Gelingt es Ex-Rauchern, wenigstens zehn Jahre rauchfrei zu leben, sinkt deren Krebsrisiko wieder auf dasjenige von Nichtrauchern.

Ernährungsabhängige Risikofaktoren für bestimmte Krebsarten

Die Genussgifte Alkohol und Tabak, fermentierte Lebensmittel, stark gesalzene Kost sowie hoher Fettkonsum sind Auslöser einiger auf Fehlernährung zurückgehender Tumorarten bzw. sie tragen zu ihnen bei. Tabelle 5.2 stellt die bedenklichen Lebens- bzw. Genussmittel den korrelierten Tumorarten gegenüber.

Tabelle 5.2: Ernährungsbedingte Risikofaktoren für bestimmte Krebsarten

Risikofaktor	Lokalisation
Alkohol, Tabak (besonders bei Simultangenuss)	Mundhöhlen-, Zungen-, Ösophagus-, Bronchialkarzinom
Sehr salzige Kost	Begünstigt die Aufnahme von Karzinogenen aus dem Magen
Hoher Fettkonsum (über 30 % der Nahrungsmenge)	Begünstigt Kolon-, Uterus-, Mammakarzinom
Nach Elmadfa, Leitzmann: Ernährung des Menschen, utb 8036; 2015	

Krebshemmende Substanzen der Nahrung

Die Vitamine A, C und E sowie Carotin, das Spurenelement Selen, die sekundären Pflanzenstoffe Indole, Phenole und Flavone und schließlich die als Präbiotika aktiven Ballaststoffe entfalten im Organismus verschiedene Schutzwirkungen, die einer Krebsentstehung entgegenwirken können. Die Lebensmittel als Träger dieser genannten antikarzinogenen wirksamen Stoffe sowie die Art und Weise, wie sie einer Krebsentstehung vorbeugen können, sind der Tabelle 5.3 zu entnehmen.

Tabelle 5.3: Krebspräventive Substanzen in der Nahrung

Lebensmittelgruppe	Substanzen	Wirkweise
Obst, Gemüse, Kartoffeln	Vitamin C	Antioxidans
Vollkorngetreide, Nüsse, Pflanzenöle	Vitamin E	Antioxidans, Membranschutz
Leber, grünes und gelbes Gemüse	Vitamin A, Carotin	Antioxidans, Membranschutz
Diverse pflanzliche Nahrungssorten (abhängig vom Boden-Selengehalt)	Selen	Antioxidans
Kohlsorten	Indole, Phenole, Flavone	Enzyminduktion
Vollkornprodukte, Gemüse, Saft	Ballaststoffe	Stärkung der Darmflora, Transitzeitverkürzung, Schadstoff-Adsorption
Nach Elmadfa, Leitzmann: Ernährung des Menschen, 5. Aufl.; 2015		

5.7 Diabetes mellitus

Diese auch als „Zuckerkrankheit" bezeichnete, teilweise erbliche Stoffwechselerkrankung wird durch einen absoluten oder relativen Insulinmangel ausgelöst und äußert sich durch Hyperglykämie, Glucosurie, Polyurie und Polydipsie. Es werden zwei Typen, nämlich insulinabhängiger Diabetes mellitus (Typ 1) und zunächst insulinunabhängiger Diabetes mellitus (Typ 2) unterschieden. Beim Diabetes mellitus Typ 1 kommt es (vermutlich infolge einer Autoimmunerkrankung) zu einer irreversiblen Zerstörung der insulinproduzierenden ß-Zellen der Pankreas. Da dieser Diabetes-Typ bereits im Kindes- bzw. Jugendalter auftritt, wurde er früher als juveniler Diabetes bezeichnet. Das insulinunabhängige Transportsystem für Glucose im Darm ist bei dieser Diabetesform voll funktionsfähig, die insulinabhängige Aufnahme der Glucose in die Gewebe allerdings gestört (siehe Abbildung 5.1). In den westlichen Industrienationen lassen sich etwa 5 bis 10 % aller Diabetiker dem Typ 1 zuordnen. Im Gegensatz zum Typ 1-Diabetes mellitus wird der Typ 2 hauptsächlich bei älteren Menschen gefunden und wurde deshalb früher auch als Altersdiabetes bezeichnet. Hier lässt die Insulinsekretion bzw. -wirkung allmählich nach. Übergewicht ist ein wesentlicher Risikofaktor und mit steigender Prävalenz von Übergewicht auch im Jugendalter werden auch Typ-2-Diabetiker immer jünger. Bei Adipösen ist die Glucosetoleranz erniedrigt, der Insulinspiegel aber erhöht. Wegen dieser kontinuierlichen Hyperinsulinämie kommt es mit der Zeit zu einer Insulinresistenz, die durch eine Abnahme membrangebundener Insulinrezeptoren bedingt und auf eine Verschlechterung der Insulinbindung angesichts des erhöhten Insulinangebots zurückzuführen ist. Die ß-Zellen der Pankreas erschöpfen sich auf diese Weise allmählich. Abnehmen trägt oft zu einer deutlichen Besserung der Krankheitssymptomatik von Typ-2-Diabetikern bei, die dann teilweise wieder vollständig auf Medikamente verzichten können. Sind in der Nahrung dieses Patientenkreises zu viele Fette und zu wenig Ballaststoffe enthalten, verschlechtert sich die Glucosetoleranz weiter.

Bisweilen tritt Diabetes während der Schwangerschaft auf; nach der Entbindung normalisiert sich der Zustand jedoch wieder.

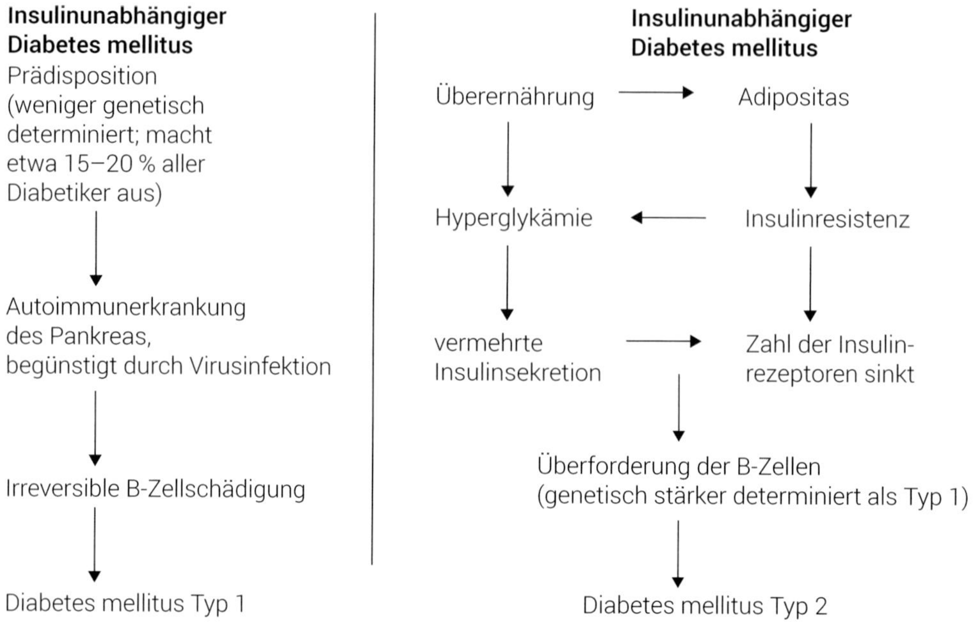

Abbildung 5.1: Pathogenese des Diabetes mellitus (schematisiert)

Da Muskelzellen bei Beanspruchung Glucose insulinunabhängig aufnehmen, erweist sich Sport grundsätzlich als günstig, weil er zudem die insulinproduzierenden ß-Zellen entlastet. Auf Seiten der Ernährung spielt der sogenannte Glykämische Index (GI) der zugeführten Lebensmittel, der bei Zucker und Weißmehl beispielsweise sehr hoch ist, eine große Rolle. Der glykämische Index ist ein Maß für die Blutzuckerwirksamkeit zugeführter Lebensmittel. Isolierte Zucker beispielsweise heben den Insulinspiegel innerhalb kurzer Zeit deutlich an, definitionsgemäß ist der glykämische Index von Glucose gleich 100. Komplexere und gemeinsam mit Fett oder Ballaststoffen verzehrte Kohlenhydrate erhöhen den Blutzuckerspiegel pro Zeiteinheit weniger stark, da sie erst zu Glucose abgebaut werden müssen. So liegt der glykämische Index von Vollkornbrot und Salzkartoffeln bei etwa 50. Blutzuckerspitzen sind bei Diabetikern wegen der Gefahr einer Stoffwechselentgleisung gänzlich unerwünscht; vielmehr soll die Blutglucose-Konzentration nur in engen Grenzen schwanken. Blutzuckerspitzen wirken zudem appetitsteigernd und fördern die Einlagerung von Fettsäuren ins Gewebe, was wiederum Adipositas befördert. Lebensmittel mit einem geringen glykämischen Index erweisen sich insofern als günstig. Es gibt auch Diätformen, die versuchen, die Insulinausschüttung über einen längeren Zeitraum zu verhindern, etwa, indem abends keine Kohlenhydrate verzehrt werden („Glyx-Diät", „Schlank im Schlaf").

Das glykosilierte Hämoglobin (HbA_1c) ist ein sensibler Marker, der die diabetische Stoffwechsellage während der zurückliegenden zwei bis drei Monate abbildet. Der HBA_1c-Wert liegt bei Stoffwechselgesunden etwa bei 5 %. Bei schlecht eingestellten Diabetikern liegt er deutlich darüber, weshalb er im Verlaufe der medikamentösen und diätetischen Therapie auf Werte unter 6,5 zurückgeführt werden sollte. Die Behandlung des Typ-2-Diabetikers besteht entweder in ausschließlicher Diät oder in Diät kombiniert mit oralen Antidiabetika oder Insulin.

Eine Ernährungstherapie mit bedarfsgerechten Zufuhr aller Nährstoffe ist der wesentliche Pfeiler der Diabetestherapie und zu Beginn der Erkrankung bereits als alleinige Maßnahme oftmals ausreichend. Aber auch für den Typ-1-Diabetiker spielt eine an der Pathologie orientierte Diät eine ganz wichtige Rolle. Grundsätzlich werden Diabetikern keine anderen Lebensmittel empfohlen als stoffwechselgesunden Menschen. Die Diät von Diabetikern ist deshalb auch für eine Dauerernährung Gesunder geeignet. Trotzdem dürfen beide Diabetiker-Typen weder qualitativ noch quantitativ „alles" essen. Bei einer strengen Diabetes-Diät sind sechs bis sieben kleine Mahlzeiten vorgesehen, wobei jede davon Fett, Protein und Kohlenhydrate enthalten sollte, weil diese Kombination zu einer verzögerten Kohlenhydratresorption und damit zu einem geringeren Anstieg der Blutglucose führt. Die täglich zuzuführende Energiemenge ist an Alter, Geschlecht und körperliche Aktivität sowie an das augenblickliche Körpergewicht anzupassen. Bei der Zufuhr der Kohlenhydrate sind komplexe Kohlenhydrate – nach Möglichkeit im natürlichen Verband mit Ballaststoffen – zu gewichten. Neben diesen erwähnten allgemeinen Ernährungsempfehlungen als Teil der Diabetes-Therapie spielen Antioxidantien bei Diabetikern eine exponierte Rolle. Hier sind besonders die Vitamine E und C zu nennen, die über eine vermehrte Aufnahme von Gemüse, Obst, Vollkorngetreide und Hülsenfrüchten sichergestellt werden können. Hochwertige Pflanzenfette sollen maßvoll ergänzt werden. Mit synthetischen Süßungsmitteln gesüßte Getränke erweisen sich gegenüber zuckerhaltigen als vorteilhaft, während dagegen für eine vermehrte Zufuhr von Fructose oder anderen Zuckeraustauschstoffen kein Bedarf besteht.

5.8 Pankreatitis

Die Pankreatitis ist eine Entzündung des Pankreas (Bauchspeicheldrüse). Der häufigste Pankreatitis-Auslöser ist Alkohol. Wer ihn regelmäßig trinkt, schädigt das Organ kontinuierlich. Das gleiche gilt auch für Personen, die nur ab und zu mal, dann aber maßlos trinken. Ein weiterer bedeutender Risikofaktor ist das Rauchen.

Bei Pankreatitis, Pankreaskarzinom, Mukoviszidose oder Operationen am Pankreas kann nicht nur die endokrine Funktion beeinträchtigt werden. Patienten merken schnell die Folgen, wenn auch die exokrine Funktion insuffizient ist und es ihnen an Verdauungssäften fehlt. Die Betroffenen leiden dann unter Symptomen wie Blähungen, Durchfall, Fettstühlen und Gewichtsverlust.

Eine **Ernährungstherapie** ist bei einer Pankreatitis wichtiger Baustein der Behandlung. Patienten mit akuter Entzündung nehmen vorübergehend eine leichte Vollkost zu sich. Bei der chronischen Pankreatitis müssen **Pankreasenzym-Präparate** substituiert werden, um den Betroffenen wieder eine suffiziente Kohlenhydrat-, Eiweiß- und Fettverdauung zu ermöglichen. Damit soll dem Risiko einer Mangelernährung entgegengewirkt werden.

Pankreas-Patienten verzichten am besten auf Lebensmittel, die sie schlecht vertragen. Dazu zählen häufig Hülsenfrüchte, fette, frittierte, geräucherte oder stark gewürzte Speisen, Kohlgemüse, Getränke mit Kohlensäure, Paprika sowie Zwiebeln, frisches Brot und unreifes Obst. Die meisten Patienten vertragen dagegen Lebensmittel wie Weiß- und Mischbrot, Kartoffeln, Nudeln, Reis, Bananen, reifes Obst, Fisch und Milchprodukte. Für die Zubereitung ist zu empfehlen, Fleisch, Fisch und Gemüse nicht zu braten, sondern in Dampf zu garen, zu dünsten oder zu kochen.

Ein übermäßiger Konsum von Fett und Zucker sowie Übergewicht und Stress setzen dem Pankreas erheblich zu. Fett ist dabei nicht per se schlecht; es kommt auf die verzehrte Menge an.

Menschen mit exokriner Pankreasinsuffizienz können oft noch 70 bis 100 g Fett pro Tag tolerieren. Die **Art des Fettes** spielt hierbei zudem eine tragende Rolle, besonders die hochwertigen Omega-3-Fettsäuren. Diese finden sich zum Beispiel in Lein- oder Rapsöl sowie in fettem Fisch (Lachs, Hering, Makrele). Sie wirken präventiv gegen Entzündungen. Das Verhältnis von entzündungsfördernden Omega-6-Fettsäuren und Omega-3-Fettsäuren sollte maximal bei 5:1 liegen. Menschen, die zu viele Omega-6-Fettsäuren aufnehmen, ist zu empfehlen, Omega-3-Fettsäuren in Form von Algenpräparaten oder Fischölkapseln zu ergänzen. Fette, die ohne Pankreasenzyme verdaut werden können, sind die MCT (mittelkettigen Triglyceride). Sie sind besser bekömmlich als gewöhnliche Nahrungsfette und hauptsächlich Patienten zu empfehlen, die schon unter chronischen Beschwerden leiden und trotz Enzymeinnahme keine ausreichende Besserung erfahren. Sie sollten die MCT-Fett-Menge behutsam steigern, um keine Bauchschmerzen, Übelkeit, Erbrechen oder Kopfschmerzen durch eine zu schnelle Höherdosierung zu provozieren.

Pankreas-Kranken helfen sämtliche Grundsätze einer gesunden Lebensweise, einschließlich einer ausgewogenen Ernährung, die neben reichlich Bewegung dafür sorgt, ein normales Körpergewicht mit einem **Body-Mass-Index unter 25** zu halten und damit auch das Pankreas präventiv vor Entzündungen zu schützen. Eine ausreichende Versorgung mit Vitaminen, Spurenelementen und Mineralstoffen zählt ebenso hierzu.

Menschen, die bereits unter einer Insuffizienz der Bauchspeicheldrüse leiden, sollten besonders auf die **ausreichende Zufuhr der fettlöslichen Vitamine** A, D, E und K achten, da deren Aufnahme bei einem Mangel an Lipasen reduziert sein kann. Ideal ist, wenn sie über die Ernährung gedeckt werden können, da Vitamin E beispielsweise in vielen Pflanzenölen, Vitamin K in grünem Gemüse und Vitamin A in Eiern oder Milch reichlich enthalten ist. Alternativ können Nahrungsergänzungsmittel (NEM) empfohlen werden, dies jedoch am besten erst nach einer vorausgehenden Blutuntersuchung, um einer Überversorgung vorzubeugen, da diese bei fettlöslichen Vitaminen mit Nebenwirkungen verbunden sein kann.

Auch Ballaststoffe sind bei Pankreasleiden förderlich, auch wenn sie schwer verdaulich sein können. Um Blähungen zu vermeiden, werden die Ballaststoffmengen langsam gesteigert. Eine Alternative stellen pulverisierte Ballaststoff-Mischungen dar, die sich in das Essen einrühren oder darüber streuen lassen.

Den Patienten ist nahe zu legen, statt weniger großer vier oder fünf **kleinere Mahlzeiten** am Tag zu sich nehmen und gründlich zu kauen, wodurch die Vorverdauung im Mund verbessert und der Magen-Darm-Trakt entsprechend entlastet wird. **Bitterstoffe** wirken anregend auf Appetit und Verdauung; sie unterstützen außerdem die Gallesekretion. Sie sind sind reichlich in Salaten wie Endivien, Chicorée oder Radicchio enthalten sowie in Kohlsorten wie Grünkohl, Wirsing oder Rosenkohl und grünem Blattgemüse wie Mangold und Spinat. Auch Gewürze wie Ingwer, Kurkuma oder Zitrusfrüchte wie Grapefruit, Zitrone oder Kumquat beinhalten Bitterstoffe.

Beim Essen sollten Pankreas-Patienten zudem darauf achten, dass die Speisen weder zu heiß noch zu kalt sind.

Bei schwerer akuter Pankreatitis ist oft eine „künstliche Ernährung" notwendig, wobei die enterale Sondenernährung der parenteralen Ernährung überlegen ist. Ein zügiger oraler Kostaufbau ist anzustreben.

5.9 Divertikulose und Divertikulitis

Divertikel sind Ausstülpungen der Darmwand, meist treten sie im Kolon auf (Divertikulose). In der Regel bereiten Divertikel keine Beschwerden, können aber bei einigen Personen Bauchschmerzen und Darmentleerungsstörungen verursachen. Liegt eine Entzündung von Divertikeln vor, spricht man von einer Divertikulitis.

5.9.1 Prävention

Die Ursachen der Divertikelbildung sind nicht vollständig geklärt. Neben einer genetischen Disposition und einer Veränderung enterischer Neutrotransmitter mit Motilitäts- und Sensitivitätsstörungen untermauern klinische und epidemiologische Befunde größtenteils die Hypothese, dass die für westliche Industrieländer typische ballaststoffarme Kost einen wesentlichen Faktor für die Entstehung der Divertikulose darstellt. Danach sollen ballaststoffarme Kostformen zu einem hohen intraluminalen Druck des Darminhalts auf die Darmwand führen. Als Folge kann sich die Darmschleimhaut im Bereich von Darmwandschwächen, besonders an den Durchtrittsstellen der kleinen Gefäße, zu Divertikeln ausstülpen. Zahlreiche Studien haben gezeigt, dass ein **vermehrter Verzehr von Ballaststoffen** das Risiko für eine Divertikelkrankheit und für damit assoziierte Komplikationen vermindert. Ebenso werden dadurch mit der Erkrankung im Zusammenhang stehende Krankenhauseinweisungen und die Sterblichkeit reduziert. Zigarettenrauchen ging in einigen Studien mit einem erhöhten Risiko für das Auftreten der Divertikelkrankheit einher [AWMF 021–20].

Das Risiko einer Divertikulose vermindert sich durch einen hohen Ballaststoff-Konsum in Verbindung mit einem gesunden Lebensstil, durch den reduziertem Verzehr von rotem Fleisch, durch intensive körperliche Aktivität bei normalem BMI sowie durch Nicotin-Abstinenz insgesamt um bis zu 50 %.

5.9.2 Behandlung

Symptomatische Divertikulose

Ziel der Behandlung ist der Verminderung von Darmkrämpfen durch eine ballaststoffreiche Ernährung und eine ausreichende Flüssigkeitszufuhr.

Akute Divertikulitis

Eine ballaststoffreiche Ernährung ist im Fall einer akuten komplizierten Divertikulitis kontraindiziert. Die hiermit verbundene Symptomatik und die hier erforderliche ballaststoffarme Formeldiät bzw. parenterale Ernährung mit Flüssigkeitssubstitution bei unzureichender oraler Trinkmenge, machen einen stationären Klinikaufenthalt oft unumgänglich.

5.10 Osteoporose

Osteoporose ist eine Erkrankung mit einem hohen Risiko für Knochenbrüche. Knochen unterliegen einem ständigen Auf- und Abbau, bei dem alte oder geschädigte Knochengewebszellen durch **Osteoklasten** entfernt und durch neue, von **Osteoblasten** gebildete, ersetzt werden. Osteoporose wird durch ein Ungleichgewicht zwischen Knochenabbau und -aufbau verursacht, das im Alter zunimmt. Der Knochenaufbau erfolgt vor allem im jugendlichen Alter. Ab dem 30. Lebensjahr wird die Knochenbilanz negativ. Die Häufigkeit der Osteoporose steigt daher mit dem Lebensalter.

Durch die Anfälligkeit der Knochen kann es schon bei geringfügigen Anlässen zu Knochenbrüchen, vor allem an Wirbelkörpern, dem Oberschenkelhals und an den Handgelenken kommen. Ein besonders hohes Risiko tragen sturzgefährdete Personen im Zusammenhang mit einem niedrigen Blutdruck, Gang- und Sehstörungen (Brille veraltet?), Schlaf- und Beruhigungsmitteln. Knochenbrüche gehen häufig mit einer erheblich eingeschränkten Lebensqualität und erhöhter Mortalität einher.

In den westlichen Ländern sind 70 % der über 80-Jährigen von Osteoporose betroffen, wobei der Anteil der Frauen wesentlich höher ist als der der Männer, was mitunter auf die nachlassende Östrogen-Produktion in den Wechseljahren zurückzuführen ist. Weitere Risikofaktoren sind eine erbliche Veranlagung, Untergewicht, Bewegungsmangel, eine geringe Muskelmasse, Rauchen und eine nicht bedarfsgerechte Versorgung mit notwendigen Nährstoffen wie Proteinen, Vitamin D und Calcium.

Verschiedene Arzneimittel können den Knochenabbau beschleunigen. Hier sind vor allem eine Langzeitbehandlung mit Glukokortikoiden oder eine antihormonelle Therapie mit GnRH-Analoga, Aromatasehemmern, Östrogenantagonisten, Antiandrogenen ebenso wie Arzneimittel, die den pH-Wert im Magensaft erhöhen und so die Calciumresorption mindern, zu nennen.

Osteoporose-Patienten sollten auf eine **ausreichende Zufuhr an Proteinen, Calcium und Vitamin D**, letztere ggf. als Supplemente, achten. Sie sollten nach Möglichkeit ihr Idealgewicht halten bzw. erreichen.

5.11 Chronisch obstruktive Lungenerkrankung (COPD)

Die COPD ist eine chronische, irreversible entzündungsverursachte Erkrankung Atemwege, des Lungenparenchyms und der Lungengefäße. Die Atemwege verengen sich und die Lungenventilation, insbesondere bei der Ausatmung, ist eingeschränkt. Rauchen ist die häufigste Ursache für die Entstehung einer COPD, am häufigsten sind Erwachsene über 40 Jahre betroffen.

Es wird vermutet, dass die Entzündung ein gestörtes Gleichgewicht der Abwehr- und Reparaturmechanismen verursacht und dies zu Narbenbildung und Verengung der Bronchien und Bronchiolen führt. Die Folge ist, dass der mit der Atmung aufgenommener Sauerstoff schlechter in die Lunge und den Blutkreislauf gelangen kann und die Abatmung von CO_2 erschwert wird.

Im Vergleich zu lungengesunden Personen kann der Energiebedarf von COPD-Patienten dadurch um ein Vielfaches erhöht sein, was in der Praxis häufig nicht ausgeglichen wird. Ca. 25 % der COPD-Patienten sind daher untergewichtig und mangelernährt und haben weniger Muskelmasse. Personen mit einem niedrigen BMI weisen eine höhere Sterblichkeit auf, aber auch ein hoher BMI >30 sollte vermieden werden, da eine höhere körperliche Belastung eine gesteigerte Atemarbeit erfordert. Anzustreben ist ein **BMI zwischen 23 und 27**, der mit einer ausgewogenen und proteinreichen Ernährung zum Erhalt der fettfreien Muskelmasse erreicht werden sollte. Dabei sollten die benötigten Kalorien auf mehrere kleinen Mahlzeiten verteilt werden, um einem Völlegefühl mit Atemnot vorzubeugen. Untergewichtige Personen können den Kalorienbedarf durch Anreicherung der Nahrung mit fettreichen Lebensmitteln, vorzugsweise mit pflanzlichen Ölen wegen des hohen Gehaltes an ungesättigten Fettsäuren erreichen. Alternativ können auch tierischen Fette wie beispielsweise Sahne, Mascarpone oder Käse zur Anreicherung verwendet werden. In Einzelfällen kann eine Zusatzernährung in Form von einer hochkalorischen Trinknahrung nötig sein. Übergewichtige Personen sollten eher auf eine fettarme Ernährung achten, um zunächst das angestrebte Körpergewicht zu erreichen.

Bei Exazerbationen kann der Fettanteil durchaus bei 50 bis 55 % liegen, da Fette die Abatmung von CO_2 erleichtern. Eine **hohe Flüssigkeitszufuhr** erleichtert zudem das Abhusten von zähem Schleim.

5.12 Gallensteinleiden

Gallensteine sind feste Ablagerungen in der Gallenblase oder den Gallengängen beispielsweise aus Cholesterin oder Bilirubin. In Deutschland sind davon 15 bis 20 % der Bevölkerung betroffen. Gallensteine wachsen mit einer Geschwindigkeit von 1 bis 2 mm pro Jahr. Daher dauert es Jahre, bis sie Beschwerden verursachen. Werden die ableitenden Gallenwege durch wandernde Gallensteine vollständig oder teilweise verstopft, kann ein Stau der Galle Koliken im Oberbauch verursachen, die 15 Minuten und bis zu mehreren Stunden anhalten kann und oft von Übelkeit/Erbrechen begleitet wird. Komplikationen sind eine Cholezystitis oder eine Cholangitis, die eine stationäre Behandlung erfordern. Risikofaktoren für Gallensteine sind Übergewicht, eine hochkalorische Ernährung mit wenig Ballaststoffen und einem hohen Anteil an Kohlenhydraten, höheres Alter und weibliches Geschlecht, ein rascher Gewichtsverlust und eine familiäre Häufung.

Personen mit rezidivierenden Koliken sollten eine Gallenschonkost bevorzugen. Bei allen Lebensmitteln sollte auf fettarme Varianten zurückgegriffen werden, die schonend (gekocht, gedünstet oder gegrillt) zubereitet werden. Falls sie vertragen werden, sind Vollkornprodukte zu bevorzugen. Bei Obst und Gemüse sind blähende Sorten zu vermeiden. Nach einer Kolik ist eine 24-stündige Nahrungskarenz empfohlen [AWMF-Register-Nr. 021/008].

5.13 Chronische Niereninsuffizienz

5.13.1 Definition und Einteilung

Die Nieren sind essenziell für die Elimination von Stoffwechsel-Endprodukten und für das Gleichgewicht des Elektrolyt-, Säure- Basen- und Wasserhaushaltes sowie der Bildung von Renin und Erythropoetin. Täglich werden etwa 180 l Blut filtriert, ca. 98 % davon rückresorbiert und etwa 2 l als Urin ausgeschieden.

Die Nierenfunktion kann durch verschiedene Ursachen gestört sein, wobei die häufigste Ursache einer chronischen Niereninsuffizienz Diabetes mellitus und Bluthochdruck sind. Im Alter nimmt die Funktionsfähigkeit der Nieren kontinuierlich ab (siehe Kapitel 7.3).

Es wird geschätzt, dass bei etwa 10 % der deutschen Bevölkerung eine chronische Nierenerkrankung mit schleichendem Voranschreiten vorliegt, die ohne Behandlung zu einer Dialysepflicht führt. Frauen sind häufiger betroffen als Männer.

Die Funktionalität der Nieren wird im einfachsten Fall über die Bestimmung des Kreatininwertes im Blut ermittelt. Kreatinin ist ein harnpflichtiges Abbauprodukt der Muskeln, das kontinuierlich ausgeschieden wird. Aus dem Kreatininwert lässt anhand von Alter, Körperoberfläche und Geschlecht mit Hilfe verschiedener Formeln, z.B nach Cockcroft und Gault, die Kreatinin-Clearance berechnen, die mit einigen Einschränkungen einen Rückschluss auf die glomeruläre Filtrationsrate (GFR), einem Parameter zur Beurteilung der Nierenfunktion erlaubt.

GFR in ml/min	Bezeichnung
> 90	normal oder hoch
60–90	leicht vermindert
45–59	leicht bis mäßig vermindert
30–44	mäßig bis stark vermindert
15–29	stark vermindert
< 15	Nierenversagen

5.13.2 Ernährungsempfehlungen

Die Ernährungsempfehlungen für Nierenkranke richten sich nach dem Grad der Funktionseinschränkung. Eine nierenfreundliche Ernährung sollte vor allem **wenig Salz und Phosphat** enthalten. Phosphate finden sich vor allem in Fertiggerichten, Konserven, Wurstwaren, Cola und Schmelzkäse. Das früher geltende Dogma, Nieren nicht mit Eiweiß zu belasten, gilt heute nur noch eingeschränkt, da es zu Mangelernährung führen kann. Ein **mäßiger Eiweißkonsum** (Fleisch, Fisch, Geflügel, Eier, Milchprodukte) ist daher zunächst empfehlenswert, muss aber beim Voranschreiten der Erkrankung weiter reduziert werden. In einigen Fällen kann es notwendig werden, den Bedarf über Keto Aminosäuren nach ärztlicher Verordnung zu decken. Der höhere Anteil an zugeführter Energie sollte aus Kohlenhydraten und Fetten mit einem hohen Anteil an ungesättigten Fettsäuren stammen. Bei eingeschränkter Nierenfunktion ist die Ausscheidung von Kalium gehemmt, was zu einem Anstieg der Kaliumwerte im Blut und schweren Herzrhythmusstörungen führen kann. Der **Kaliumwert** sollte auf einem konstanten Niveau von 3,5 bis 5,5 mmol/l gehalten werden. Lebensmittel mit einem hohen Kaliumgehalt sind beispielsweise Bananen, Schokolade, Trockenfrüchte, Gemüse- und Fruchtsäfte, Nüsse und Samen, Kartoffeln und Hülsenfrüchte.

Bei Wasseransammlungen durch eine zu geringe Menge an ausgeschiedenem Urin muss die Flüssigkeitszufuhr reduziert werden.

5.14 Ernährung als Erkrankungsprävention

Die Ernährung kann der Gesundheit in zweierlei Weise dienen, nämlich indem ernährungsbedingte Risikofaktoren gemieden und nicht ernährungsbedingte Risikofaktoren durch eine ausgewogene Ernährung kompensiert werden. Die Empfehlungen der Ernährungsgesellschaften für die Nährstoff- und Energiezufuhr können nur den Durchschnitt der Bevölkerung ansprechen, nicht aber individuelle Personen vor ernährungsbedingten Gesundheitsschäden schützen oder die Voraussetzungen dafür schaffen, deren volle Leistungsfähigkeit zu erhalten.

Im Focus der gemeinsamen deutschen, österreichischen und schweizerischen Referenzwerteempfehlungen stehen immer wieder die Ballaststoffe. Deutsche nehmen davon im Durchschnitt weniger als 20 g pro Person und Tag auf, Vegetarier jedoch zwischen 30 und 70 Gramm. Die vielen positiven Effekte einer hohen Ballaststoffzufuhr wie z. B. geglättete Blutzuckerspiegel, geringere Blutcholesterinwerte, Reduzierung der Toxizität von Schadstoffen sowie eine Vermeidung von Obstipation und die Senkung des Darmkrebsrisikos rechtfertigen die Empfehlung, mindestens 30 g pro Tag davon zu verzehren.

Zahlreichen sekundären Pflanzenstoffen können spezifische gesundheitsfördernde Wirkungen zugeschrieben werden. Dies betrifft die antioxidative Wirkung von Carotinoiden wie Lutein und Lycopin (dem roten Farbstoff der Tomaten) sowie die Phytosterine, die den Cholesterinspiegel senken können. Aber auch die antioxidative und antikanzerogene Wirkung von Polyphenolen wie Flavonoiden und Phenolsäuren sind gut belegt, wenn auch ihre Essentialität noch nicht bewiesen werden konnte. Nicht nur wegen ihrer Vitamine sollten über den Tag verteilt fünf Portionen Obst oder Gemüse verzehrt werden, wobei die intensiv grün gefärbten Gemüsesorten einen besonders hohen Carotingehalt aufweisen. Der regelmäßige Verzehr von Kaltwasserfischen wie Hering, Makrele und Lachs trägt nicht nur zur Versorgung mit den unersetzlichen Omega-3-Fettsäuren bei, sondern liefert auch Jod und Vitamin D. In erster Linie sollten auch pflanzliche Öle bevorzugt werden, z. B. Rapsöl und daraus hergestelllte Streichfette. Mit Blick auf die Erkrankungsprävention sind die wichtigsten Zufuhrempfehlungen für Nahrungsmittel in den **„10 Regeln der DGE“** niedergelegt, die 2017 neu gefasst wurden.

10 Regeln der Deutschen Gesellschaft für Ernährung

- Lebensmittelvielfalt genießen
  Abwechslungsreiche Kost mit überwiegend pflanzlichen Lebensmitteln
- Gemüse und Obst – nimm „5 am Tag"
  Mindestens drei Portionen Gemüse (einschließlich Hülsenfrüchten) und zwei Portionen Obst täglich
- Vollkorn wählen
  Getreideprodukte (Reis, Nudeln, Mehl) mit hohem Vollkornanteil bevorzugen
- Mit tierischen Lebensmitteln die Auswahl ergänzen
  Täglich Milch(produkte), Fleisch inklusive Wurstprodukte nicht mehr als 300 g pro Woche
- Gesundheitsfördernde Fette nutzen
  Pflanzliche Fette (z. B. Rapsöl) bevorzugen, auf versteckte Fette achten!
- Zucker und Salz einsparen
  Mit Zucker gesüßte Speisen und Getränke meiden, kreativ mit Kräutern würzen
- Am besten Wasser trinken
  Täglich rund 1,5 Liter Wasser oder ungesüßten Tee trinken
- Schonend zubereiten
  Lebensmittel möglichst kurz mit wenig Wasser und wenig Fett garen
- Achtsam essen und genießen
  Sich Zeit lassen beim Essen!
- Auf das Gewicht achten und in Bewegung bleiben
  Alltag aktiv gestalten, öfter zu Fuß gehen oder Rad fahren

5.15 Wechselwirkungen zwischen Nahrungs- und Arzneimitteln

Nicht nur zwischen verschiedenen Arzneimitteln können Wechselwirkungen stattfinden, sondern auch zwischen Arzneimitteln und der Nahrung bzw. ihren Bestandteilen. Lebens- und auch Genussmittel können die Wirkung von Medikamenten verstärken oder abschwächen. Sie können sie schneller und gegebenenfalls auch stärker zur Wirkung kommen lassen, aber auch therapeutische Effekte von Pharmaka teilweise beachtlich verzögern, da Nahrung die Magenentleerung verlangsamt. Damit wird die Nahrungsaufnahme förmlich zu einem Risikofaktor für die optimale Arzneimittelwirkung, insbesondere wenn sie zeitnah zur Medikamenteneinnahme erfolgt. Ein völliges Ausbleiben der pharmakologischen Wirkung ist nicht ausgeschlossen, aber auch mit einer riskanten Wirkungsverstärkung muss gerechnet werden, gerade wenn die Resorption lipophiler Arzneistoffe durch fetthaltige Nahrung verbessert bzw. beschleunigt wird. Nicht immer sind die pauschalen Angaben in Beipackzetteln und Fachinformationen gut verständlich (siehe Tabelle 5.4).

Die in Kliniken und Pflegeheimen, aber auch in der häuslichen Krankenpflege vielfach benutzten Arzneimitteldispenser täuschen über das Problem von Arzneimittel-Wechselwirkungen mit der Nahrung hinweg, indem und sofern sie lediglich vorgeben, ob ein Arzneimittel morgens, mittags, abends oder gegebenenfalls zur Nacht einzunehmen ist, während die Relation zu Mahlzeiten unberücksichtigt bleibt!

Das „Problem" Grapefruit

Auch dem Einfluss von bestimmten Nahrungsmitteln auf Enzyme, die am Metabolismus von vielen Arzneistoffen beteiligt sind, sowie Transporterproteinen des Gastrointestinaltrakts kommt eine nicht zu unterschätzende Bedeutung zu. Als „Paradebeispiel" ist hierfür die Grapefruit anzuführen, da sie die Aufnahme und Metabolisierung nicht weniger Arzneistoffe vielfältig beeinflusst.

Die Inhaltstoffe der Grapefruit bzw. des Grapefruitsaftes blockieren im Darm den Metabolismus von Arzneistoffen durch Cytochrom P 450 Enzyme – hier insbesondere durch CYP 3A4. Dadurch, dass das Enzym in seiner Aktivität gehemmt wird, werden manche Arzneistoffe langsamer abgebaut; sie können sich im Körper anreichern und somit eine verstärkte Wirkung (zum Beispiel eine drastische Blutdrucksenkung), aber auch verstärkte Nebenwirkungen (zum Beispiel Schwindel) hervorrufen. Bereits vier Stunden nach Konsum der Frucht oder ihrer Zubereitungen kann sich dieser Effekt bemerkbar machen. Da es sich hierbei um eine irreversible Enzymhemmung handelt, kann dieser Effekt über mehrere Tage anhalten, eben so lange, bis der Körper wieder genügend „neue" Enzyme synthetisiert hat. Es nützt also nichts, Grapefruit oder Grapefruitsaft zum Beispiel zeitlich versetzt zum Arzneimittel zu genießen.

Darüber hinaus hemmen die Inhaltstoffe der Grapefruit das P-Glykoprotein, eines der wichtigsten Transporterproteine für Arzneistoffe, und noch weitere Transportproteine, die alle direkt oder indirekt an der Elimination bestimmter Arzneistoffe beteiligt sind.

Welche Arzneistoffe beziehungsweise Arzneistoffgruppen sind nun von dieser Wechselwirkung betroffen? Hierzu zählen beispielsweise:

- Calciumantagonisten (z. B. Nifedipin, Nitrendipin, Felodipin)
  Hier kann es zu einem deutlich stärkeren Blutdruckabfall als gewünscht kommen; außerdem treten verstärkt Nebenwirkungen wie Tachykardie, Kopfschmerz, Flush oder periphere Ödeme auf.
- cholesterinsenkende Arzneistoffe vom Typ der Statine (z. B. Simvastatin, Lovastatin, Atorvastatin)
  Durch Enzymhemmung steigt der Plasmaspiegel der Statine an und führt daher zu gefürchteten Nebenwirkungen an der Skelettmuskulatur: Myopathien bis hin zu Rhabdomyolyse.
- Beruhigungs- bzw. Schlafmittel vom Benzodiazepin-Typ (z. B. Diazepam, Midazolam, Triazolam)
  Auch hier kommt es zum Teil zu einer 50-prozentigen Erhöhung der Arzneistoffkonzentration und somit zu einer deutlichen Wirkungsverstärkung und einem vermehrten Auftreten von Schläfrigkeit, Schwindel etc.

Dies sind nur beispielhaft einige wichtige Arzneistoffgruppen. Die Mehrzahl der Senioren nimmt beispielsweise mindestens einen Wirkstoff aus diesen Gruppen täglich ein. Auch ein sicherlich gut gemeinter „gesunder" Multivitaminsaft kann Grapefruitanteile enthalten. Grundsätzlich sollte daher auf eine Einnahme von Arzneimitteln zusammen mit Fruchtsäften verzichtet werden, da auch Apfel- oder Orangensaft Wechselwirkungen mit Medikamenten verursachen können – meist allerdings mit deutlich geringeren Auswirkungen (siehe Tabelle 5.8).

Generell sollte die Arzneimitteleinnahme immer nach dem gleichen Modus und zu festgelegten Zeiten erfolgen und somit zu einem festen Bestandteil des Tagesablaufs werden. Dies dürfte auch zu einer weniger schwankenden Bioverfügbarkeit der Arzneistoffe und damit zu einer gesteigerten Reproduzierbarkeit des klinischen Effekts führen. In Relation zu Mahlzeiten gelten dabei folgende Definitionen:

Tabelle 5.4: Einnahmeempfehlungen für Arzneimittel in Relation zur Nahrungsaufnahme

Angabe im Beipackzettel etc.	Praktische Bedeutung
Unabhängig von Mahlzeiten	Nach Belieben, nüchtern, vor, zu oder nach dem Essen
Nüchtern	60–30 min. vor oder 3–2 Std. nach dem Essen
Vor einer Mahlzeit	(60)–30 min. vor dem Essen
Zu einer Mahlzeit	Während des oder kurz nach dem Essen
Nach einer Mahlzeit	Je nach Herstellerangabe direkt nach oder in einem vorgegebenen Abstand nach dem Essen

Auch für Interaktionen zwischen Arznei- und Lebensmitteln gilt die Unterscheidung zwischen pharmakodynamischen und pharmakokinetischen Wechselwirkungen.

Beispiele für *pharmakodynamische Interaktionen* sind

1. Wirkungen von Tyramin und MAO-Hemmern
   Die Blockade der Enzyme Monoaminooxidase A und B (MAO-A, MAO-B) führt zu einer Kumulation von biogenen Aminen, die in vielen Lebensmitteln vorkommen, vorwiegend von Tyramin. Dies kann zu einer bedrohlich starken Blutdrucksteigerung führen. Der Tyramingehalt in Lebensmitteln steigt üblicherweise mit ihrer Lagerungsdauer (alter Käse, bestimmte Rotweine). und hängt außerdem von deren Bearbeitung ab (Räuchern, Pökeln)... Es empfiehlt sich, MAO–hemmende Pharmaka deutlich zeitversetzt und nach einer Mahlzeit einzunehmen.
2. Wirkungen von Vitamin K und oralen Antikoagulantien (OAK)
   Antikoagulanzien vom Cumarintyp antagonisieren Vitamin K, das bevorzugt in grünen Gemüsesorten (z. B. Brokkoli) enthalten ist. Darauf eingestellte Patienten sollten die Zufuhr Vitamin K-haltiger Lebens- und Nahrungsergänzungsmittel nicht sprunghaft steigern.
3. Konsequenzen des Lakritzkonsums
   Da die in der Süßholzwurzel (Ausgangsdroge für die Lakritzgewinnung) enthaltene Glycyrrhizinsäure die für die Umwandlung von Cortisol in Cortison verantwortliche 11ß-Hydroysteroid-Dehydrogenase (11ß-HSD) reversibel hemmt, drohen bei zu reichlichem Lakritzgenuss (> 50 g) – infolge gesteigerter Natriumretention und Kaliumverlust – Hypertonie, Arrhythmien und Ödeme bis hin zu Myopathien.

4. Auswirkungen des Alkohols auf zeitnah applizierte Arzneimittel
   Alkohol (Ethanol) ist – trotz seines Brennwerts von 7,1 Kcal/g – kein normales Nahrungsmittel, sondern ist wie Kaffee und Rauchwaren den Genussmitteln zuzurechnen. Alkohol verstärkt die Wirkung von Pharmaka, die dämpfend auf das ZNS wirken, z. B. auf Schlaf- und Beruhigungsmittel, auf gewisse Antidepressiva, Antiepileptika, Antihistaminika und Opiate. Dadurch kann die Fähigkeit, Maschinen sicher zu bedienen und aufmerksam am Straßenverkehr teilzunehmen, erlöschen. Alkohol provoziert neben pharmakokinetischen auch pharmakodynamische Interaktionen. Außerdem verzögert der „säurelockende" Ethanol auch die Magenentleerung und kann die Wirkstofffreisetzung aus Arzneiformen über seine Lösungsmittel-Eigenschaft bis hin zu gefürchtetem „Dose dumping" (brüske Wirkstofffreisetzung durch ethanollösliche Arzneiformen) modifizieren. Dieses ist vor allem bei der Einnahme von retardierten und magensaftresistenten Darreichungsformen zu berücksichtigen.

Pharmakokinetische Wechselwirkungen sind die mengenmäßig überwiegenden Interaktionen. Alle wesentlichen pharmakokinetischen Prozesse können davon betroffen sein. Hinzu kommt, dass auch Nahrungsbestandteile mit dem Cytochrom P450-Enzymsystem und mit Transportern wie dem Effluxtransporter P-Glykoprotein interagieren und auch den lymphatischen Transportweg intensivieren können.

Regelmäßiges Rauchen und üppiger Genuss gegrillter Speisen reduzieren die Wirkung von vielen über das Cytochrom-P450-Enzymsystem (1A2) verstoffwechselten Pharmaka durch deren verstärkte Metabolisierung. Über dasselbe Subenzym stimuliert auch reichlicher Verzehr von Brokkoli und Rosenkohl die Metabolisierung von Arzneistoffen. Tee aus Johanniskraut induziert ebenso wie entsprechende Fertigarzneimittel über das 3A4-Unterenzym den Abbau einer Vielzahl von Arzneistoffen.

Nicht zuletzt können auch Inhaltsstoffe von typischen „Drogeriepräparaten" und beliebten Nahrungsergänzungsmitteln oftmals in relevantem Ausmaß die Interaktionen zwischen denselben und Arzneistoffen und von Pharmaka mit Nahrungsmitteln modulieren.

Ein beträchtlich erhöhtes Risiko für vermehrte bzw. verstärkte Wechselwirkungen zwischen Arzneimitteln und auch zwischen Arznei- und Nahrungsmitteln besteht grundsätzlich bei:

- Kindern und im höheren Lebensalter,
- eingeschränkter Nieren- und/oder Leberleistung,
- regelmäßigem Rauchen und vermehrtem Alkoholkonsum,
- Nahrungsmitteln mit reichlich Mineralien oder hohem Einfluss auf Leberenzyme.

Arzneimittel, die hinsichtlich Wechselwirkungen besonders zu überwachen sind, sind solche:

- mit enger therapeutischer Breite,
- mit steiler Dosis-Wirkungskurve,
- die über das P 450-System metabolisiert werden bzw. dieses System stark modulieren, d. h. induzieren oder inhibieren.

Arzneimittelgruppen, die hinsichtlich drohender nachteiliger Interaktionen mit der Nahrung besondere Aufmerksamkeit verdienen

Direkte Wechselwirkungen zwischen Arzneistoffen und Nahrung(-sbestandteilen) treten im Wesentlichen bei Komplexbildungs- und bei Adsorptionsreaktionen auf. Beispielsweise sollen als Antacida fungierende Aluminiumsalze nicht zusammen mit zitronensäurehaltigen Getränken und Speisen eingenommen werden, da dann überhöhte Aluminium-Blutspiegel resultieren können. Neben Aluminium und Eisen sollen auch die komplexbildenden zweiwertigen Kationen Magnesium, Calcium und Zink nicht zusammen mit Bisphosphonaten, Chinolonen, Tetracyclinen oder L-Thyroxin eingenommen werden. Daran ist beim Konsumieren von Milch(-produkten), Mineralwässern, bestimmten calciumreichen Fruchtsäften, Gemüse, Obst und Nahrungsergänzungsmitteln zu denken. Die Einnahme-Hinweise der Packungsbeilage sind hier deshalb konsequent zu befolgen!

Auch die in Schwarz- und auch Grüntee sowie in Kaffee enthaltenen Gerbstoffe können Arzneimittel komplexieren, so dass es zu einer geringeren bzw. verzögerten Resorption kommt. Wirkstoffe, für die dieses gilt, finden sich in Tabelle 5.5.

Die Tabellen 5.6 und 5.8 enthalten einige Arzneistoffe, deren Metabolisierung durch Grapefruit klinisch relevant reduziert wird.

Tumortherapeutika werden auch in oralen Darreichungsformen zunehmend verfügbar. Aus therapieentscheidenden Gründen ist hier eine herstellerkonforme Einnahme in Relation auch zur Nahrung strengstens einzuhalten (siehe Abbildung 5.2 und Tabelle 5.6).

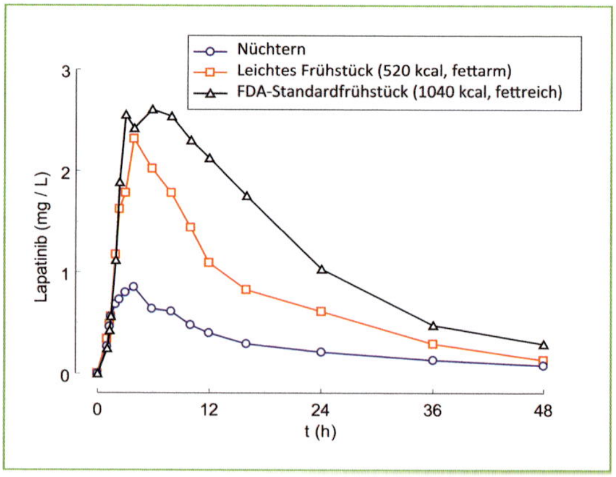

Abbildung 5.2: Mittlere Plasmakonzentrationen von Lapatinib nach einmaliger Gabe bei unterschiedlichen Einnahmebedingungen (nach Weitschies/Mehnert 2014)

Tabelle 5.5: Relevante Wechselwirkungen zwischen Nahrungs-/Genußmitteln und Medikamenten

Nahrungsmittel	Arzneimittel	Effekt → *Abhilfe*
Pharmakodynamische Wechselwirkungen		
Vitamin-K-haltige grüne Nahrungsmittel (Brokkoli, Spinat,Grün-,Rosenkohl, Mangold, Knoblauch ... Oliven-, Soja-, Rapsöl, ... auch Innereien: Leber, Herz;	Vitamin-K-Antagonisten (Phenprocoumon, Warfarin)	Verringerung der Gerinnungshemmung, Thrombosegefahr → ***diese Nahrungsmittel nur in gleichbleibenden Kleinmengen verzehren***
Goji-Beeren(Bocksdornfrüchte, Lycium barbarum) und Zubereitungen daraus	Vitamin-K-Antagonisten (Phenprocoumon, Warfarin)	erhöhte Blutungsneigung (PTZ u. INR ↑) → ***Goji-Beeren meiden***
Tyramin-haltige Nahrungsmittel (Käse, gepökelte bzw. luftgetrocknete Salami, Thunfischkonserven, Bratheringe ...), auch Rotwein, Soja- u. ähnliche Würzsaucen...	MAO-Hemmer (nicht selektive), Linezolid, Procarbazin (Zytostatikum) Selektive MAO-Hemmer: Moclobemid (Antidepressivum), Rasagilin und Selegilin (Parkinsonmittel) Isoniazid	Blutdruckanstieg Tachykardie → ***diese Nahrungsmittel möglichst ganz meiden***
Alkoholhaltige Genussmittel (Ethanol): Bier, Wein, Spirituosen...	Opiate, Opioide, Benzodiazepine, Neuroleptika, Antidepressiva, MAO-Hemmer, Antitussiva, H_1-Antihistaminika	Wirkungsverstärkung z. B. Atemdepression (Opiate, Benzodiazepine) → ***Alkohol möglichst meiden***
	Vitamin-K-Antagonisten (Phenprocoumon, Warfarin) sog. „OAKs"	– bei akuter Alkoholzufuhr: Verstärkung der Gerinnungshemmung – bei chronischer Alkoholzufuhr: Verringerung der Gerinnungshemmung
	orale Antidiabetika (Glibenclamid, Glimipirid, Nateglinid)	Wirkungsverstärkung → ***Alkoholkonsum kontrollieren, da er auch Eigenwirkung auf KH-Stoffwechsel hat***
	Metformin	Lactazidosegefahr → ***Alkoholkonsum kontrollieren***

Nahrungsmittel	Arzneimittel	Effekt → *Abhilfe*
	Metronidazol	Antabus-artige Reaktion → ***Alkohol möglichst meiden***
	Paracetamol, Valproinsäure	erhöhte Hepatotoxizität dieser Pharmaka
Lakritze mit viel Süßholzwurzelextrakt	Antihypertensiva, insbesondere kaliuretische Diuretika (Furosemid, Piretanid)	Bluthochdruck infolge 11ß-HSD-Hemmung → ***bei Hochdruck möglichst ganz meiden***
Pharmakokinetische Wechselwirkungen		
Coffeinhaltige Genußmittel: Kaffee, Tee, Cola, Mate, Energy Drinks, reichlich Bitterschokolade	Clozapin (atypisches Neuroleptikum)	Symptome einer Clozapin-Überdosierung/-intoxikation → ***diese Genussmittel stark einschränken***
	Gyrasehemmer: unter bestimmten Voraussetzungen Ciprofloxacin und Norfloxacin	zentralnervöse Übererregung, Krampfanfälle → ***diese Genussmittel stark einschränken***
Calciumhaltige Nahrungsmittel: Milch/-Produkte, Calcium-angereicherte Fruchtsäfte und einige Calciumreiche Mineralwässer	Bisphosphonate wie Alendronat Gyrasehemmer: Cipro- und Norfloxacin Schilddrüsenhormone wie Levothyroxin Tetracycline wie Doxycyclin	verminderte Arzneimittelwirkung → ***mindestens 2 h Abstand zwischen Nahrungs- u. Medikamenteneinnahme***
Fruchtsäfte wie Apfel-, Orange-, Grapefruitsaft	Aliskiren, Celiprolol, Atenolol (Antihypertensiva); Fexofenadin,	verringerte Resorption, aber auch verlängerte Wirkdauer → ***diese Säfte höchstens kontrolliert genießen***
Grapefruit (Citrus paradisi, L.) Früchte und Zubereitungen daraus z. B. Saft, Konfitüre	**CYP3A4-Substrate z. B.** Calciumantagonisten vom Nifedipin-Typ, CSE-Hemmer (Atorvastatin, Lovastatin und Simvastatin), Immunsupressiva (Ciclosporin, Tacrolimus, Everolimus und Sirolimus), andere: Ivabradin, Ivacaftor, Lomitapid, Ranolazin, Colchicin, Terfenadin	Wirkungsverstärkung infolge Hemmung der Metabolisierung der nebenstehenden Arzneistoffe → ***Grapefruit-(produkte) meiden***

Nahrungsmittel	Arzneimittel	Effekt → *Abhilfe*
	Wirkungsabschwächung: Aliskiren, Bilastin; Fexofenadin; Celiprolol (eventuell auch Atenolol)	Wirkungsabschwächung → ***Grapefruit-(produkte) meiden***
	Cyclophosphamid, Ifosfamid	Bioaktivierung abgeschwächt → ***Grapefruit-(produkte) meiden***
Gerbstoffe (u. a. enthalten in Tee, Kaffee)	Eisenpräparate	Verminderte Eisenresorption → ***Eisen-Blutkonzentration engmaschig kontrollieren***

Tabelle 5.6: Beispiele für häufig verwendete Arzneistoffe bzw. solche mit geringer therapeutischer Breite bzw. mit sensiblen Minimal- und Höchstkonzentrationen bzw. mit beschränkter Magenverträglichkeit (Auswahl)

	Relation zur Mahlzeit			
Pharmakon	vor	zu	nach	Anmerkung
ß-Acetyldigoxin (Digoxin, Digitoxin, Metildigoxin)			X	
Aciclovir, Valaciclovir			X	
Amiodaron, Dronedaron		X	X	kein Grapefruit
Azathioprin		X		
Calcitriol		X		morgens
Exemestan			X	
Fampridin				nüchtern!
Fluphenazin			X	kein Kaffee, Tee, Fruchtsaft
Flutamid			X	
Imatinib		X		
Ipatropiumbromid	X			
Isoniazid	X			vor dem Frühstück
Ivacaftor		X		zu fettreicher Mahlzeit, kein Grapefruit
Kaliumchlorid		X		

Pharmakon	Relation zur Mahlzeit vor	zu	nach	Anmerkung
Kaliumjodid			X	
Levothyroxin	X			mind. ½ h. vorher
Lisurid		X		
Medroxyprogesteronacetat			X	
Melperon			X	kein Kaffee, Tee, Milch
Melphalan	X			½ h vorher
Mesuximid		X		
Metoclopramid	X			
Mianserin		X		
Moclobemid			X	
Naproxen	X			
Nystatin			X	
Omeprazol (auch Panto-, Rabeprazol)	X			
Pankreatin		X		
Paromomycin			X	
Ribavirin		X		
Rivastigmin			X	
Selegilin			X	
Sotalol	X			
Sucralfat				nüchtern!
Tamoxifen		X		
Testosteron		X		
Tiagabin		X		
Ticlopidin		X		
Trospiumchlorid	X			
Vinorelbin		X		
Ziprasidon		X		

Tabelle 5.7: Arzneimittel, die nicht zeitgleich/-nah mit Schwarztee oder Kaffee einzunehmen sind (Auswahl)

Alendronat	Enoxacin	Perphenazin
Benperidon	Fluphenazin	Risperidon
Ciprofloxacin	Haloperidol	Trimipramin
Eisenfumarat	Melperon	Zinksulfat

Tabelle 5.8: Arzneimittel, bei deren Anwendung Grapefruit(-produkte) zu meiden sind (Auswahl)

Antiarrhythmika und Betablocker Amiodaron, Dronedaron, Gallopamil, Verapamil; Atenolol, Celiprolol
Benzodiazepine Diazepam, Midazolam, Triazolam
Calciumkanalblocker Amlodipin, Felodipin, Isradipin, Lecarnidipin, Nifedipin, Nimodipin, Nisoldipin, Nitrendipin
Cholesterinsynthese-Hemmer Atorvastatin, Lovastatin, Simvastatin
Immunsuppressiva Ciclosporin, Everolimus, Sirolimus
Weitere Einzelsubstanzen Aliskiren, Bilastin, Buspiron, Carbamazepin, Fentanyl, Fexofenadin, Ivabradin, Ivacaftor, Pimozid, Quetiapin, Ranolazin, (Sildenafil, Tadalafil, Vardenafil), Zolpidem

6 Nahrungsmittelunverträglichkeiten und Nahrungsmittelallergien

Nahrungsmittelunverträglichkeiten und Nahrungsmittelallergien sind objektiv deutlich seltener als subjektiv empfunden. Grundsätzlich wird zwischen einer Nahrungsmittelunverträglichkeit mit nicht immunlogisch vermittelten z. T. dosisabhängigen Unverträglichkeitsreaktionen (enzymatische Intoleranz, Transportdefekte, pseudoallergische Reaktionen) und einer immunologisch vermittelten allergischen Reaktion unterschieden. Zu den letzteren zählen Immunglobulin-E (IgE) vermittelte und Immunglobulin-E (IgE) unabhängige Reaktionen. Im Folgenden sollen die Nahrungsmittelunverträglichkeiten und Nahrungsmittelallergien beschrieben werden, die am häufigsten auftreten oder besonders schwerwiegende Auswirkungen haben (Abbildung 6.1).

Die häufigsten nicht immunologisch bedingten Nahrungsmittelunverträglichkeiten werden durch Kohlenhydrate, seltener durch biogene Amine hervorgerufen. Die Unverträglichkeiten resultieren aus einer gastrointestinalen Malabsorption oder einer enzymatischen Intoleranz. In Deutschland wird die Häufigkeit von Unverträglichkeiten bei Laktose (Milchzuckerunverträglichkeit) auf 7–20 %, bei Fructose auf 15–25 % und bei Sorbit auf 8–12 % geschätzt. Kohlenhydratunverträglichkeiten werden nicht selten als Allergie fehlinterpretiert.

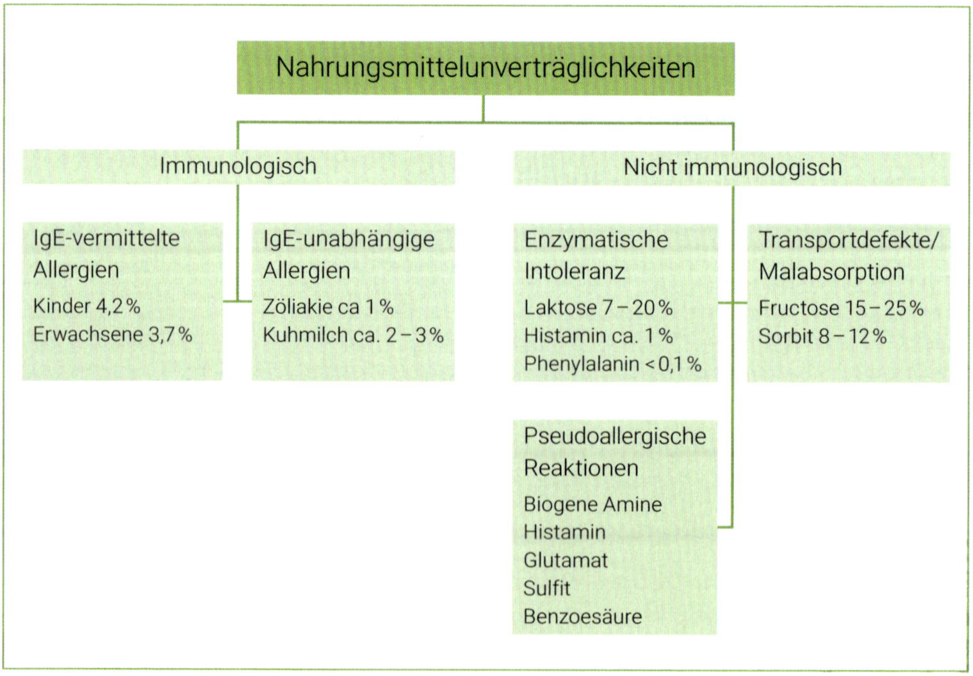

Abbildung 6.1: Übersicht über mögliche Nahrungsmittelunverträglichkeiten

6.1 Kohlenhydratunverträglichkeiten

Die Beschwerden bei Unverträglichkeiten durch Kohlenhydrate werden durch nicht gespaltene beziehungsweise nicht resorbierte Anteile im Darmlumen verursacht. Diese Kohlenhydrate sind osmotisch aktiv und binden Flüssigkeit im Lumen. Nicht resorbierte Kohlenhydrate gelangen in tiefer gelegene Darmabschnitte und werden dort durch Bakterien im Kolon metabolisiert. Hierdurch entstehen vermehrt kurzkettige Fettsäuren mit der Folge einer verstärkten Gasbildung (u. a. H_2 , CO_2, Methan), die zu gastrointestinalen Beschwerden wie Meteorismus, Flatulenz, breiigen Stühlen, Diarrhö, Obstipation, Übelkeit und Völlegefühl führen kann. In selteneren Fällen können auch Verstopfung, Gewichtsverlust oder extraintestinale Symptome auftreten, (z. B. Kopfschmerzen bei Fructosemalabsorption). Die Beschwerden setzen oft schon nach 30 Minuten ein und können sechs bis neun Stunden nach Nahrungsmittelaufnahme anhalten. Nachts und bei Nahrungskarenz sind die Patienten meistens symptomfrei.

Zur Diagnosestellung wird eine Ernährungsanamnese durchgeführt, um einen Zusammenhang zwischen zugeführten Nahrungsmitteln (Tabelle 6.1) und dem Auftreten von Symptomen erkennen zu können. Dies dient der groben Einschätzung und ist die Basis weiterführender Maßnahmen. In der Regel wird bei Verdacht auf eine Kohlenhydratunverträglichkeit ein Wasserstoff-Exhalationstest (H_2-Atemtest) durchgeführt, bei dem bei Erwachsenen 50 g Laktose, 25 g Fructose oder 5–10 g Sorbit oder ein anderer zu testender Zucker dem Patienten in 250 ml Wasser zum Trinken verabreicht werden. Vorher und über einen Zeitraum von 150–180 Minuten nach der Ingestion wird die H_2-Ausatmung im Abstand von 20–30 Minuten gemessen und das Auftreten von Beschwerden dokumentiert. Da der Mensch kein H_2 produzieren kann, gilt dessen Nachweis als prädiktiv. Als pathologisch gilt ein Anstieg > 20 ppm vom Ausgangswert und/oder das Auftreten gastrointestinaler Symptome. Es sind aber auch „H_2-non-producer" bekannt, bei denen aufgrund ihrer Bakterienflora kein H_2 produziert wird und ein Wert < 20 ppm gemessen wird. Bei diesen Patienten ist der Test nicht verwertbar und die Diagnose wird aufgrund klinischer Symptome oder anderer Testverfahren gestellt. Dies betrifft in Europa ca. 15 % der Patienten.

Zur Diagnose der Laktoseunverträglichkeit kann nach oraler Aufnahme von Laktose der Blutzuckerspiegel über zwei Stunden im Abstand von ca. 30 Minuten kontrolliert werden. Ein Anstieg des Blutzuckerspiegels zeigt an, ob Laktose in Glucose und Galaktose gespalten wird. Bei einer Laktoseintoleranz bleibt der Blutzuckerspiegel unterhalb eines bestimmten Wertes. Dieser Test kann als Zusatztest durchgeführt werden.

Differenzialdiagnostisch sind bei allen Patienten andere Erkrankungen auszuschließen (z. B. das Reizdarmsyndrom).

Tabelle 6.1: Ernährungsanamnese

Ernährungsanamnese	
Auslöser	**Vorkommen**
Biogene Amine: Putrescin, Tyramin, Serotonin, Histamin	Maggi, Rohwurst, Ananas, Banane, Walnuss Käse, Rotwein, Thunfisch, Sauerkraut
Fruchtzucker (Fructose)	Obst (Apfel), Mais, Rosinen, Honig, Kartoffel, Fruchtsäfte, Softdrinks, Süßstoffe
Milchzucker (Laktose)	Milchprodukte, Cappuccino, Kondensmilch, Käse, Fertiggerichte, Schokolade
Zuckeraustauschstoffe: Sorbit, Xylit	Frisches und getrocknetes Obst (Weintrauben, Birnen, Pfirsiche bzw. Pflaumen, Datteln), Zuckerersatz, Diabetikerkost, Kaugummi, Bonbons

6.1.1 Fructoseunverträglichkeit

Bei der Fructoseunverträglichkeit wird zwischen der seltenen angeborenen Form (hereditäre Fructoseintoleranz), der Fructosemalaborption und einem passageren Fructoseüberhang durch eine einseitige Ernährung unterschieden, wobei Fructosemalaborption und Fructoseüberhang häufiger vorkommen. Zur Differenzialdiagnostik siehe Tabelle 6.2.

Tabelle 6.2: Differerenzialdiagnose der Fructoseunverträglichkeit (nach DGAKI)

	Hereditäre Fructoseintoleranz (HFI)	Fructosemalabsorption (FM)	Fructoseüberhang
Prävalenz	Deutschland: 1 : 20 000	Europa/Nordamerika: Ca. 33 % Erwachsene Ca. 66 % Kleinkinder	
Pathophysiologie	Angeborene Stoffwechselstörung mit Defizienz der Fructose-1-Phosphat-Aldolase und toxischer Akkumulation von Fructose-1-Phosphat in Leber, Niere, Dünndarm	Eingeschränkte Transportkapazität (< 25 g) mit Anreicherung von Fructose im Dünndarm, die bakteriell zersetzt wird	Physiologische Resorptionskapazität von 35 g wird überschritten
Symptome	Übelkeit, Erbrechen, schwere Hypoglykämien, unklare Nieren- und/oder Leberfunktionstörungen	Meteorismus, Flatulenz, Diarrhö, Obstipation, breiige Stühle, Völlegefühl	Unregelmäßig auftretende breiige Stühle, Flatulenz, Diarrhö, Obstipation

	Hereditäre Fructose-intoleranz (HFI)	Fructosemalabsorption (FM)	Fructoseüberhang
Diagnostik	Fructose-1-Phosphat-Aldolase Mutationsanalyse im Blut	H_2-Atemtest	Ernährungs-/Symptom-protokolle
Therapie	Lebenslange Fructose-karenz	Temporär befristete moderate Ernährungs-umstellung, anschließend Austestung des individuellen Schwellenwerts	Ernährungsumstellung durch Verzicht auf einseitige Zufuhr von Zuckeralkoholen

Fructose ist ein Monosaccharid. Im Unterschied zu den Monosacchariden Glucose und Galaktose, die im oberen Duodenum/Jejunum vollständig resorbiert werden, ist die Resorptionskapazität für Fructose begrenzt. Es besteht eine physiologische Kohlenhydratmalabsorption bei einer Aufnahme von mehr als 35–50 g. Die Fructose wird, ebenso wie Glucose, über Transporterproteine aus dem Darm aufgenommen, für Fructose ist es der Glucosetransporter Typ 5 (GLUT-5). Über ein weiteres Transportprotein, nämlich dem Glucosetransporter Typ 2 (GLUT-2), wird Fructose in das Blut abgegeben (Abbildung 6.2).

Niedriger Fett- und Proteingehalt der Nahrung führt zu einer deutlichen Transportbeschleunigung des Speisebreis im oberen Gastrointestinaltrakt, so dass die Aufnahme von Fructose eingeschränkt ist. Als Fructosemalabsorption wird die unphysiologisch begrenzte Aufnahmekapazität von < 25 g Fructose mit Auftreten von typischen Symptomen nach Verzehr bezeichnet.

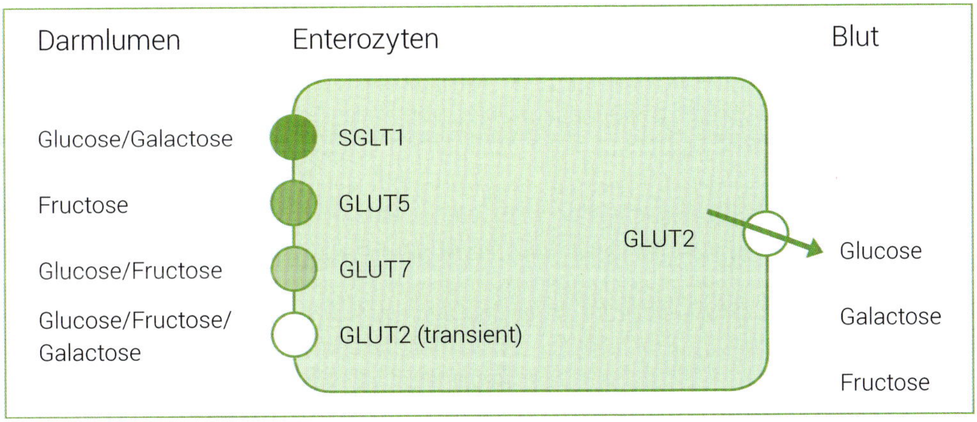

Abbildung 6.2: Monosaccharid-Transport (modifiziert nach: https://journals.physiology.org/doi/full/10.1152/ajpendo.90394.2008)

Die Therapie der Fructosemalabsorption beinhaltet eine zeitlich befristete Fructosereduktion von < 10 g/Tag, eine Karenz von Zuckeralkoholen, Alkoholverzicht und die Behandlung einer möglicherweise zugrundeliegenden Erkrankung. Ein ausgewogenes Verhältnis der Glucose- zur Fructoseaufnahme ist anzustreben, da Glucose und Fructose die Expression der Transporterproteine stimulieren können. Eine dauerhafte Vermeidung der Fructosezufuhr ist daher nicht sinnvoll. Nach einer Umstellung auf eine modifizierte fructosehaltige Kost kann die Expression gesteigert und die Verträglichkeit von Fructose in der täglichen Nahrung in physiologischen Mengen erreicht werden. Eine fructosefreie Kost führt initial zu einer kurzfristigen Verbesserung der Symptome, im Verlauf kann es jedoch zu einer zunehmenden gastrointestinalen Symptomatik kommen, da die Expression des fructosespezifischen GLUT-5-Transporters durch die Fructosekarenz absinkt. Eine Ernährungsumstellung auf eine fructosemodifizierte Kost führt bei Fructosemalabsorbern daher zu einer verbesserten Fructoseverträglichkeit. Durch Anhebung der Fett- und Proteinmenge in der Nahrung wird eine verbesserte Aufnahme der Fructose im Dünndarm erreicht. Lebensmittel mit einem höheren Glucose- als Fructoseanteil wie Rohr- oder Rübenzucker (Saccharose: Glucose-Fructose-Verhältnis 1 : 1) oder Bananen (Glucose-Fructose-Verhältnis 1,5 : 1) werden bei Fructosemalabsorption oft besser vertragen werden als Lebensmittel mit einem höheren Fructoseanteil (z. B. Äpfel: Glucose-Fructose-Verhältnis 1 : 3). Nahrungsmittel mit einem hohen Gehalt an Fructose sind Honig, Äpfel, Birnen, Datteln, Feigen, Mangos, Pflaumen, Trauben, Trockenfrüchte, Fruchtsäfte. Cave bei Diätprodukten, Sport-/Wellnessgetränken mit Zuckeraustauschstoffen.

Die Gesamttageszufuhr von Fructose sollte in kleinen Portionen erfolgen, um die Verträglichkeit zu verbessern.

Bei einem Fructoseüberhang handelt es um eine passagere Verwertungsstörung, die durch eine einseitige und übermäßige Zufuhr von Süßigkeiten und/oder Obstverzehr verursacht werden kann. Eine Ernährungsumstellung auf eine ausgewogene Nahrungszufuhr führt in diesen Fällen zu einer Besserung der Symptome. Bei einer hereditären Fructoseintoleranz muss lebenslang eine Fructosezufuhr vermieden werden.

6.1.2 Laktoseunverträglichkeit

Laktose (Milchzucker) ist ein Disaccharid bestehend aus Glucose und Galactose. Der Darm kann nur Monosaccharide aufnehmen, daher muss die Laktose im Darm enzymatisch durch Laktase, ein im Bürstensaum des Dünndarms vorkommendes Enzym, gespalten werden. Eine Laktoseunverträglichkeit beruht auf einem Mangel an Laktase oder deren Aktivitätsverlust, der entwicklungsgenetisch bedingt meist ab dem 2. Lebensjahr beginnt und sich in einer Laktoseintoleranz manifestieren kann. Eine angeborene Laktoseintoleranz (kongenitaler Laktasemangel) bei Säuglingen ist sehr selten. Die betroffenen Babys vertragen keine Muttermilch und erkranken bereits in den ersten Lebenswochen.

Die Prävalenz der Laktoseintoleranz ist regional sehr unterschiedlich. Sie tritt im asiatischen Raum bei mehr als 90 % der Erwachsenen auf. In Deutschland liegt die Rate bei ca. 15–20 %. Der Aktivitätsverlust der Laktase ist in der Regel nicht vollständig, so dass kleine Mengen Laktose (< 1–5 g/Tag) vertragen werden. Der Gehalt an Laktose in Arzneimitten liegt meist im mg-Bereich, daher sind diese Arzneimittel meist auch für Menschen geeignet, die Laktose schlecht vertragen.

Therapeutisch sollte eine Karenz und nach 4–6 Wochen eine Steigerung der Laktosezufuhr bis auf die tolerierte Minimaldosis erfolgen. Zur Unterstützung können folgende Maßnahmen hilfreich sein:

- Substitution der Laktase in Tablettenform während des Verzehrs von milchzuckerhaltigen Produkten, womit eine Symptomreduktion von bis zu 90 % erreicht werden kann.
- Bevorzugung laktosefreier Milchprodukte (< 0,1 g Laktose/100 g Lebensmittel).
- Auswahl von fermentierten Milchprodukten (Joghurt, Quark), die aufgrund der bakteriell-enzymatischen Aufspaltung der Laktose einen geringeren Laktosegehalt aufweisen als nichtfermentierte Lebensmittel
  - 100 g pasteurisierte Milch 3,5 % ca. 5 g Laktose
  - 100 g fermentierte Lebensmittel (Joghurt, Quark, Hart-, Schnitt-, Frisch- beziehungsweise Weichkäse) ca. 1–3 g Laktose.
- Verlängerung der Transitzeit und langsamere intestinale Anflutung durch Nährstoffzusammensetzung mit 50 % Kohlenhydrate, 15–20 % Eiweiß, 25–30 % Fett.
- Keine solitäre Zufuhr, im Rahmen von Mahlzeiten sind laktosehaltige Produkte verträglicher.

Mit diesen Maßnahmen wird bei 40–100 % der Patienten eine Verbesserung der Symptomatik erreicht.

6.1.3 Sorbitunverträglichkeit

Sorbit ist ein sechswertiger Zuckeralkohol, der intestinal nur gering über passive Diffusion resorbiert wird. Sorbit (E 420) wird als Zuckeraustauschstoff, Trägerstoff sowie Feuchthaltemittel verwendet und ist in vielen Obstsorten und anderen Nahrungs- und Genussmitteln enthalten (zuckerfreie Kaugummis und Bonbons, Trockenfrüchte, Pflaumen, Birnen, Äpfel, Aprikosen, Marillen, Pfirsiche, Diabetikerprodukte).

Sorbit ist osmotisch aktiv, hemmt direkt den GLUT-5-Transporter und beeinflusst somit auch die Fructose- und Glucoseverwertung. Personen mit einer Sorbitunverträglichkeit haben daher häufig auch eine Fructosemalabsorption. Sorbit besitzt ein sehr hohes Potenzial zur Induktion oder Verstärkung einer Kohlenhydratmalabsortion.

Ernährungstherapeutisch wird die Sorbitaufnahme reduziert, gegebenenfalls kann durch Verwendung von Glucose eine GLUT-5-Transporteraktivierung erreicht werden.

6.2 Unverträglichkeiten von Aminosäuren und biogenen Aminen

6.2.1 Phenylalaninunverträglichkeit (Phenylketonurie)

Die Phenylketonurie ist eine der häufigsten angeborenen Stoffwechselerkrankungen mit einer Mutation im PAH-Gen, das die Phenylalaninhydroxylase (PAH) codiert. Folge ist eine verminderte Aktivität oder ein vollständiges Fehlen dieses Enzyms, das bei Vorhandensein des Kofaktors Tetrahydrobiopterin (BH_4) den irreversiblen Abbau von Phenylalanin zu Tyrosin katalysiert. Bei einer Phenylketonurie akkumuliert Phenylalanin in allen Geweben und im Blut (Hyperphenylalaninämie). Über alternative Stoffwechselwege wird Phenylalanin zu Phenylketonen abgebaut, die sich im Plasma und im Urin unbehandelter Patienten nachweisen lassen.

Gleichzeitig tritt ein Mangel an Tyrosin auf und ein Mangel von aus Tyrosin-gebildeten Biomolekülen (Katecholamine, Dopamin, Melanin, Schilddrüsenhormone).

In Deutschland tritt die Erkrankung bei 1 von 7500–8000 Neugeborenen auf. Sie wird durch ein bereits Ende der 1960er-Jahre eingeführtes flächendeckendes Neugeborenenscreening rechtzeitig erkannt (Guthrie-Test).

Die Hyperphenylalaninämie beeinträchtigt insbesondere die Feinmotorik und die Funktion des Gehirns. Defizite in der psychomotorischen Entwicklung werden frühestens im Alter von drei Monaten klinisch auffällig. Zu diesem Zeitpunkt sind bereits irreversible neurologische Schäden eingetreten. Das klinische Bild ist insbesondere gekennzeichnet durch schwere psychomotorische und mentale Entwicklungsverzögerung mit Tetraspastik (muskuläre Hypertonie, Hyperreflexie) und hyperkinetischem Bewegungsmuster sowie stark verzögerte oder ausbleibende Kommunikations- und Sprachentwicklung.

Die Ausprägung der Symptome ist abhängig von der Restaktivität der PAH. Bei Patienten mit milder Phenylketonurie (PAH-Aktivität 1–3 %) oder milder Hyperphenylalaninämie mit < 10 mg/dl (PAH Aktivität 3–10 %) ist die Symptomatik abgeschwächt oder tritt gar nicht auf. In 98 % der Fälle ist die Erkrankung durch eine Funktionseinschränkung der PAH bedingt. In seltenen Fällen (1–2 %) liegen der Hyperphenylalaninämie Defekte der Synthese oder des Recyclings des Kofaktors BH_4 zugrunde.

Eine Erkrankung wird bereits bei dem routinemäßigen Neugeborenscreening erkannt. Aus einer Trockenblutprobe des Neugeborenen (36. und 72. Lebensstunde) wird semiquantitativ Phenylalanin und Tyrosin bestimmt. Die Therapie besteht in einer umgehenden Umstellung der Ernährung auf eine phenylalaninarme Diät und Aminosäuresubstitution. Sie ermöglicht dem Patienten eine regelrechte physische und mentale Entwicklung. Bei der Mehrzahl der Patienten, die lediglich eine Funktionseinschränkung der PAH zeigen, gibt es Hinweise, dass die Gabe des Kofaktors Tetrahydrobiopterin (BH_4) eine Steigerung der PAH-Aktivität bewirken kann und somit die diätetischen Anforderungen weniger restriktiv gehandhabt werden können. Bei Patienten mit einer schweren Stoffwechselstörung sind die Diätanforderungen in der Praxis schwer umzusetzen, da Phenylalanin Bestandteil aller Nahrungsproteine ist. Eiweißreiche Produkte wie Fleisch, Fisch, Milch und Milchprodukte müssen von den Patienten vollständig vermieden werden. Aufgrund des hohen Proteingehaltes von Getreide können auch Lebensmittel wie Brot und Teigwaren fast gar nicht konsumiert werden. Es stehen industriell gefertigte phenylalaninfreie Ersatznahrungsmittel zur Verfügung. Täglich sollen nur etwa 6–8 g natürliches Eiweiß konsumiert werden. Zur Vermeidung eines Eiweißmangels muss die Substitution eines phenylalaninfreien Aminosäuregemisches erfolgen, das mit Mikronährstoffen angereichert ist. Patienten, die unter freier Kost eine milde Hyperphenylalaninämie zeigen, bedürfen keiner diätetischen Behandlung. Eine regelmäßige, lebenslange Diätkontrolle erfolgt über die Bestimmung von Phenylalanin und Tyrosin im Blut.

6.2.2 Histaminunverträglichkeit

Histamin ist ein biogenes Amin. Es wird endogen aus der Aminosäure Histidin gebildet und vorwiegend in Mastzellen und basophilen Leukozyten gespeichert. Histamin ist einer der wichtigsten Mediatoren IgE-, aber auch nicht-IgE-abhängiger klinischer Reaktionen. Histamin wird im Körper über zwei derzeit bekannte Abbauwege metabolisiert, mittels Methylierung durch die Histamin-N-Methyltransferase und mittels oxidativem Abbau durch die Diaminoxidase.

Über die Nahrung aufgenommenes Histamin wird ebenfalls über diese Abbauwege eliminiert. Größere Mengen können Intoxikationen hervorrufen, wobei Histaminmengen über 100 mg leichte und Histaminmengen über 1000 mg schwere Intoxikationen auslösen. Am häufigsten tritt eine Histaminintoxikation nach Verzehr von verdorbenem Fisch z. B. Thunfisch oder Makrele (Scombroid-Syndrom) auf. Als Ursache einer Unverträglichkeit gegenüber oralem Histamin wird ein gestörter Katabolismus von Histamin durch die beteiligten Enzyme vermutet, ein kausaler Zusammenhang konnte allerdings bisher nicht belegt werden.

Bei einigen Arzneimitteln (Acetylcystein, Metamizol, Verapamil, Metronidazol, Metoclopramid, Ambroxol, ASS, Ibuprofen, Amilorid, Furosemid, Cimetidin) wird ein negativer Einfluss auf die histaminabbauenden Enzyme vermutet; die Datenlage ist inkonsistent.

Die Symptomatik bei einer Histaminunverträglichkeit ist komplex und kann mehrere Organe betreffen. Differenzialdiagnostisch muss daher eine Vielzahl von Erkrankungen abgeklärt werden: Urtikaria, chronisch entzündliche Darmerkrankungen, Kohlenhydratverwertungsstörungen, Zöliakie oder andere allergische Erkrankungen (Tabelle 6.3). Die Analyse der Symptome in Bezug auf das zeitliche Auftreten gibt wichtige differenzialdiagnostische Hinweise; nur bei einer zeitlichen Assoziation zur Nahrungsaufnahme (Minuten bis zu vier Stunden) besteht ein Verdacht auf Nahrungsmittelunverträglichkeit.

Tabelle 6.3: Symptome und Differenzialdiagnosen bei vermuteter Histaminunverträglichkeit (DGAKI)

Symptome	Differenzialdiagnose(n)
Flush	Neuroendokrine Tumoren
Juckreiz	Urtikaria, Pruritus sine materia, Prurigo
Übelkeit/Erbrechen	Ulcus ventriculi, Ulcus duodeni
Diarrhö und abdominelle Schmerzen	Chronisch entzündliche Darmerkrankungen, Kohlenhydratverwertungsstörungen (Laktoseintoleranz, Fructosemalabsorption), Zöliakie
Rhinitis	Allergische und nicht-allergische Rhinitis
Dyspnoe, Stimmstörung	Allergisches und nicht-allergisches Asthma
Blutdruckabfall, Schwindel, Tachykardie	Anaphylaxie

Bislang gibt es keine etablierten Verfahren zum Nachweis eine Unverträglichkeit von exogen zugeführtem Histamin. Als praktikables Vorgehen wird eine dreistufige Ernährungsumstellung (Karenzphase, Testphase, Dauerphase) und ein anschließender titrierter Provokationstest befürwortet.

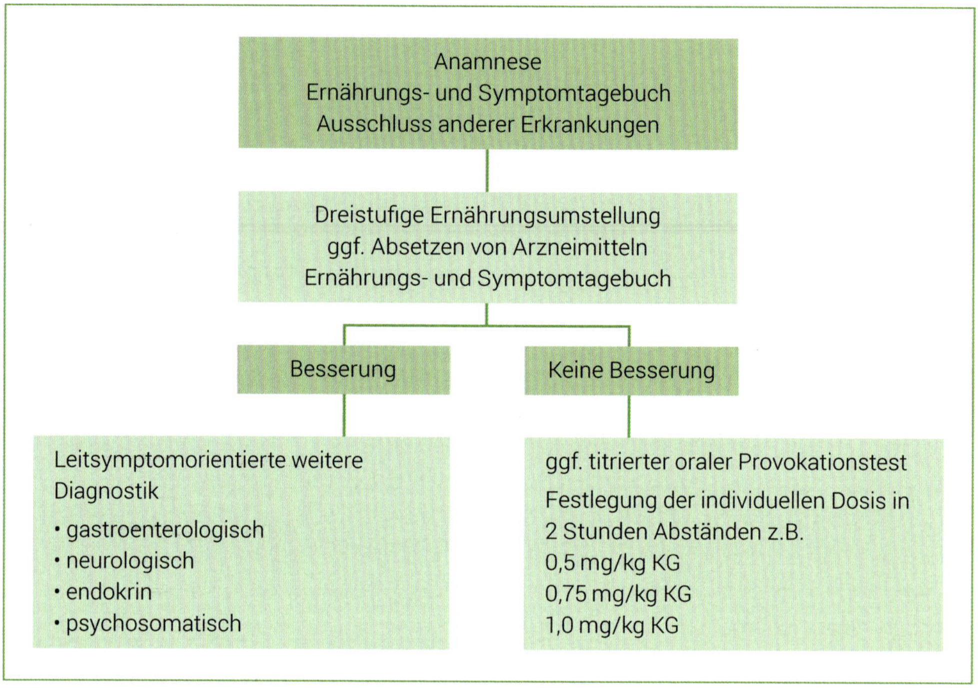

Abbildung 6.3: Vorgehensweise bei Verdacht auf Histaminunverträglichkeit

Die Therapie besteht in einer weitestgehenden Vermeidung histaminhaltiger Nahrungsmittel bzw. konsequenter Konzentration auf histaminarme Nahrungsmittel. Frische und möglichst unverarbeitete Lebensmittel sind histaminarm und sollten bevorzugt werden. Reich an Histamin sind Gärungs-, Reifungs- oder Fermentationsprodukte, z. B. Alkohol, reife Käsesorten, Essig, überlagerte Produkte, Konserven, Fertig- oder Halbfertigprodukte. Eine praktische Schwierigkeit ist, dass der Histamingehalt in Nahrungsmitteln in Abhängigkeit vom Reifegrad, der Lagerdauer und Verarbeitung stark schwankt (z. B. Histamingehalt in Emmentaler Käse von < 0,1–1,788 mg/kg). Daher ist es schwierig, den Histamingehalt einzelner Mahlzeiten abzuschätzen.

6.2.3 Glutamat-Unverträglichkeit

Glutamate sind die Ester und Salze der Glutaminsäure (*α-Aminoglutarsäure* oder auch *2-Aminoglutarsäure*), einer nicht essenziellen Aminosäure, die als Bestandteil von Proteinen in der Nahrung vorkommt. Pflanzliches Protein enthält bis zu 20 % Glutaminsäure, tierisches bis zu 40 %.

Glutaminsäure und Glutamate werden in der Lebensmittelindustrie als zugelassene Geschmacksverstärker (Umami-Geschmack) in Fertig- und Tiefkühlgerichten, Gewürzmischungen und Knabber-Artikeln mit der Kennzeichnung E 620–E 625 eingesetzt. In der asiatischen Küche ist der Einsatz von Glutamaten weit verbreitet. Eine Unverträglichkeit nach dem Besuch asiatischer Restaurants wird vermehrt beschrieben und ist als „China-Restaurant-Syndrom" bekannt.

Nach einer Stellungnahme der WHO hat exogen zugeführtes Glutamat keinen schädlichen Einfluss auf den Organismus, wenn es in normalen Mengen verzehrt wird. Von der EFSA wurde für Glutaminsäure und Glutamate ein Gruppen-ADI-Wert von 30 mg/kg KG/ Tag benannt, der über längere Zeit nicht überschritten werden sollte. Alle Daten weisen bisher darauf hin, dass Plasmaspiegel beim Menschen auch unter extremen Verzehrbedingungen nicht die Werte erreichen, bei denen im Tierversuch neuronale Schäden beobachtet wurden. Allerdings gibt es Hinweise, dass Störungen des endogenen Glutamat-Stoffwechsels mit chronischen Erkrankungen wie Morbus Alzheimer, Morbus Parkinson, Chorea Huntington (Veitstanz) und amylotropher Lateralsklerose (ALS) assoziiert sind.

Die Symptome der Glutamatunverträglichkeit sind komplex und können wie bei der Histaminunverträglichkeit verschiedene Organe betreffen. Am häufigsten werden genannt:

- Mundtrockenheit,
- Taubheitsgefühl/Kribbeln in der Mundhöhle oder auf der Zunge,
- Juckreiz im Hals,
- Hautrötungen (meist auf den Wangen),
- Herzrasen, gelegentlich Herzrhythmusstörungen,
- Kopf-, Gliederschmerzen,
- Nackensteife,
- Übelkeit.

Anders als bei IgE-vermittelten Reaktionen auf Nahrungsmittel, bei denen In-vitro-Tests und Hauttests einen festen Stellenwert in der Diagnostik vor der Durchführung von oralen Provokationstests haben, stehen für pseudoallergische Reaktionen auf Glutamat noch keine zuverlässigen Labor- oder Hauttests zur Verfügung. Das diagnostische Vorgehen orientiert sich an der Vorgehensweise bei Verdacht auf Histaminunverträglichkeit. Ein titrierter oraler Provokationstest kann mit 500, 2000, 5000 mg erfolgen.

Therapeutisch sollte nach Möglichkeit der Verzehr von Lebensmitteln mit einem hohen Anteil biogener Amine vermieden oder reduziert werden. Insbesondere ist der Zusatz als Geschmacksverstärker zu beachten. Frische und möglichst unverarbeitete Lebensmittel sollten bevorzugt werden (siehe auch Kapitel 6.2.2 Histaminunverträglichkeit).

6.2.4 Pseudoallergische Reaktionen durch Zusatzstoffe

Pseudoallergische Reaktionen sind als klinische Reaktionen definiert, die in der Symptomatik allergischen Reaktionen gleichen, ohne dass eine immunologische Sensibilisierung nachgewiesen werden kann. Sie werden durch Zusatzstoffe oder durch natürliche Nahrungsmittelinhaltsstoffe verursacht.

Häufigste Auslöser einer pseudoallergischen Reaktion sind die Konservierungsstoffe *Benzoesäure* (E210–E213) und *Sulfit* (E220–E223). Benzoesäure ist eine aromatische Carbonsäure, die in geringen Mengen in Nahrungsmitteln (z. B. Früchte, Honig, einige Milchprodukte) enthalten ist. Sie wird in größeren Mengen in der Lebensmittel-, Pharma- und Kosmetikindustrie als Konservierungsmittel eingesetzt. Sulfite sind die Salze der schwefligen Säure, die auch

in natürlichen Nahrungsmitteln wie Meerrettich, Zwiebeln, Knoblauch vorkommen und ihnen Schärfe verleihen. In der Nahrungsmittelindustrie werden sie zur Konservierung vor allem von Kartoffelprodukten, Wein und Trockenfrüchten verwendet und in der Pharmaindustrie noch einigen wenigen Parenteralia zugesetzt.
Diese Konservierungsstoffe können dosisabhängig pseudoallergische Reaktionen verursachen. Die Symptome sind unspezifisch, betreffen aber häufig Reaktionen der Haut, der Atemwege und des Gastrointestinaltraktes. Die Diagnose wird über eine Anamnese und ein Ernährungs-/Symptomprotokoll gestellt. Es gibt keine zuverlässigen Haut- und Bluttests als objektive diagnostische Parameter. Zur Sicherung der Diagnose wird ein zweistufiges Vorgehen praktiziert, das im ersten Schritt eine pseudoallergenarme Diät mit einer anschließenden pseudoallergenreichen Provokationsdiät und einem Symptomprotokoll vorsieht. Die Therapie besteht in einer Vermeidung der Konservierungsmittel.

6.3 Zöliakie

Zöliakie ist eine chronisch-entzündliche Erkrankung des Dünndarms, die auf einer lebenslangen Unverträglichkeit gegenüber dem Klebereiweiß Gluten, bzw. der Unterfraktion Gliadin beruht. Der ältere Begriff „einheimische Sprue" sollte nicht mehr verwendet werden. Gluten/Gliadin kommen in den Getreidearten Weizen, Dinkel, Roggen, Gerste und anderen Getreidesorten vor. Mais, Reis und Hirse sind frei von Gluten/Gliadin. Die Prävalenz der Zöliakie liegt in Deutschland bei ca. 0,3 %.

Um eine möglichst große Oberfläche zur Nährstoffaufnahme zu erhalten, ist der Darm mit vielen Falten, den Zotten, ausgekleidet. Bei Patienten mit Zöliakie führt die Zufuhr von Gluten zu entzündlichen Veränderungen der Darmschleimhaut mit der Folge einer Atrophie der Zotten und einer Verringerung der Oberfläche des Dünndarms. Dies kann zu einer Malabsorption von Nahrungsstoffen und entsprechenden Folgeerkrankungen führen.

Die klinischen Symptome der Zöliakie und der Schweregrad des Erkrankung können sehr unterschiedlich sein, man spricht auch von einem „Chamäleon der Gastroenterologie". Die Diagnosestellung ist daher erschwert, häufig wird die Diagnose zu spät oder gar nicht gestellt. In vielen Fällen ruft eine Gluten/Gliadin Unverträglichkeit allerdings auch keine Krankheitszeichen hervor. Die schwersten Symptome zeigen sich im Kindesalter. Das typische bzw. klassische Bild der Zöliakie manifestiert sich mit den Krankheitszeichen der Malabsorption wie Gewichtsverlust, Fettstühlen, Eiweißmangelödemen aber auch Schlaflosigkeit, Müdigkeit, Depressionen, Völlegefühl, Flatulenz, Obstipation. Bei Kindern dominieren abdominelle Beschwerden wie Dyspepsie, Flatulenz oder Wechsel der Stuhlgewohnheiten, Anorexie. Als typische Hinweise im Kindesalter gelten zudem Eisenmangel, Wesensveränderungen oder eine Wachstumsretardierung. Die Symptome beginnen meist zwischen dem 1. und 3. Lebensjahr.

Bei klinischem Verdacht auf Zöliakie sind primär serologische Untersuchungen (Gliadin-Antikörper, Anti-Endomysium, Anti-Tissue-Transglutaminase) notwendig. Diese Nachweise können bei ca. 10 % der Patienten durch einen bestehenden IgA-Mangel falsch negativ sein.

Nach einem positiven serologischen Befund kann die Diagnose histologisch durch einen Dünndarmbiopsie verifiziert werden. Histologisch werden dabei Veränderungen der Darmmukosa nach der Marsh-Klassifikation in 4 Grade eingeteilt, 0=normale Mukosa und 4=atrophische Zotten (Abbildung 6.4).

Die Therapie besteht in einem lebenslangen Verzicht auf Gluten/Gliadin-haltige Lebensmittel. Diese Diät führt in der Regel zu einer raschen Regeneration der geschädigten Zotten.

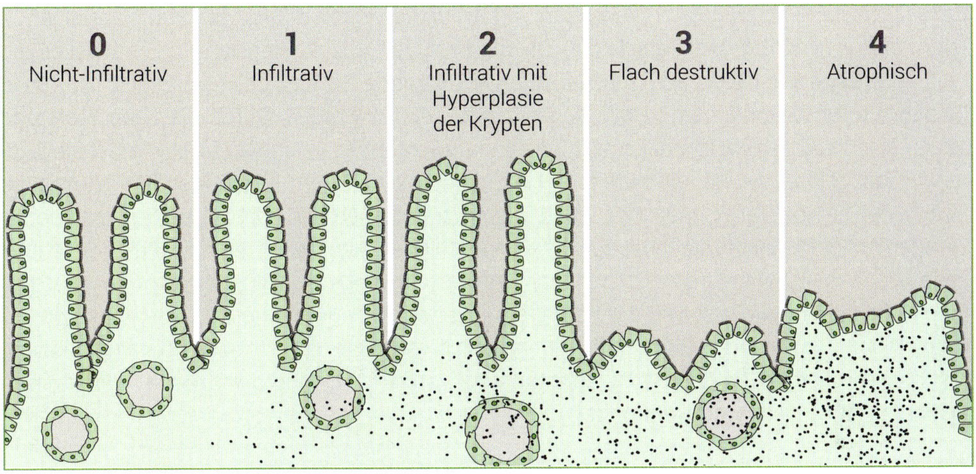

Abbildung 6.4: Marsh-Klassifikation (© Frank Pfeifer, Frankfurt am Main)

6.4 Nahrungsmittelallergien

Verursacher einer Nahrungsmittelallergie sind meist Eiweiße, die häufig mit einer Kohlenhydratseitenkette verbunden sind (Glykoproteine). Nahrungsmittelallergien werden in primäre und sekundäre Formen eingeteilt, die unterschiedlich schwer verlaufen können. *Primare*, vorwiegend frühkindliche Nahrungsmittelallergien entstehen als Folge (am ehesten) gastrointestinaler Sensibilisierungen auf vorwiegend stabile Nahrungsmittelallergene (Glykoproteine). Am häufigsten treten bei Kindern Allergien gegen Kuhmilch, Hühnerei, Erdnuss, Weizen, Soja, Nüsse, Fisch auf. Eine *sekundäre*, vorwiegend pollenassoziierte Nahrungsmittelallergie entsteht als Folge einer Sensibilisierung gegenüber Aeroallergenen (z. B. Pollenallergenen) mit anschließenden Reaktionen (Kreuzallergien) auf strukturverwandte, häufig instabile Allergene in (meist pflanzlichen) Lebensmitteln, siehe Tabelle 6.4. Derzeit sind ca. 50–100 Major-Epitope bekannt, die sowohl in Pollen als auch in Nahrungsmitteln vorkommen und die Kreuzreaktionen erklären. Ein Epitop (antigene Determinante) ist der Bereich des Antigens, der von einem spezifischen Antikörper erkannt wird und mit diesem oder mit T-Zellen interagiert. Meist handelt es sich um Proteine oder Proteide, die zum Teil hitzelabil sind. Das erklärt, warum einige Nahrungsmittel im gekochten Zustand gut vertragen werden, aber im rohen Zustand allergische Reaktionen verursachen können.

Die Prävalenz Immunglobulin-E (IGE) vermittelter Nahrungsmittelallergien ist regional sehr unterschiedlich, Kinder sind häufiger betroffen als Erwachsene. Für Deutschland liegt die vermutete Prävalenz bei ca. 20 %, durch einen Provokationstest konnte bei 4,2 % der Kinder und 3,7 % der Erwachsenen eine Nahrungsmittelallergie nachgewiesen werden.

Die häufigsten Nahrungsmittelallergien bei Kindern und Jugendlichen werden durch Milch- und Hühnereiweiß, Soja, Weizen, Erd- und Baumnüsse ausgelöst. Bei Erwachsenen stehen Nahrungsmittelallergien gegenüber Gemüse (Sellerie, Möhre), Krusten- und Schalentieren, sekundäre pollenassoziierte Nahrungsmittelallergien und Kreuzreaktionen mit verwandten Nahrungsmittelgruppen im Vordergrund (Tabelle 6.4). Die Mehrzahl IgE-vermittelter Nahrungsmittelallergien im Erwachsenenalter kann auf kreuzreagierende Allergene mit ähnlichen Molekülstrukturen in Inhalations- und Nahrungsmittelallergenen zurückgeführt werden. Durch die Sensibilisierung gegen ein Kreuzallergen (primär meist Inhalationsallergen) kann eine Vielzahl von Sensibilisierungen ausgelöst werden, die bereits beim Erstkontakt mit dem Nahrungsmittel allergische Reaktionen provozieren können. Der Grund für Kreuzreaktionen sind homologe Strukturen der jeweiligen Antigene. Der Kontakt mit dem Allergen erfolgt am häufigsten über die orale Aufnahme, kann aber auch inhalativ, perkutan oder parenteral (z. B. Hühnereiweiß in Impfstoffen) erfolgen. Eine Nahrungsmittelallergie kann zu einer erheblichen Einschränkung der Lebensqualität der Betroffenen führen und in Einzelfällen auch tödlich verlaufen. Die Prognose für frühkindliche Milcheiweißallergien ist durch eine spontane Toleranzentwicklung gut, andere Allergien persistieren oft bis ins Erwachsenenalter.

Tabelle 6.4: Nahrungsmittelsensibilisierungen aufgrund von pollenassoziierten Kreuzreaktionen (nach DGAKI)

Inhalative Allergene	Nahrungsmittelallergene
Häufig	
Baumpollen	Apfel, Haselnuss, Karotte, Kartoffel, Kirsche, grüne Kiwi, Nektarine, Pfirsich, Aprikose, Pflaume, Sellerie, Soja, Feige
Weniger häufig	
Beifußpollen	Gewürze, Karotte, Mango, Sellerie, Sonnenblumenkerne
Naturlatex	Ananas, Avocado, Banane, Kartoffel, Kiwi, Tomate, Esskastanie, Pfirsich, Mango, Papaya, Acerola-Kirsche, Sellerie
Selten	
Ficus benjamina (Birkenfeige/ Ficus-Frucht- Syndrom)	(getrocknete) Feige, Kiwi, Banane, Papaya, Ananas, Avocado, (Brotfrucht, Jackfrucht)
Vogelfedern	Ei, Geflügel, Innereien
Hausstaubmilben	Schalen- und Weichtiere
Tierepithelien	Fleisch
Nicht bestätigt	
Ambrosiapollen (Ambrosia)	Melone, Zucchini, Gurke, Banane
Gras- und Getreidepollen	Mehl, Kleie, Tomate, Leguminosen (unter Berücksichtigung der Häufigkeit der Gräser- und Getreideallergien sind Kreuzreaktionen mit Nahrungsmitteln sehr selten)

Tabelle 6.5 Nahrungsmittelsensibilisierungen aufgrund von Kreuzreaktionen verwandter Nahrungsmittelquellen

Nahrungsmittel	Verwandte Nahrungsmittel
Haselnuss	Andere Baumnüsse, Erdnuss
Erdnuss	Andere Leguminosen
Kuhmilch	Ziegenmilch
Kabeljau	Andere Fischsorten

Die Symptome einer Nahrungsmittelallergie treten generell wenige Minuten bis zu zwei Stunden nach Aufnahme des Nahrungsmittels auf und können verschiedene Organsysteme betreffen (Tabelle 6.6).

Tabelle 6.6: Mögliche Symptome allergischer und pseudoallergischer Reaktionen

Zielorgan	Symptomatik
Kreislauf	Schock, Hypotension, Tachykardie (selten Bradykardie bei Anaphylaxie), Benommenheit, Schwindel, Synkope
Haut	(flüchtiges) Erythem („flush"), Ekzem(-verschlechterung), Urtikaria, Juckreiz, Angioödem, Exanthem
Augen	Juckreiz, Rötung, Tränenfluss, periorbitales Ödem
Oberer Respirationstrakt	Nasale Kongestion, Juckreiz, Schnupfen, Larynxödem, Stridor, Heiserkeit, trockener Husten
Unterer Respirationstrakt	Husten, thorakales Engegefühl, Schweratmigkeit, Atemnot, pfeifende Atemgeräusche, Zyanose
Oropharynx	Schwellungen der Lippen, Zunge und/oder des Gaumens (Angioödeme), oraler und/oder pharyngealer Juckreiz, Kribbeln auf der Zunge
Gastrointestinaltrakt	Übelkeit, Erbrechen, kolikartige Bauchschmerzen, gastroösophagealer Reflux , Diarrhö

Die Diagnose einer Nahrungsmittelallergie beruht auf den klassischen Bausteinen der Allergiediagnostik:

- Anamnese,
- Nachweis oder Ausschluss einer Sensibilisierung (Haut- und/oder IgE-Test),
- orale Provokationstestung.

Im Fall einer pollenassoziierten Nahrungsmittelallergie ist es notwendig, ein Sensibilisierungsprofil gegenüber inhalativen Allergenen zu bestimmen, das mit Hauttests und/oder der Bestimmung allergenspezischer IgE-Antikörper ermittelt werden kann. Ein Ernährungs- und Symptomprotokoll kann helfen, den Verursacher der Nahrungsmittelallergie zu ermitteln. Das individualisierte diagnostische Vorgehen kann in Abhängigkeit von der Krankheitsgeschichte des Patienten insbesondere in Bezug auf die Symptome variieren.

Die Therapie besteht in einer Allergenkarenz und einer symptomatischen Therapie. Bei einer Nahrungsmittelallergie gegenüber hitzelabilen Allergenen kann die therapeutische Diät adaptiert werden (z. B. hitzebehandelte Haselnuss). Eine spezifische Immunisierung wird erwogen, wenn die Symptome einer bestehenden Rhinokonjunktivitis im Vordergrund stehen. In Abhängigkeit vom Schweregrad der allergischen Reaktion kann es notwendig sein, die Patienten mit Notfallmedikamenten auszustatten.

6.4.1 Kuhmilchallergie

Eine Kuhmilchallergie tritt häufig auf. Prävalenzschätzungen liegen bei ca. 2–3 % bei Kindern und ca. 1 % bei Erwachsenen. Bei Säuglingen und Kleinkindern ist der Verdauungsapparat noch nicht vollständig ausgereift, doch wird bei 75 % dieser Patienten mit zunehmendem Alter Milcheiweiß besser vertragen.

Es werden zwei wichtige Allergene bei Kuhmilchallergien unterschieden, nämlich Molkeproteine (Molkeeiweißallergie) und Casein (Caseinallergie). Molke ist der wässrige Überstand, der nach der Gerinnung bei der Käseherstellung anfällt. Casein ist der Proteinanteil, der nicht in die Molke gelangt und zu Käse weiterverarbeitet werden kann.

Sehr häufig liegen beide Allergien vor. Molkeeiweiße sind hitzelabil und werden ab einer Temperatur über 77 °C denaturiert. Hocherhitzte Milchprodukte werden von Betroffenen mit einer Molkeeiweißallergie daher besser vertragen. Molkeeiweiße sind artspezifisch unterschiedlich aufgebaut, ein Ausweichen auf Ziegen-, Schaf- oder Stutenmilch kann versucht werden. Caseine sind hitzestabil bis 120 °C, daher müssen Betroffene Milchprodukte vermeiden.

Die Symptome der Kuhmilchallergie treten unmittelbar nach Konsum oder verzögert auf und entsprechen weitestgehend den in Tabelle 6.6 genannten.

Das diagnostische Vorgehen entspricht den allgemeinen Empfehlungen bei Verdacht auf Nahrungsmittelallergien. Diagnostisch ist vor allem eine Milcheiweißallergie gegenüber einer Laktose-Intoleranz abzugrenzen.

Die Therapie besteht in einer Nahrungsmittelkarenz, bzw. bei Molkeeiweißallergie der Verzehr von hocherhitzer Milch oder Milch anderer Tierarten. Bei einem vollständigen Verzicht auf Milchprodukte sollte der Calciumbedarf durch andere Nahrungsmittel ausgeglichen werden.

6.4.2 Weizensensitivität und Weizenallergie

Bei einer **Weizenallergie** handelt sich um eine IgE vermittelte Reaktion auf unterschiedliche Proteinfraktionen im Getreide. Der Kontakt von IgE-Antikörpern mit den Allergenen löst Signalkaskaden in Mastzellen aus und verursacht die Freisetzung von Histamin. Die Symptome zeigen sich wie bei allen Allergien innerhalb der ersten Stunde nach der Ingestition und können sich beispielsweise in Form von Juckreiz, Rötungen, Schwellungen oder Quaddelbildung auf der Haut oder Schleimhaut aber auch durch gastrointestinale oder Atemwegsbeschwerden, schlimmstenfalls in einem anaphylaktischen Schock äußern. Die Prävalenz in der deutschen Bevölkerung ist nicht sehr hoch und lieg bei etwa 0,1 %, nach einer Selbsteinschätzung bei 3,6 %. Zur Klärung kann eine Prick-Test oder der Nachweis von IgE-Antikörpern sinnvoll sein.

Eine Spezialfall ist die weizenabhängige, anstrengungsbedingte Anaphylaxie (WDEIA – wheat-dependent exercise-induced anaphylaxis), bei der die Betroffen unter normalen Bedingungen Weizen vertragen, nicht aber unter dem Einfluss von Triggerfaktoren wie körperlicher Bewegung, nichtsteroidalen Antirheumatika (NSAR) oder Alkohol.

Als Auslöser allergischer Reaktionen werden verschiedene Bestandteile des Weizens (ω5-Gliadin35, gamma-Gliadin, Amylase-Trypsin-Inhibitoren (ATIs), Thioredoxin, Lipid-Transfer-Protein) diskutiert. Zu den ATIs gibt es derzeit die meisten Untersuchungen. Sie sind die am häufigsten vorkommenden Proteine in der wasserlöslichen Albumin-Fraktion des Weizens und spielen möglicherweise auch bei der Pathogenese der Zöliakie und der Weizensensitivität eine Rolle. ATIs hemmen den Stärke- und Proteinabbau im Getreide und tragen auf diese Weise zur natürlichen Abwehr gegen Schädlinge und Krankheitserreger bei.

Die **Weizensensitivität** ist ein Sammelbegriff für mehrere Erkrankungen nicht-allergener Art, die nach dem Verzehr von Weizen auftreten können. Meist handelt es sich um dem Reizdarm-ähnliche Symptome. Die Mechanismen, die zu dieser Unverträglichkeit führen, sind bislang noch nicht vollständig geklärt. Vermutet werden Veränderungen der Darmpermeabilität, im intestinalen Wasser- und Elektrolythaushalt sowie in der Aktivierung unspezifischer angeborener Immunreaktionen. Die Zusammensetzung des Weizens kann je nach Anbauweise und Verarbeitung variieren. Daher ist es möglich, dass die Betroffenen nicht auf alle Weizenprodukte gleich reagieren.

7 Besonderheiten der Ernährung bei bestimmten Personengruppen

7.1 Schwangerschaft und Stillzeit

7.1.1 Schwangerschaft

Die Ernährung von Frauen vor und während einer Schwangerschaft hat Einfluss auf den kindlichen Stoffwechsel, ebenso dessen Ernährung im ersten Lebensjahr. Neue Forschungsergebnisse zeigen, dass eine Überversorgung der Mutter und damit des Fetus, aber auch eine inadäquate Säuglingsernährung den kindlichen Organismus derart prägen, dass man von einer nachteiligen „perinatalen Programmierung" sprechen kann. Übergewicht und Adipositas oder ein schlecht eingestellter Diabetes der Mutter bergen demnach – da sie sich im Stoffwechsel des Feten widerspiegeln- das Risiko, dass die Regulierung des Hunger-Sättigungsgefühls des Kindes über erhöhte Insulin- oder Leptinspiegel fehlprogrammiert wird. Die Folgen sind eine lebenslange Veranlagung zu Übergewicht und Diabetes. Allerdings kann auch ein zu geringes Geburtsgewicht (unter 2500 g) hierzu führen, da ein schnelles Aufholwachstum in Gang gesetzt wird. Weitere Faktoren, die in die perinatale Programmierung hineinspielen, sind das mütterliche Bewegungsverhalten, der Umgang mit Stress und der sonstige Lebensstil (Schlafverhalten, Alkoholkonsum,...).

Häufig manifestiert sich während der Schwangerschaft vorübergehend ein bislang latenter Diabetes. Ein oraler Glucose-Toleranztest in der 24. Schwangerschaftswoche gehört inzwischen zum Vorsorgeprogramm Schwangerer. Da der Fetus von der gleichen Blutzuckerkonzentration durchströmt wird wie die Mutter, gilt es, durch die Blutglucosebestimmung einer Makrosomie (Geburtsgewicht > 4 kg) und einer Frühgeburt mit erhöhter perinataler Mortalität durch eine gesunde nicht hyperkalorische Ernährung entgegenzuwirken. Ggf. ist eine vorübergehende Insulintherapie notwendig.

Grundsätzlich sollten alle Schwangeren durch eine ausgewogene, abwechslungsreiche und ballaststoffreiche Ernährung dafür sorgen, dass sie selbst und ihr Ungeborenes ausreichend mit Mineralien und Spurenelemente versorgt werden. Schädliche Stoffe wie beispielsweise Tabakrauch oder Alkohol sollten vermieden werden. Die Grenze der einsetzenden Schadwirkung bis hin zur Toxizität ist variabel und schwer bestimmbar, daher ist ein genereller Verzicht empfehlenswert. Durch vollständige Alkoholkarenz kann das Miss- und Fehlbildungsrisiko und die Gefahr des fetalen Alkoholsyndroms (FAS) mit Veränderungen in der Gehirnstruktur verhindert werden. Für Kaffee und andere koffeinhaltige Getränke wird ein teratogenes Risiko bei gewohnheitsmäßigem extensivem Konsum angenommen. In Studien wurde ein dosisabhängiger Zusammenhang zwischen einer hohen Koffeinzufuhr und negativen Folgen für das Wachstum und das Geburtsgewicht mit einem signifikant erhöhten Risiko für Spontanaborte ab einer Dosis von 300 mg Koffein pro Tag belegt. Eine sichere Koffeindosis liegt laut der EFSA bei 200 mg pro Tag, das entspricht ungefähr zwei Tassen eines normal gebrühten Kaffees mit etwa 200 ml und je 60 bis 120 mg Koffein.

Für Schwangere gelten besondere Ernährungsempfehlungen hinsichtlich der Kalorienzufuhr, des Protein-, Eisen- und Vitaminbedarfs (Tabelle 7.1). Der Energiebedarf steigt im Verlauf der Schwangerschaft nur leicht an. Die empfohlene Mehrzufuhr an Energie während der Schwangerschaft bei unverminderter körperlicher Aktivität liegt bei rund 250 kcal/Tag im 2. Trimenon und bei rund 500 kcal/Tag im 3. Trimenon. Bei abnehmender körperlicher Aktivität in der fortgeschrittenen Schwangerschaft kann die zugeführte Energiemenge reduziert werden. Untergewichtige Schwangere sollten pro Schwangerschaftsmonat eine Gewichtszunahme um 1 bis 2 kg anstreben, beispielsweise durch Konsum von Teigwaren, Nüssen, in Öl eingelegtem Gemüse, Müsliriegeln und Säften. Hochmolekulare Kohlenhydrate sollten in einer Menge von wenigstens 120 g zugeführt werden. Dies entspricht gut 120 g Vollkornbrot, 200 g Kartoffeln oder Obst beziehungsweise 400 g Gemüse.

Der Bedarf einer Reihe von Vitaminen und Mineralstoffen steigt stärker als der Energiebedarf, was durch den Verzehr von Nahrungsmitteln mit hoher Nährstoffdichte (siehe Kapitel 1.2) wie Vollkornprodukte, Obst, Gemüse etc. meistens, aber nicht in allen Fällen ausgeglichen werden kann.

Folsäure und **Jod** sollten nach Möglichkeit bereits vor der Schwangerschaft supplementiert werden (täglich Folsäure 400 µg, Jod 100 bis 150 µg). Folsäure schützt vor dem Risiko von Neuralrohrdefekten, Jod ist wichtig für die das Wachstum, die Knochenreifung und Gehirnentwicklung. Ein Jodmangel begünstigt Kretinismus, geistige Retardierung, erhöhte Mortalität sowie Hypothyreose und Struma beim Neugeborenen. Frauen mit Schilddrüsenerkrankungen sollten sich vor einer Substitution ärztlich beraten lassen.

Die Nahrungsergänzung von **Eisen** zum Schutz vor einer Anämie, dem Risiko von Frühgeburten und einem niedrigeren Geburtsgewicht ist nur bei einem ärztlich diagnostizierten Eisenmangel durch Bestimmungen des Hb-Wertes und des Serumferritins sinnvoll. Der Referenzwert für die Eisenzufuhr in der Schwangerschaft liegt in Deutschland bei 27 mg/Tag. Einerseits entfällt der Eisenverlust durch die ausbleibende monatliche Menstruation, andererseits steigt der Bedarf, da mehr Eisen für das heranwachsende Kind, die Plazenta und die vermehrte Bildung von Erythrozyten benötigt wird. Es gibt jedoch auch Hinweise, dass zusätzliche Eisenaufnahmen bei ansonsten gut versorgten Schwangeren das Risiko für Frühgeburten und niedriges Geburtsgewicht erhöhen können.

Langkettige **Omega-3-Fettsäuren** sollten regelmäßig durch mindestens eine Portion fettreichen Seefisch oder die Einnahme eines entsprechenden Präparates mit Docosahexaensäure **(DHA)** zugeführt werden. DHA unterstützt die Entwicklung der Sehfunktion und kognitiver Fähigkeiten. In klinischen Studien zeigte die Zufuhr von DHA eine signifikante Risikominimierung für Frühgeburten vor der 34. Schwangerschaftswoche.

Eine unzureichende **Vitamin-D**-Versorgung der werdenden Mutter wirkt sich auf fetale Knochenmineralisierung aus. Vitamin D kann endogen durch Sonnenbestrahlung der Haut gebildet werden. Bei hellen Hauttypen ist es in den Sommermonaten ausreichend, sich 5 bis 10 Minuten täglich in der Mittagszeit der Sonne auszusetzen. Die mittlere Aufnahmemenge von Vitamin D über die Nahrung liegt bei 2 bis 4 µg täglich, was bei geringer Eigensynthese nicht ausreichend für den täglichen Bedarf ist. Für dunkle Hauttypen, bei Verwendung von Sonnenschutzmitteln oder vollständiger Körperbedeckung und in den sonnenarmen Monaten empfiehlt die DGE daher eine Aufnahme von 20 µg pro Tag für alle Personen, also auch für Schwangere und Stillende.

Alle übrigen Vitamine und Mineralstoffe können in der Schwangerschaft durch eine ausgewogene Ernährung zugeführt werden. Den Verzehr von Leber sollen schwangere Frauen meiden und ihren Bedarf an Vitamin A über carotinhaltige Gemüse decken, da Retinol in hohen

Dosierungen teratogene Wirkung zeigt. Bei Schwangeren, die sich vegan ernähren, ist zudem auf eine genügende Vitamin B_{12}-Zufuhr zu achten.

Eine ausreichende Calciumversorgung während der Schwangerschaft durch den Verzehr von Milchprodukten vermindert das Risiko für Präeklampsie.

Um das Risiko von Lebensmittelinfektionen gering zu halten, sollen Schwangere und Stillende generell keine rohen oder unzureichend gegarten Lebensmittel tierischer Herkunft sowie keine vorgefertigten, verpackten Salate verzehren. Lebensmittel aus ökologischem Anbau sind zu bevorzugen, um die Aufnahme von Umweltgiften zu reduzieren.

7.1.2 Stillzeit

Der Gesamtnährstoffbedarf einer stillenden Mutter liegt deutlich höher als derjenige während der Schwangerschaft (Tabelle 7.1). Dies ist auch dadurch bedingt, dass der Säugling während des ersten halben Lebensjahres sein Körpergewicht verdoppelt. Dem wird durch eine zunehmende tägliche Milchproduktion Rechnung getragen, die anfänglich weniger als 500 ml beträgt und sich auf 750 ml im dritten Monat steigert. Muttermilch ist in den ersten 4 bis 6 Monaten die beste Nahrung für den Säugling. Pro 100 ml produzierter Muttermilch sollen etwa 85 kcal zusätzlich zugeführt werden. Obwohl Stillende dadurch täglich etwa 400 bis 650 kcal mehr aufnehmen, kommt es während der Stillzeit zu einer mütterlichen Gewichtsabnahme, die jedoch 2 kg pro Monat nicht überschreiten sollte. Reduktionsdiäten mit dem Ziel einer starken Gewichtsabnahme sind nicht zu empfehlen, da hierbei im Fettgewebe angereicherte Schadstoffe freigesetzt werden, welche in die Muttermilch übergehen können. Stillende benötigen eine gesteigerte Proteinzufuhr, wobei etwa 60 g pro Tag als ausreichend angesehen werden.

Eine gesunde und ausgewogene Ernährung ist für die meisten Nährstoffbelange ausreichend, auch wenn der Bedarf an Mineralstoffen wie **Calcium** oder Eisen erhöht ist. In der Stillzeit verringert sich vorübergehend die Knochendichte der Mutter, nach dem Einsetzen der Menstruation remineralisieren sich die Knochen jedoch wieder. In dieser Zeit besteht ein erhöhter Bedarf an Calcium, der durch den Verzehr von Milchprodukten oder Nüssen gedeckt werden kann. Eine ausreichende Zufuhr an **Eisen** kann durch den Verzehr von Fleisch und Wurstwaren, Gemüse, Vollkornprodukten und Hülsenfrüchten erreicht werden.

Nur einige wenige Mikronährstoffe wie **Jod** sollten supplementiert werden. Neben der Verwendung von jodiertem Speisesalz und dem Verzehr von Seefisch (idealerweise 2 x pro Woche) wird die Einnahme von 260 µg pro Tag empfohlen. Bei der Auswahl der Fischsorten sollte möglichst eine fettreiche Sorte gewählt werden, die zudem reich an **DHA** (Docosahexansäure) ist. Andernfalls wird eine Supplementierung mit 200 mg/Tag empfohlen.

Für eine Versorgung mit **Vitamin D** gelten die Empfehlungen für Schwangere.

Die Genussgifte Alkohol, Nikotin und Koffein gehen in die Muttermilch über, daher müssen sie gemieden bzw. der Genuss von Kaffee sollte sehr restriktiv erfolgen.

Eine **vegetarische** Ernährung mit ausgewogener und vielfältiger Zusammenstellung der Nahrung ist in der Regel unbedenklich und hat keinen negativen Einfluss auf die Zusammensetzung der Muttermilch.

Von einer **veganen** Ernährung wird in der Schwangerschaft und Stillzeit abgeraten. Andernfalls ist eine dauerhafte Einnahme von **Vitamin-B_{12}-Präparaten** zu empfehlen.

Jeder fünfte bis siebte Säugling leidet in den ersten drei Lebensmonaten unter Blähungen. Dies wird häufig auf den mütterlichen Verzehr von Grünkohl oder Wirsing oder auch von Vollkornprodukten zurückgeführt. Dies muss aber nicht zwangsläufig sein, da viele blähende Inhaltsstoffe nicht in die Muttermilch übergehen. Ein Verzicht auf diese Nahrungsmittel wird nicht empfohlen, vielmehr sollte der Säugling beobachtet werden und ggf. weniger blähenden Kohlsorten wie Brokkoli oder Blumenkohl ausgewählt und Hausmittel wie Kümmel und Fenchel eingesetzt werden.

Tabelle 7.1: Spezielle Ernährungsempfehlungen für Schwangere und Stillende (nach DGE Referenzwerten, abgerufen im Mai 2025)

		Grundbedarf[1]	Schwangere			Stillende
	Einheit	pro Tag	Trimenon 1	Trimenon 2	Trimenon 3	
Energie	kcal	2100	2100	2350	2600	2600
Protein	g/kg KG	0,8	0,8	0,9	1,0	1,2
Eisen	mg	16	27	27	27	16
Jod	µg	200	230	230	230	260
Vitamin A[2]	µg	700	800	800	800	1300
Vitamin D	µg	20	20	20	20	20
Vitamin E	mg	12	13	13	13	17
Vitamin K	mg	60	60	60	60	60
Vitamin B1	mg	1,0	1,0	1,2	1,3	1,3
Vitamin B2	mg	1,1	1,1	1,3	1,4	1,4
Vitamin B3[3]	mg	12	12	14	16	16
Vitamin B6	mg	1,4	1,5	1,8	1,8	1,6
Vitamin B12	µg	4	4,5	4,5	4,5	5,5
Folsäure[4]	µg	300	550	550	550	450
DHA	mg	200	200	200	200	200

1 Alter 25–51 Jahre (durchschnittliche Körpergröße 165,1cm, Körpergewicht 60 kg, PAL-Wert 1,6)
2 Retinol-Äquivalente
3 Niacin-Äquivalente
4 Folsäure-Äquivalente

7.2 Säuglinge, Kleinkinder und Jugendliche

Nicht nur für Säuglinge, sondern auch für Kinder und Jugendliche gibt es differenzierte Empfehlungen zur bedarfsgerechten Zufuhr von Nahrungsenergie und diversen Nährstoffen. Tabelle 7.2 weist Richtwerte aus für die altersabhängige Nahrungsenergiezufuhr zum Fett- und Proteinanteil in der Nahrung, für die optimalen Konzentrationen der Mineralien Calcium, Eisen und Zink in der Nahrung sowie für den Wasserbedarf, der aus Getränken und fester Nahrung zu decken ist. Dabei gelten für die Nahrungsenergiezufuhr und einige Mineralien unterschiedliche Werte für weibliche und männliche Säuglinge, Kinder und Jugendliche.

Tabelle 7.2: Empfehlungen für die Zufuhr von Nahrungsenergie und diversen Nährstoffen für Säuglinge, Kleinkinder, Schulkinder und Jugendliche (nach DGE 2015)

	Nahrungsenergie [kcal/Tag][3]	Energiefettanteil [%]	Protein [g/kg KG]	Calcium [mg/Tag]	Eisen [mg/Tag]	Zink[1] [mg/Tag]	Wasser[2] [ml/Tag]
0 bis 1 Monat	500 bis 550[f]	45 bis 50	2,5	220	0,3[ab]	1,5	680
1 bis 2 Monate	500 bis 550[f]	45 bis 50	1,8	330	0,3[ab]	1,5	680
2 bis 4 Monate	500 bis 550[f]	45 bis 50	1,4	330	0,3[ab]	1,5	680
4 bis 6 Monate	600 bis 700	35 bis 45	1,3	330	11	2,5	1000
6 bis 12 Monate	600 bis 700	35 bis 45	1,3	330	11	2,5	1000
1 bis 4 Jahre	m 1200 / w 1100	30 bis 40	1,0	600	7	3	1300
4 bis 7 Jahre	m 1400 / w 1300	30 bis 35	0,9	750	7	4	1600
7 bis 10 Jahre	m 1700 / w 1500	30 bis 35	0,9	900	10	6	1800
10 bis 13 Jahre	m 1900 / w 1700	30 bis 35	0,9	1100	14[c]	m 9 / w 8	2150
13 bis 15 Jahre	m 2300 / w 1900	30 bis 35	0,9	1200	m 11 / w 16[d]	m 12 / w 10	2450
15 bis 19 Jahre	m 2600 / w 2000	30[e]	m 0,9 / w 0,8	1200	m 11 / w 16[d]	m 14 / w 11	2800

1 mittlere Phytatzufuhr
2 aus Getränken und fester Nahrung
3 PAL 1,4
a ausgenommen Unreifgeborene
b Schätzwert
c Bei frühzeitiger Menarche müssen menstruelle Eisenverluste ersetzt werden, wenn Menstruationsstärke und -zyklus bereits regelmäßig sind. Der physiologische Eisenbedarf entspricht in diesem Fall dem von prämenopausalen Frauen
d Bei Jugendlichen und Frauen, die nicht menstruieren (u. a. aufgrund der Verwendung von oralen Kontrazeptiva, die durchgängig ohne Pause eingenommen werden oder frühere Perimenopause) wird basierend auf den Werten für Männer eine empfohlene Zufuhr von 11 mg Eisen/Tag angegeben
e Personen mit erhöhtem Energiebedarf (PAL > 1,7) können höhere Prozentsätze benötigen
f unabhängig von der körperlichen Aktivität

Ernährung des Säuglings

Da sich Stillen sowohl auf das Gesundheitswohl des Kindes als auch der Mutter positiv auswirkt (z. B. geringeres Infektions- und Übergewichtsrisiko, seltener plötzlicher Kindstod, schnellere Uterusrückbildung bei der Mutter...) sollte Stillen mindestens bis zu Beginn des fünften Lebensmonats die ausschließliche Ernährungsform für das Neugeborene sein. Danach kann eine Beikost erwogen beziehungsweise nötig werden.

Folgende Arten überwiegend industriell hergestellter Säuglingsnahrungen sind zu unterscheiden:

- *Anfangsnahrungen* (einzige Alternative zur Muttermilch)
  zu erkennen an dem Markennamenzusätzen „Pre" oder „1"
  geeignet von Geburt bis zum Ende des ersten Lebensjahres
- *Folgenahrungen* (ergänzende Beikost)
  Produktnamenzusätze „2" oder „3"
  geeignet frühestens ab Beginn des 5. Monats, normal ab 7. Monat
- *Spezialnahrungen, Pro- und Präbiotika*
  sollten nur nach Rücksprache mit dem Kinderarzt gegeben werden
  der von den Herstellern beanspruchte Nutzen wird wissenschaftlich teilweise bezweifelt
- *HA-Säuglingsnahrung* (bei erhöhtem Allergierisiko, z. B. von Allergie-Betroffenheit der Eltern oder von Geschwistern)
  HA steht für hypoallergen; gedacht für nicht oder nur teilweise gestillte Säuglinge mindestens bis zum Beginn des 5. Lebensmonats, optional bis zum vollendeten 1. Jahr. Basis dieser Spezialnahrungen sind Sojaprotein, Ziegen-, Stutenmilch ...
- *Beikostformen* z. B. Gemüse-Kartoffel-Fleisch-Breie, Milch-Getreide-Breie, Getreide-Obst-Breie, Variationen sind möglich mit Nudeln, Weizen, fettreichem Fisch anstelle von Fleisch. Beikost kann selbst gekocht oder als Fertigprodukte eingekauft werden. Begleitendes Weiterstillen wird empfohlen.
- *Getränke* für den Säugling
  Vorzugsweise (abgekochtes) Leitungswasser oder ungesüßte Kräuter- und Früchtetees
- *Nahrungssupplemente*
  Vitamin K, D und Fluorid (als Tabletten)

7.3 Fortgeschrittenes Lebensalter

Die im Alter auftretenden physiologischen Veränderungen haben Konsequenzen für den Nahrungsbedarf. Beispielsweise kommt es dort zu einem verminderten Energieverbrauch, beruhend auf einem abnehmenden Grundumsatz wegen verminderter körperlicher Aktivität und der damit einhergehenden Abnahme der Körpermuskelmasse. Bekanntermaßen beeinflusst der Muskelstoffwechsel den Energiebedarf beträchtlich. Die genannten Veränderungen führen aber konsequenterweise auch zu einem Anstieg des Körpergewichts, sofern nicht gleichzeitig die Kalorienzufuhr reduziert wird. Auch die Verdauung wird verlangsamt. Dieses äußert sich durch eine Abnahme der Speichelbildung und der Magensäuresekretion, ebenso wie durch eine verminderten Fett- und Calciumresorption. Die Kohlenhydrattoleranz schwindet außerdem.

Die sensorischen Leistungen von Senioren nehmen ab, die Verminderung des Geruchs- und Geschmackssinns hat üblicherweise eine Abnahme des Appetits zur Folge. Auch das Durstempfinden wird weniger, weshalb ältere Menschen zu ihrem Nachteil oft zu wenig trinken. Die Anfälligkeit für altersspezifische Erkrankungen wie Diabetes, Gicht und Hypertonie steigt ebenso wie für Infektionen aufgrund der schwindenden Immunkompetenz. Im Alter kommt es zudem unausweichlich zu Nierenveränderungen, die sowohl die Menge des gebildeten Urins als auch seine Zusammensetzung betreffen. Ein Teil dieser Veränderung vollzieht sich ernährungsunabhängig, ein anderer jedoch geht auf ernährungsabhängige Einflussfaktoren zurück. Zu den nicht durch die Ernährung bewirkten Veränderungen gehört beispielsweise, dass die Niere ihre Fähigkeit, eine schwankende Elektrolyt- und Wasseraufnahme zu kompensieren, schrittweise verliert. Aber auch eine Dehydrierung, eine Hypertonie, eine immunologisch bedingte Glomerulonephritis oder eine Pyelonephritis infolge von Infektionen oder Medikamentenabusus führen zu altersbedingten, mit der Ernährung nicht zusammenhängenden Funktionsminderungen. Auf der anderen Seite lässt sich eine Glomerulosklerose durch eine Reduzierung der Protein- und Phosphataufnahme hinauszögern, wenn nämlich Fleisch, Fisch, Eier und Milchprodukte sparsamer auf den Essensplan gesetzt werden. Bereits geschädigte Nieren werden einerseits generell durch eine proteinarme Kost entlastet, andererseits verbessert proteinreiche Nahrung den renalen Blutfluss und damit wieder die glomeruläre Filtrationsleistung. Nachteiligerweise wird aber gleichzeitig eine Nierenhypertrophie dadurch begünstigt. Werden zu viele exogene Purine zugeführt, indem beispielsweise reichlich Fleisch, Innereien oder Hering verzehrt werden, kann dadurch die renale Ausscheidungsleistung für Harnsäure überfordert werden.

In der Ära vor Einführung von Hämo- und Peritonealdialyse hatten proteinarme Diäten zur Beherrschung einer chronischen Niereninsuffizienz noch große Bedeutung. Beispielsweise favorisierte man in Italien eiweißarme Teigwaren, Fett, Gemüse und Hühnerei-Protein. Bekannt wurde auch die sogenannte „Schweden-Diät", bei der niereninsuffiziente Menschen nur bis zu 25 g Protein/Tag aufnahmen, dieses aber aus Fleisch, Fisch und Wurst frei wählen konnten. Zusätzlich wurden täglich 6,5 g essenzielle Aminosäuren als Tabletten zugeführt. In Deutschland setzte man mehr auf die sogenannte Kartoffel-Ei-Diät und damit auf Proteine von sehr hoher biologischer Wertigkeit. Die Mischung aus 65 % Kartoffel- und 35 % Eiereiweiß besitzt eine biologische Wertigkeit von 136.

Bei einer restriktiven Proteinzufuhr besteht allerdings stets die Gefahr einer Proteinkatabolie, der die Patienten dadurch erfolgreich begegnen können, dass sie ihre Energiezufuhr über Kohlenhydrate grundsätzlich nicht über 35 kcal/kg Körpergewicht erhöhen. Bei restriktiver Eiweißaufnahme ist eine engmaschige Überwachung der Stickstoffbilanz anzuraten. Die Stickstoffbilanz versteht sich als der Quotient aus der über die Nahrung aufgenommenen Stickstoffmenge durch die über Stuhl und Urin ausgeschiedene Stickstoffmenge. Bei einer positiven Stickstoffbilanz darf von einer Proteinsynthese im Körper ausgegangen werden, bei negativer N-Bilanz kommt es dagegen zu einer Proteinkatabolie. Der Verzehr von Protein mit hoher biologischer Wertigkeit ist dabei deshalb so wichtig, weil damit, verglichen mit Proteinen geringerer Wertigkeit, mit relativ kleineren Mengen eine ausgeglichene N-Bilanz erreicht wird.

7.4 Sportler

Sportliche Aktivitäten setzen eine gute Versorgung der Muskulatur mit Energie voraus. Die über die Nahrung zugeführte Energie wird sukzessive aus unterschiedlichen Speicherformen abgerufen. Dabei sorgen ATP und Kreatinphosphat sowie der anaerobe Glucoseabbau für eine schnelle, aber nur kurzzeitige (im Sekundenbereich) Energie-Bereitstellung im Muskel. Bei längerem Training dagegen dienen der aerobe Glykogen- und Fettsäureabbau der laufenden Energieversorgung. Der trainingsbedingte Mehrbedarf an Energie und Nährstoffen variiert mit Art, Intensität und Dauer der Belastung, was insbesondere Leistungssportler zu berücksichtigen haben.

Der Energiebedarf eines Sportlers setzt sich aus seinem Grund- und Leistungsumsatz zusammen. Dabei benötigen Kraftsportler wegen ihrer im Vergleich zu Ausdauersportlern in der Regel deutlich größeren Muskelmasse mehr Energie pro kg Körpergewicht. Die Energiemenge hängt von der Intensität, der Dauer und der Häufigkeit der abgerufenen Leistung ab. Beim Einstieg in eine Sportart ist der Energiebedarf regelmäßig höher als im späteren weiteren Training, was u. a. mit der Ökonomisierung des Krafteinsatzes im Verlauf eines Dauertrainings zusammenhängt. Dies wird als **Trainingseffekt** bezeichnet. Normalerweise benötigen Frauen eine um 10 % niedrigere Energiezufuhr als Männer bei der gleichen Aktivität. Dies beruht vornehmlich auf ihre üblicherweise geringeren Muskelmasse. Es existiert eine obere Grenze für die längere Zeit hinweg zuführbare Nahrungsenergiemenge, die bei 8.000 kcal/Tag liegt. Limitierend wirken sich die Aufnahmekapazität des Magen-Darm-Traktes für Nahrung und die Kapazität der nahrungsspaltenden Enzyme aus.

Kohlenhydrate spielen eine zentrale Rolle in einer „Sportlernahrung", weil hier pro Mol verbrauchtem Sauerstoff bei der Glucose-Oxidation deutlich mehr ATP gebildet wird als im Zuge der Fettverbrennung. Eine deutlich erhöhte **Kohlenhydratzufuhr** (Carb Loading) von ca. 60 % der gesamten Energiezufuhr ist für eine gesteigerte Leistungsfähigkeit unerlässlich und kann insbesondere bei entleerten Glykogenspeichern zu einer überproportionalen Zunahme des Muskelglykogens führen. Vor und während des Trainings oder eines Wettkampfs sollten gut verfügbare Kohlenhydratquellen bevorzugt werden, um eine verzögerte Magenentleerung zu verhindern. Die Kohlenhydrate sollten im Rahmen einer vollwertigen Ernährung aus Vollkornprodukten, Kartoffel- und Gemüsegerichten stammen.

Nach etwa drei Stunden intensiver sportlicher Betätigung sind die Glucose-Vorräte – auch diejenigen aus Glykolyse und Glukoneogenese- erschöpft, so dass eine weitere Zufuhr von Kohlenhydraten unumgänglich ist. Traubenzucker sollte nicht früher als fünf Minuten vor dem Trainings- oder Wettkampfbeginn zugeführt werden, damit dem Gewebe nicht vorzeitig zu viel Flüssigkeit entzogen wird. Aus diesem Grund sollten kohlenhydratlastige Sportlerdrinks nicht mehr als 10 % Glucose oder Saccharose bzw. nicht mehr als 20 % Maltodextrin enthalten. Neben den Mono- und Disacchariden sollten auch Polysaccharide enthalten sein, da sie dem Gewebe kaum Wasser entziehen.

Verglichen mit durchschnittlicher Aktivität ist der **Proteinbedarf** eines Sportlers auf das bis zu 1,5-fache erhöht. Während bei normaler körperlicher Belastung wenigstens 0,8 g/kg KG (KG=Körpergewicht) Protein täglich aufgenommen werden sollten, sind dies bei Sportlern etwa 1,2 g/kg KG und Tag. Der Proteinbedarf des Amateur-Sportlers kann problemlos mit einer ausgewogenen und abwechslungsreichen Kost gedeckt werden. Für Ausdauersportler schwankt der Proteinbedarf bei 1,2 bis 1,6 g/kg KG. Im Krafttraining lässt sich eine stärkere

Erhöhung der Muskelmasse bei Proteinzufuhr zeitnah vor oder nach dem Training beobachten. Je nach Trainingsziel, -intensität und -umfang werden 1,2 bis 2 g/kg KG/Tag benötigt.

Außer Vitamin D, das in nördlichen Breitengraden bereits in der Allgemeinbevölkerung defizitär ist, können Sport-Treibende ihren sonstigen Vitaminbedarf über eine ausgewogene Ernährung decken.

Der respiratorische Quotient (RQ) für **Fette** ist im Vergleich zu Kohlenhydraten und Proteinen eher ungünstig (siehe auch Kapitel 3). Die Zufuhr fetthaltiger Kost verfolgt deshalb vor allem das Ziel der Substitution essenzieller Fettsäuren und der fettlöslichen Vitamine A, D, E und K. Die aufgenommenen Fette sollten zu einem Drittel aus gesättigten Fettsäuren und zu je einem weiteren Drittel aus einfach ungesättigten und mehrfach ungesättigten Fetten bestehen.

Die Schweißabsonderung im Verlauf sportlicher Leistungen entzieht dem Organismus neben Wasser auch Elektrolyte und Spurenelemente. Dies ist besonders zu berücksichtigen, da bei körperlicher Anstrengung täglich bis zu 3 l/Stunde an Flüssigkeit abgeschwitzt werden können. Die Verdunstung des Schweißes dient vor allem der Kühlung des Körpers. Regelmäßig Sporttreibende bilden deshalb auch mehr Schweißdrüsen aus, verlieren aber im Verlauf ihres Trainings dennoch immer weniger Mineralstoffe über das Schwitzen. Deshalb ist es auch nur bei langer und hoher Belastung nötig, Mineralstoffe und Elektrolyte zu ergänzen.

Für eine ausreichende **Flüssigkeitszufuhr**, die für die Leistungsfähigkeit des Sportlers von zentraler Bedeutung ist, bieten sich hypo- und isotone Getränke sowie Mischungen von Obstsäften mit kohlensäurearmem Mineralwasser zur Auffüllung von Flüssigkeits-, Kohlenhydrat- und Mineralverlusten an. Natrium geht in hohem Maße mit dem Schweiß verloren, sodass bei länger andauernder Belastung mit den Getränken 0,4–1,1 g/l Natrium aufgenommen werden sollte. Kalium, Magnesium und Calcium können über eine vollwertige Ernährung in ausreichender Menge aufgenommen werden.

Bis heute ist eine Leistungssteigerung durch zusätzliche **Vitaminsubstitution** nicht wissenschaftlich erwiesen. Allerdings sollten mit der Nahrung täglich 0,5 mg/10 000 Kcal Nahrung an Thiamin (Vitamin B1) und 0,6 mg/1000 kcal an Riboflavin (Vitamin B2) aufgenommen werden.

Vollkornprodukte, frisches Obst und Gemüse decken den Vitaminbedarf eines Amateursportlers vollkommen ab. Sportarten, die auf ein niedriges Körpergewicht setzen wie zum Beispiel Turnen oder Skispringen, können jedoch wegen der vergleichsweisen geringen Nahrungszufuhr einen Vitaminmangel nach sich ziehen. Hier sind ständige Aufmerksamkeit und gelegentliche Kontrollen erforderlich.

Von den angepriesenen, ergogenen Substanzen zeigt sich lediglich für **Coffein** im Ausdauertraining sowie für **Kreatin** und **ß-Alanin** bei kurzen Intervallbelastungen ein leistungssteigernder Effekt.

8 Künstliche Ernährung

Nach der Definition der Deutschen Gesellschaft für Ernährungsmedizin DGEM ist die künstliche Ernährung die Wissenschaft und Anwendungspraxis der oralen Nahrungssupplementation, der enteralen Ernährung (Sondenernährung) und der parenteralen Ernährung. Das Hauptziel der künstlichen Ernährung ist die Prävention oder Behandlung der krankheitsspezifischen Mangelernährung zur Verbesserung oder Beibehaltung des Ernährungsstatus und der Lebensqualität sowie zur Verbesserung des klinischen Outcomes. Ein weiteres Ziel kann sein, den krankheitsspezifischen Stoffwechsel und Organ- oder Gewebefunktionen positiv zu beeinflussen. Diese zur funktionellen Ernährung zählenden Aspekte umfassen im Weiteren die Verbesserung der Immunantwort sowie die Verminderung der Krankheitsaktivität oder systemischer Entzündungsreaktionen.

Die künstliche Ernährung kann im ambulanten und klinischen Bereich erfolgen. Sie bedarf grundsätzlich einer Einwilligung durch den Patienten, seiner Angehörigen oder einem gesetzlichen Vertreter.

8.1 Feststellung des Ernährungsbedarfs

Patienten mit einer Mangelernährung oder einem Mangelernährungsrisiko sollten möglichst frühzeitig erkannt werden. Daher sollte ein Screening bei Aufnahme in ein Krankenhaus bei allen Patienten, im niedergelassenen Bereich bei Risikopatienten (insbesondere bei älteren Patienten) und bei Heimbewohnern erfolgen. Sie bedarf grundsätzlich einer Einwilligung durch den Patienten, seiner Angehörigen oder einem gesetzlichen Vertreter. Eine Ernährungstherapie ist indiziert, wenn folgende Kriterien vorliegen:

- Body-Mass-Index (BMI) < 18,5 kg/m^2,
- unbeabsichtigter Gewichtsverlust > 10 % in den letzten 3–6 Monaten,
- BMI < 20 kg/m^2 und unbeabsichtigter Gewichtsverlust > 5 % in den letzten 3–6 Monaten,
- voraussichtliche Nahrungskarenz > 7 Tage (unabhängiges Kriterium für Risiko einer Mangelernährung),
- Serumalbuminkonzentration < 30 g/l (bei chirurgischen Patienten unabhängiger Prädiktor für postoperative Komplikationen).

Für eine Indikationsstellung und Auswahl der Ernährung müssen ferner folgende Punkte berücksichtigt werden:

- Krankengeschichte,
- aktuelle Nahrungsaufnahme,
- Einschätzung des Energie- und Nährstoffbedarfs mit Berücksichtigung individueller Präferenzen,
- körperliche Untersuchungen (inkl. Zahnstatus, Schluckstatus, Darmfunktion),
- Körperzusammensetzung (bioelektrische Impedanzanalyse),
- Anthropometrie (Körpergewicht, Hautfaltenmessungen, Taillenumfang etc.),
- Laborwerte (z. B. Elektrolyte, Triglyceride, Blutzucker).

Nach diesen Kriterien sind Krankenhauspatienten zu 20–50 % mangelernährt. Dies ist bei Tumorpatienten und in der Geriatrie besonders ausgeprägt. Im Rahmen der Mangelernährung werden bestimmte Fachbegriffe häufig genutzt (Tabelle 8.1).

Tabelle 8.1: Fachbegriffe der Mangelernährung

Begriff	Definition
Anorexie	Ausgeprägte Appetitlosigkeit
Kachexie	Krankheitsbedingte Mangelernährung mit hohem Verlust an Körpergewicht bei katabolem Stoffwechsel
Sarkopenie	Alters- und hypomobilitätsbedingter fortschreitender Verlust der Muskelmasse mit Kräfteverfall
Wasting	Ungewollte Gewichtsabnahme > 10 %, Begriff der AIDS-Definition

Klinisch bedeutsame Folgen einer Mangelernährung können sein

- erhöhtes Infektionsrisiko,
- verzögerte Wundheilung, erhöhtes Dekubitusrisiko,
- Proteinverluste mit Abbau der Muskelmasse und Ödembildung,
- erhöhtes Mortalitätsrisiko,
- höhere Kosten und längere Krankenhausverweildauer.

8.1.1 Energiebedarf

Der Energiebedarf eines Patienten ist abhängig vom Ruheenergieumsatz (resting energy expenditure REE, auch Grundumsatz genannt), Aktivitätsfaktoren, dem Ernährungszustand und der Art der Erkrankung.

Zur Abschätzung des Ruhenergieumsatzes eines Patienten kann in der Praxis die Formel von Harris und Benedict herangezogen werden (Kapitel 1.2).

Der Gesamt-Energiebedarf wird aus dem Ruheenergieumsatz und einem zusätzlichen Bedarf durch körperliche Aktivitäten oder einem krankheitsbedingten Bedarf errechnet:

$$\text{Gesamtbedarf} = \text{REE} \times \text{Faktor (Tabelle 8.2)}$$

Bei mehreren umsatzsteigernden Einflüssen wird der höhere Faktor verwendet. Die Berechnung dient zur ersten Orientierung. Die Energiemenge muss in der Praxis je nach Verträglichkeit individuell angepasst werden.

Tabelle 8.2: Aktivitäts-und Krankheitsfaktoren

Merkmal	Faktor
Körperliche Aktivität (siehe auch Tabelle 1.2 in Kapitel 1)	
Immobil, bettlägerig	1,2
Mobil - Leichte Aktivität - Mittlere Aktivität - Schwere Aktivität	 1,5 1,75 2,0
Stressfaktoren (Auswahl)	
Leichter Stress - Chronische Krankheiten mit Komplikationen (z. B. Leberzirrhose, COPD, Tumor) - Rekonvaleszenz nach großem operativen Eingriff - Oberflächliche Wunden - Fieber < 39 °C	1,1–1,3
Mittlerer Stress - Große, tiefe Wunden - Schwere Infektion, Fieber > 39 °C - Polytrauma mit septischen Komplikationen	1,4–1,6
Schwerer Stress - Schädelhirntrauma - Knochenmarkstransplantation - Schwere Verbrennungen	1,6–2,0

8.1.2 Proteinbedarf

Proteine können nicht gespeichert werden, daher muss ein Verlust oder ein Mangel ausgeglichen werden. Bei stabiler Stoffwechsellage benötigt ein gesunder Erwachsener < 65 Jahre mindestens 0,8 g/kg Körpergewicht. Erwachsene über 65 Jahre haben einen etwas höheren Bedarf von > 1 g/kg Körpergewicht. Bei erkrankten Patienten muss der Bedarf situationsadaptiert angepasst werden. So ist bei hohem Proteinverlust beispielsweise durch große und tiefe Wunden oder Nierenersatzverfahren eine proteinreichere Ernährung erforderlich (Tabelle 8.3). Da bei dem Proteinstoffwechsel urämische Toxine anfallen, ist bei stabilen Patienten mit einer chronischen Niereninsuffizienz ohne Nierenersatzverfahren ein proteinreduzierte Ernährung indiziert, die aber 0,6 g/kg Körpergewicht nicht unterschreiten sollte, um eine Mangelernährung zu verhindern.

Tabelle 8.3: Proteinbedarf bei ausgewählten Patientengruppen

Patientengruppe	Proteinbedarf [g/kg KG/Tag]
Normal stabile Stoffwechsellage	0,8–1,0
Chronische Niereninsuffizienz ohne Nierenersatzverfahren	0,6–0.8
Chronische Niereninsuffizienz mit Nierenersatzverfahren	1,2–1,5
Tiefe Wunden, größere OP, Skelettmuskelverletzungen	Etwa 1,5
Große, tiefe Wunden, Tumorerkrankungen	Bis 2,0
Onkologische Patienten	1,2–2
Leberinsuffizienz	1,2–1,5

8.1.3 Flüssigkeitsbedarf

Der Flüssigkeitsbedarf richtet sich nach dem Alter und krankheitsbezogenen Kriterien. Der Bedarf sollte das durch Stoffwechselprozesse gebildete Oxidationswasser und den Wassergehalt fester Nahrungsbestandteile oder Parenteralia berücksichtigen. Bei der Ernährung in der Klinik muss insbesondere die Flüssigkeitszufuhr im Rahmen einer parenteralen Arzneimitteltherapie (z. B. Antibiotika) mit kalkuliert werden.

Die Richtwerte für den Flüssigkeitsbedarf sind in Tabelle 8.4 zusammengefasst.

Tabelle 8.4: Richtwerte Flüssigkeitsbedarf

Gesunde 19–50 Jahre: 35 ml/kg KG/Tag
Gesunde > 50 Jahre: 30 ml/kg KG/Tag
Restriktion bei Leberinsuffizienz mit Aszites, Niereninsuffizienz, Herzinsuffizienz
Erhöhter Bedarf bei Fieber (pro 1 °C zusätzlich 10 ml/kg KG/Tag), Diarrhö, Erbrechen, Fisteln, Schwitzen, Drainagen, erhöhter Atmungsintensität, hohe Protein- oder Kochsalzzufuhr

8.1.4 Postaggressionsstoffwechsel

Eine besondere Situation ist der Postaggressionsstoffwechsel, eine unspezifische metabolische Reaktion des Körpers auf einen großen Gewebeschaden oder einen hohen Flüssigkeitsverlust z. B. im Rahmen einer großen Operation, eines Polytraumas, einer Verbrennung oder einer Sepsis. Als Auslöser kommen auch Schmerz, Mangelversorgung mit Sauerstoff (Hypoxie), Verminderung der zirkulierenden Blutmenge (Hypovolämie), Unterkühlung (Hypothermie) und Toxine in Frage.

Durch eine verminderte Wirkung anaboler Hormone (Insulin) und erhöhte Ausschüttung von anti-insulinär wirkenden Katecholaminen, Glucagon und Kortison kommt es zu einem ausgeprägten Hypermetabolismus mit

- verminderter Glucose-Verwertung (erhöhte Glucose-Toleranz),
- verstärkter endogener Synthese von Aminosäuren,
- verstärkter Freisetzung von Lipiden (Lipolyse),
- erhöhter Na- und H_2O-Rückresorption.

Der Postaggressionsstoffwechsel tritt meist am zweiten bis vierten postoperativen Tag auf und dauert mehrere Tage bis wenige Wochen an. Er kann in vier verschiedene Phasen unterteilt werden.

1. Akutphase: Erste Phase nach Aggressionsereignis oder Initialphase eines Schocks mit Beginn kataboler Stoffwechselvorgänge (Dauer: Minuten bis Stunden). In dieser Phase stehen die Stabilisierung von Vitalfunktionen und der Ausgleich des Wasser-Elektrolyt- und Säure-Basenhaushaltes im Vordergrund. Eine Ernährungstherapie ist aufgrund der Stoffwechselsituation nicht indiziert.
2. Verletzungsphase: (Dauer: 2–3 Tage, evtl. länger) mit negativer Stickstoffbilanz (ausgeschiedene Menge an Stickstoff als Harnstoff und Ammoniak im Urin > zugeführte Menge an Stickstoff in Form von Protein), stark katabole Stoffwechsellage, Substratverwertungsstörung von Kohlenhydraten und Insulinresistenz. Eine Ernährungstherapie kann stufenweise aufgebaut werden.
3. Anabole Phase: (Dauer: ca. 2–3 Wochen) mit positiver Stickstoffbilanz (zugeführte Menge an Stickstoff in Form von Protein > ausgeschiedene Menge an Stickstoff als Harnstoff und Ammoniak im Urin). Fortsetzung der begonnenen Ernährungstherapie.
4. Erholungsphase: Ernährungstherapie bei Bedarf.

8.1.5 Entscheidungshilfen zur Art der Ernährung

Bei der Auswahl einer künstlichen Ernährung sind klinische Aspekte, krankheitsbedingte Situationen, die Verträglichkeit, die voraussichtliche Dauer der Ernährungstherapie und mögliche Komplikationen zu berücksichtigen. Komplikationen betreffen vor allem Funktionsstörungen des Gastrointestinaltraktes und Verwertungsstörungen der zugeführten Substrate. Stoffwechselentgleisungen sind insbesondere bei Diabetikern und beim Postaggressionssyndrom zu beachten. Generell soll die zugeführte Menge der Substrate und der Flüssigkeit streng dokumentiert werden. Bei der enteralen und parenteralen Ernährung können Komplikationen auftreten, deren Häufigkeit durch Überwachungsmaßnahmen minimiert werden können.

Falls möglich, sollte der enteralen Ernährungsform der Vorzug gegeben werden. Grundsätzlich sind Kombinationen aller Ernährungsformen möglich. Zur Entscheidung über die Art der Ernährungstherapie (enteral, parenteral) wird nach Hartl nachfolgender Algorithmus herangezogen (Abbildung 8.1).

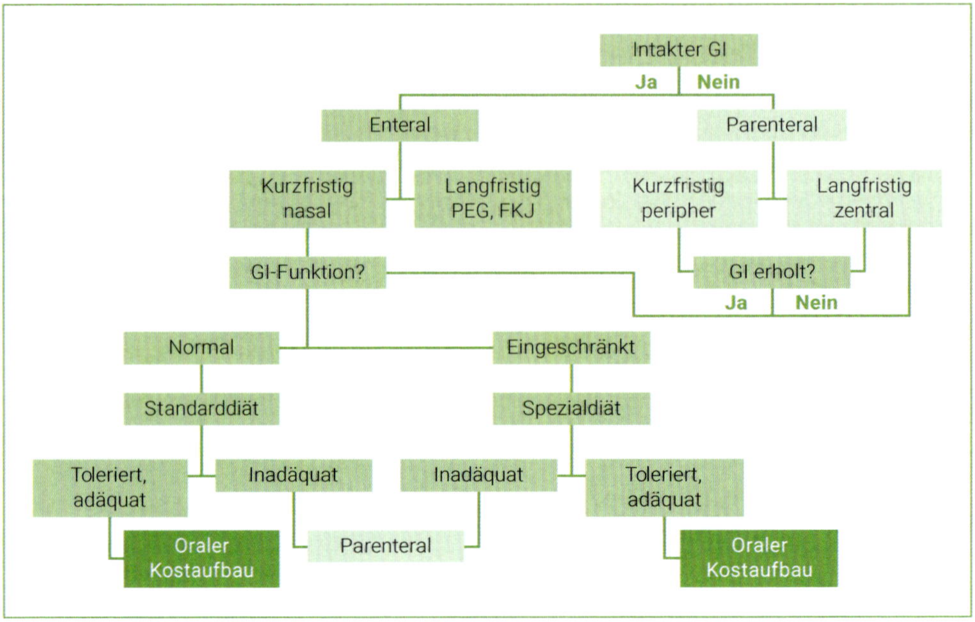

Abbildung 8.1: Entscheidungsbaum für das bestgeeignete Ernährungskonzept nach Hartl

8.2 Enterale Ernährung mit und ohne Sonde

Bei einer unzureichenden oralen Aufnahme von Nährstoffen durch eine normale Kost können durch eine alleinige oder adjuvante Gabe kommerzieller Diäten Mangelernährungen kompensiert werden.

Einer enteralen Ernährung sollte gegenüber der parenteralen Ernährung der Vorzug gegeben werden, weil dadurch die Darmfunktionen stimuliert werden und das Risiko einer Translokation von Darmbakterien in andere Organe vermindert wird. Voraussetzung für eine enterale Ernährung ist eine stabile Stoffwechsellage und weitestgehend uneingeschränkte Darmfunktionen. Eine enterale Ernährung ist kontraindiziert (Auswahl)

- in der Akutphase einer Erkrankung, bei Schockzuständen, katecholaminpflichtiger Kreislaufinsuffizienz,
- bei Stoffwechselentgleisungen (z. B. metabolischer Azidose=Übersäuerung: pH < 7,25, Hyperlaktatämie=Anreicherung von Laktat als Produkt der anaeroben Glykolyse),
- bei unstillbarem Erbrechen,
- bei gastrointestinalen Blutungen, schweren Gerinnungsstörungen,
- bei Perforationen des Gastrointestinaltraktes,
- bei Stenosen im Gastrointestinaltrakt.

8.2.1 Substrate der enteralen Ernährung

Enterale Substrate enthalten ungespaltene Nährstoffe (Polymersubstrate) oder zur besseren Verdaulichkeit gespaltene Nährstoffe (Oligomersubstrate). Durch die Spaltung der Substrate steigt die Osmolarität der Diäten. Oligomersubstrate sind daher hyperosmotisch und können in der Anfangsphase der Ernährung zu Erbrechen und Diarrhö führen.

Enterale Diäten enthalten *Kohlenhydrate*, die aus Maisstärke gewonnen werden. Die Stärke wird einer partiellen enzymatischen Hydrolyse unterzogen, um die Quellung der Stärke beim Erhitzen/Sterilisieren zu vermeiden. Das Endprodukt sind Gemische von Mono-, Di-, Oligo- und Polysacchariden und Maltodextrinen. Diabetikernahrungen haben einen höheren Anteil hochmolekularer Zuckermoleküle, um eine zu schnelle Resorption und einen raschen Blutzuckeranstieg zu vermeiden. Maisstärke ist glutenfrei und kann auch bei Patienten mit einer Gluten/Gliaden-Unverträglichkeit (Zöliakie) eingesetzt werden.

Als *Proteinquelle* wird Milch oder Soja eingesetzt, wobei aus Milcheiweiß vor allem Casein verwendet wird. Für Patienten mit einer Milcheiweißallergie sind Sondennahrungen auf der Basis von reinen Sojaproteinen verfügbar. Die biologische Wertigkeit dieser Proteinquellen ist vergleichbar.

In *hochmolekularen nährstoffdefinierten* Standardnahrungen liegen Proteine intakt, in *niedermolekularen chemisch definierten* Spezialnahrungen in hydrolysierter Form (Oligopeptide, freie Aminosäuren) vor.

Als *Fette* werden hauptsächlich pflanzliche langkettige Triglyceride (LCT) und mittelkettige Trigylceride (MCT) eingesetzt. Gesättigte, einfach ungesättigte und mehrfach ungesättigte Fettsäuren werden aus Soja-, Raps-, Sonnenblumen- und Maiskeimöl gewonnen. MCT-Fette werden industriell durch Hydrolyse von Kokosfett und Palmkernöl, Fraktionierung der mittelkettigen Fettsäuren und Veresterung mit Glycerin hergestellt. MCT-Fette haben den Vorteil einer höheren Energiedichte und einer von Gallensäuren unabhängigen Resorption. Spezielle Produkte enthalten zusätzlich Omega-3-Fettsäuren aus Fischölen

Ballaststoffe fördern die Motilität des Darmes, sowie die Resorption von Nährstoffen, Elektrolyten und Spurenelementen. Die Verwendung ballaststoffhaltiger Trink- und Sondennahrungen kann die Häufigkeit von Obstipationen und die Notwendigkeit der Einnahme von Laxanzien reduzieren. Die meisten Ballaststoffe sind hochmolekulare Polysaccharide und somit den Kohlenhydraten zuzuordnen (Ausnahme Holzstoff Lignin). Aufgrund spezieller Bindungen (z. B. β-1,3-, β-1,4-glykosidisch) sind diese Kohlenhydrate resistent gegenüber Verdauungsenzymen.

Es werden *wasserlösliche Ballaststoffe* wie Inuline, Pektine und Schleimstoffe, sowie *nicht wasserlösliche Ballaststoffe* wie Zellulose, Hemizellulose und Lignin unterschieden. Wasserlösliche Ballaststoffe binden Wasser und sorgen so für ein erhöhtes Stuhlvolumen mit der Folge einer Füllungsperistaltik. Nicht wasserlösliche Ballaststoffe werden vornehmlich im Kolon durch die Bakterienflora fermentiert. Es entstehen vor allem kurzkettige Fettsäuren wie Essig-, Propion- und Buttersäure, die als Nährsubstrat dienen und die Barrierefunktion der Darmmukosa erhöhen. Dadurch mindert sich die Gefahr einer Translokation von Bakterien und Endotoxinen aus dem Darmlumen in die Blut- bzw. Lymphbahn. Kontraindikationen für die Gabe von ballaststoffhaltigen Diäten sind beispielweise akute entzündliche Damerkrankungen oder Stenosen. Die Verträglichkeit von Ballaststoffen ist individuell sehr verschieden. Insbesondere zu Beginn einer enteralen Ernährung mit Ballaststoffen kommt es häufig zu Flatulenzen. Ein ausgewogenes Verhältnis wasserlöslicher und nicht wasserlöslicher Ballaststoffe ist anzustreben.

8.2.2 Arten von Trink- und Sondennahrungen

Die Diäten werden oral oder über eine Sonde appliziert. Orale Diäten sind meist als Trinknahrungen (süß, fruchtig, herzhaft) im Handel, werden aber auch pulverförmig, als Riegel oder dessertartig angeboten.

Sondennahrungen sind immer vollbilanziert, während orale verabfolgte Diäten auch teilbilanziert sein können.

Die Diäten sind mit unterschiedlicher Energiedichte (*normo-, nieder-, hochkalorisch*) und unterschiedlichem Fettgehalt (Tabelle 8.6) sowie einem Proteinanteil, der sich nach Art (*hochmolekular, niedermolekular*) und Menge der Proteine unterscheiden kann. Die Diäten sind mit oder ohne Ballaststoffe verfügbar. Sie können so speziellen patientenindividuellen Anforderungen Rechnung tragen. Einige sind mit Substraten (Omega-3-Fettsäuren, Selen, Antioxidantien, Glutamin) angereichert, die das Immunsystem modulieren können (Tabelle 8.6).

Standarddiäten haben eine Zusammensetzung, die bei bedarfsdeckender Energieaufnahme den Referenzwerten für die Makro- und Mikronährstoffaufnahme einer gesunden Bevölkerung entspricht (Ausnahme proteinreiche Standardnahrungen enthalten einen etwas höheren Proteinanteil). Sie können bei der überwiegenden Zahl von Patienten eingesetzt werden. Standarddiäten enthalten in der Regel Ballaststoffe.

Beispiel der Zusammensetzung einer normokalorischen Standarddiät:

- intakte Proteine: 15–22 Energie%,
- Lipide: 25–35 Energie% ,
- Kohlenhydrate: 49–65 Energie%,
- Energiedichte 1,0–1,2 kcal/ml,
- Wasser 80–85 %,
- Ballaststoffe.

Vollbilanzierte Diäten sind aufgrund der Zusammensetzung und der empfohlenen Tageszufuhrmengen als alleinige Nahrungsquelle geeignet. Dabei werden Diäten mit einer Nährstoff-Standardformulierung („Standardnahrungen") oder mit einer für bestimmte Beschwerden spezifischen oder für eine bestimmte Krankheit oder Störung angepassten Nährstoffformulierung (krankheitsspezifische Nahrungen) angeboten. Hierzu zählen beispielsweise Formulierungen für Patienten mit Organinsuffizienzen (Nieren, Leber, Pankreas), Verwertungsstörungen durch chronische Darmerkrankungen oder für onkologische Patienten.

Teilbilanzierte Diäten sind aufgrund einer inkompletten oder unausgewogenen Nährstoffzusammensetzung als alleinige Nahrungsquelle nicht geeignet.

Hochmolekulare nährstoffdefinierte Diäten enthalten intakte Proteine weitestgehend in natürlicher Form, sowie langkettige Triglyceride (LCT) und Kohlenhydrate. Sie sind für Patienten ohne gastrointestinale Funktionseinschränkungen geeignet und können bei der Mehrzahl der Patienten eingesetzt werden. Alle Standardnahrungen und viele krankheitsspezifische Nahrungen gehören zu den hochmolekularen Diäten.

Niedermolekulare chemisch definierte Diäten enthalten weitestgehend durch Hydrolyse aufgespaltene Proteine, die in der Peptidform mit einer Länge von 2–50 Aminosäuren vorliegen. Die Nährstoffe sind soweit aufbereitet, dass eine unmittelbare Resorption möglich ist. Die Modifizierung der Proteine in diesen „Oligopeptid"-Diäten geht allerdings zulasten Geschmacks.

Der Großteil dieser Diäten enthält höhere Anteile mittelkettiger Triglyceride (MCTs) in der Lipidfraktion. Indikationen für diese Diäten sind eine gestörte Verdauung und Malabsorption, z. B. Morbus Crohn mit Fistelbildung, das Kurzdarmsyndrom oder schwere Pankreatitis.

Elementardiäten enthalten reine Aminosäuren als Proteinquelle. Sie kommen bei Patienten mit genetisch bedingten Erkrankungen oder schwerer Proteinallergie infrage.

Tabelle 8.5: Vergleich der Substrate von hoch- und niedermolekularer Diäten

Substrat	Hochmolekulare Diät	Niedermolekulare Diät
Kohlenhydrate	Poly- und Oligosaccharide	Mono-, Di-, Oligosaccharide
Proteine	Hochmolekulare, intakte Proteine	Hydrolysierte Proteine in Form von Aminosäuren, Peptiden
Fette	Triglyceride: überwiegend LCT	Triglyceride: überwiegend MCT

Tabelle 8.6: Übersicht verschiedener Diäten der enteralen Ernährung

Bezeichnung	Definition
Hochmolekulare Diäten	Proteine liegen in intakter Form vor
Niedrigmolekulare Diäten	Proteine liegen in hydrolysierter Form vor
Normokalorische Diäten	Energiedichte 1,0–1,2 kcal/ml
Niederkalorische Diäten	Energiedichte < 1,0 kcal/ml
Hochkalorische Diäten	Energiedichte > 1,2 kcal/ml
Fettreiche Diäten	Lipidanteil von > 40 % Gesamtenergie
MCT-reiche Diäten	enthalten eine relevante Menge an mittelkettigen Triglyceriden (MCTs)
MUFA-reiche Diäten	≥ 20 % der Energie von einfach ungesättigten Fettsäuren (MUFA)
Immunmodulierende Diäten	enthalten immunmodulierende Substrate (fördernd oder schwächend)

8.2.3 Techniken der Sondenernährung

Die Auswahl der Sonde wird durch den externen Zugangsweg (nasal oder perkutan) sowie durch den Zielort der Sonde (gastral oder jejunal) bestimmt. Je nach Indikation und Anlagetechnik stehen verschiedene Sondentypen zur Verfügung. Die Sonden sind aus Silikon oder Polyurethan gefertigt. PVC-haltige Sonden enthalten Weichmacher (meist Phthalate) und werden daher nicht mehr verwendet. Weichmacher können innerhalb von 24 Stunden aus dem Material gelöst werden, was zur Aushärtung und Sprödigkeit der Sonden führt. Zudem werden sie im Darm aufgenommen und können gesundheitliche Schäden herbeiführen.

Phthalate stehen im Verdacht, die Entwicklung von Hoden und Spermien zu beeinträchtigen oder Fettsucht und Diabetes zu begünstigen.

Nasale Sonden

Nasale Sonden werden angelegt, wenn eine kurzfristige bis mittelfristige Indikation zur Ernährungstherapie besteht. Sie haben den Vorteil einer einfachen Anlagetechnik, geringer anlagebedingter Komplikationen, einer geringeren Invasivität und guter Austauschbarkeit. Die Sonden werden durch die Nase über die Speiseröhre in den Magen geführt und die Sondenspitze je nach angestrebter Lage bis ins Gastrum, Duodenum oder Jejunum vorgeschoben (Abbildung 8.2). Die häufigste Form ist die *nasogastrale Sonde*. Bei Magenentleerungsstörungen, fehlendem Magen oder Stenosen oder bei Patienten mit erhöhter Aspirationsgefahr werden *nasojejunale Sonden* eingesetzt. Nasojejunale Sonden sind zweilumig und enthalten einen Ablauf für eine vermehrte gastrale Sekretproduktion.

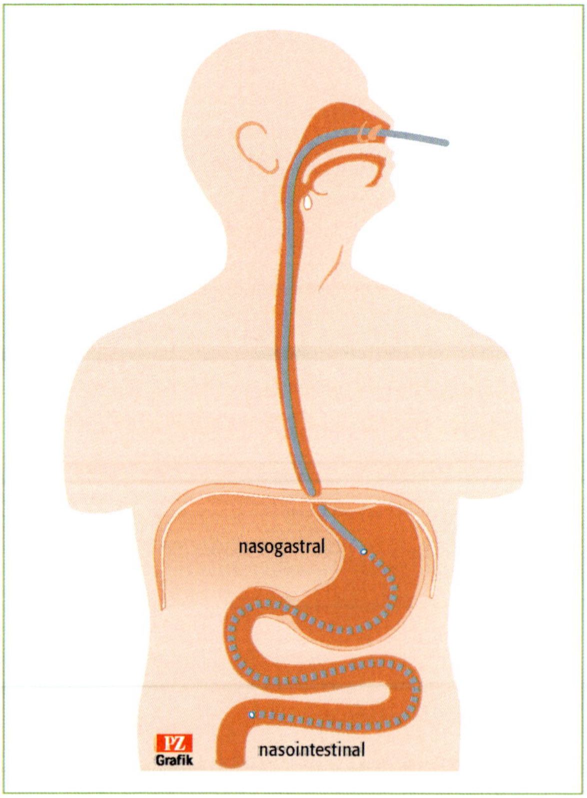

Abbildung 8.2: Lage der Sonde (© Frank Pfeifer, Frankfurt am Main)

Transnasale Sonden werden in verschiedenen Charrière-Größen und Längen angeboten. Ein Charrière bezeichnet den Außendurchmesser der Sonde und entspricht 0,33 mm.

Nasale Sonden sind für eine längere Anwendung nicht geeignet, da es häufiger zu Dislokationen, lokalen Irritationen und einer erhöhten Refluxrate mit der Folge einer Aspiration kommen kann. In Einzelfällen ist jedoch eine Ernährung über sechs bis acht Wochen möglich.

Perkutane Sonden

Bei einer vorrausichtlich längerfristigen Ernährungstherapie über vier Wochen besteht die Indikation zur perkutanen Anlage einer Sonde, die gastral oder jejunal platziert sein kann. Zudem werden transnasale Ernährungssonden von vielen Patienten wegen ihrer Sichtbarkeit als stigmatisierend, bei der Körperhygiene als hinderlich und beim Schlucken als Fremdkörper empfunden. Perkutane Sonden werden durch die Bauchdecke eingeführt und können durch Kleidung verborgen werden. Duschen und Baden ist nach Abheilung der Einstichwunde möglich. Wenn die Sonde vollständig wasserdicht abgedichtet wird, ist auch (nach Rücksprache mit dem behandelnden Arzt) Schwimmen erlaubt.

Gastrale/jejunale perkutane Sonden (PEG, JET-PEG)

Bei diesen Sonden wird unter endoskopischer Kontrolle durch die Bauchwand ein direkter Zugang zum Magen/Jejunum hergestellt.

Die PEG-Sonde bzw. JET-PEG (Abbildung 8.3) wird durch eine innere Halteplatte oder einen Ballon an der Innenwand des Magens und auf der Bauchdecke durch eine äußere Halteplatte und eine Schlauchklemme fixiert. Dieser Eingriff erfolgt unter aseptischen Bedingungen und lokaler Betäubung bzw. Kurzzeitnarkose. Die Einstichstelle muss regelmäßig inspiziert und desinfiziert werden. Die Sondenkost wird durch ein außen liegendes Schlauchsystem zugeführt.

Die PEG-Sonde kann bei Bedarf nach Abheilung des Stomas ausgetauscht werden, wobei die Austauschsonde in das vorhandene Stoma eingesetzt wird (Tube). Eine spezielle Form von Austauschsonden ist der sogenannte Button, der außen keinen fixierten Schlauchfortsatz hat, sondern mit einem verschließbaren Deckel versehen ist. Unter diesem Deckel befindet sich ein Ventil, an das ein austauschbarer Verbindungsschlauch zum Sondieren angeschlossen wird. Diese Buttonsysteme haben den Vorteil, dass sie sehr klein sind und unter der Kleidung nicht auffallen. Buttons müssen etwa alle drei Monate oder bei Bedarf z. B. nach Beschädigung gewechselt werden.

Eine Indikation für eine perkutane gastrale PEG-Sonde besteht bei (Auswahl)

- Tumoren im Mund- und Halsbereich, Gastrointestinaltrakt,
- Schluckstörungen mit Aspirationsgefahr, z. B. nach Schlaganfall, Hirnverletzungen, apallischem Syndrom,
- Stenosen/Fisteln der Speiseröhre (Ösophagus),
- Mangelernährung im Zusammenhang mit konsumierenden Erkrankungen, z. B. Morbus Crohn, Kurzdarmsyndrom, HIV-Infektionen/AIDS.

Die Platzierung einer jejunalen PEG-Sonde ist bei folgenden Indikationen notwendig (Auswahl)

- Magenausgangsstenose,
- stark eingeschränkte Magenmotilität, fehlender Magen,
- hohes Risiko eines Refluxes mit Aspiration.

Feinnadeljejunostomie (FKJ)

Eine Feinnadeljejunostomie erfolgt meist im Rahmen eines operativen Eingriffes in der Abdominalchirurgie, wenn eine längere Nahrungskarenz zu erwarten oder eine postoperative onkologische Therapie geplant ist.

Sie ermöglicht eine frühzeitige postoperative Ernährung. Dabei wird eine sehr dünne Sonde (Charrière 9) operativ in den Dünndarm implantiert und fixiert (Abbildung 8.3).

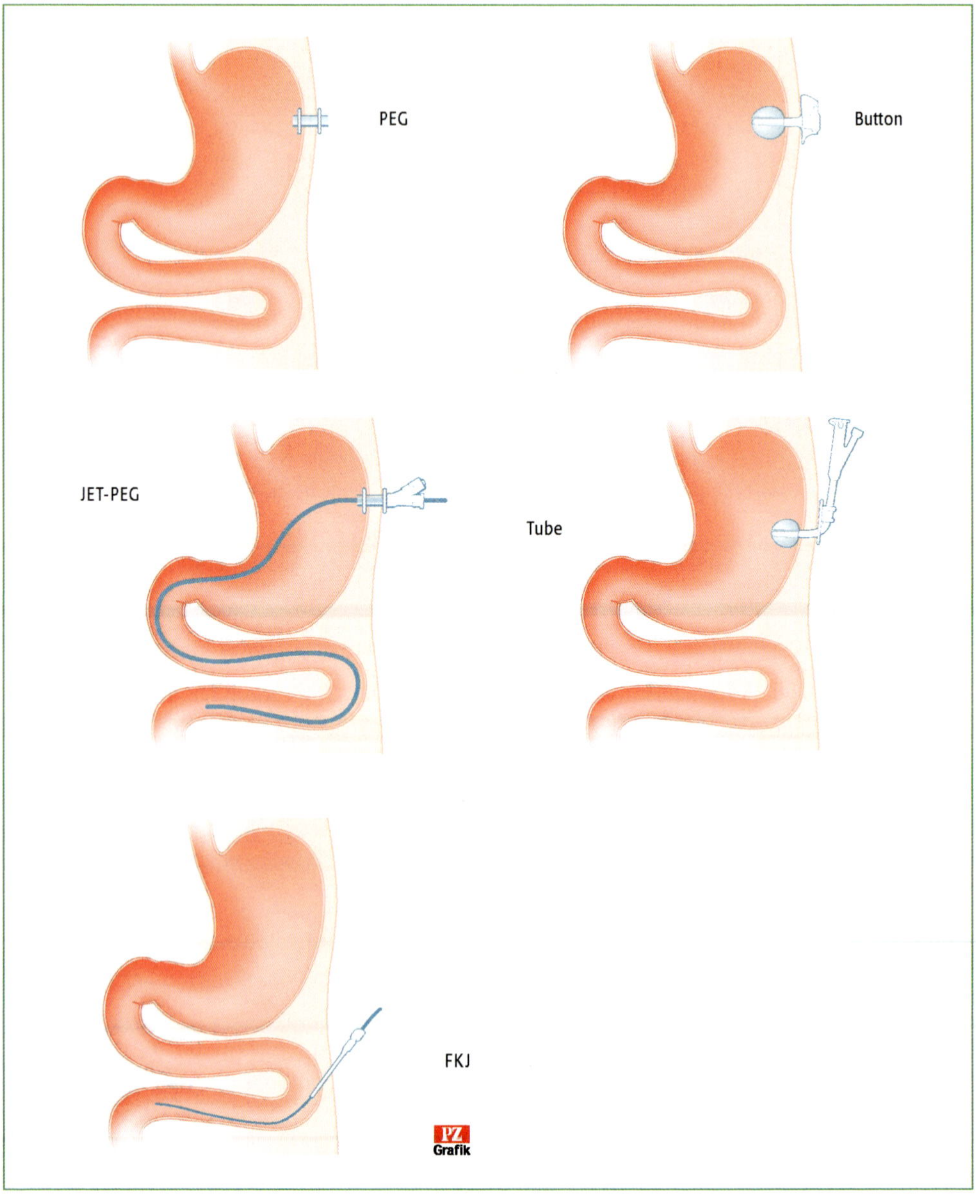

Abbildung 8.3 Lage perkutaner Sonden (© Frank Pfeifer, Frankfurt am Main)

8.2.4 Überwachung der enteralen Ernährung

Gastrointestinale Motilitätsstörungen müssen früh erkannt werden, um die Gefahr eines Refluxes, einer Mikroaspiration oder Makroaspiration, von Erbrechen, einer Katabolie und einer Aspirationspneumonie zu vermeiden. Eine Kontrolle erfolgt durch eine körperlichen Untersuchung des Abdomens, eine radiologische Untersuchung, die initial und bei pathologischem Befund durchgeführt werden sollte, und der Dokumentation der Stuhlfrequenz (Obstipation/Diarrhö). Drei- bis fünfmal tägliche Entleerungen oder mehr als 250–500 ml pro Stuhlgang oder Entleerungen alle drei Tage werden toleriert. Die Häufigkeit dieser Untersuchungen wird vom Schweregrad der Erkrankung und der Stabilität des Patienten bestimmt.

Ernährungsaufbau

Eine enterale Ernährung sollte so früh wie möglich beginnen. Der Kostaufbau einer enteralen Ernährung muss langsam über 3–5(10) Tage unter Berücksichtigung der individuellen Verträglichkeit erfolgen. Nach längerer Nahrungskarenz oder parenteraler Ernährung kann der Gastrointestinaltrakt keine größeren Nahrungsmengen verarbeiten, da die Darmschleimhaut erst regenerieren muss. Die Nahrungsmenge muss daher stufenweise erhöht werden, z. B. um 500 kcal/Tag. Die Substratmenge sollte dann gesteigert werden bis der angenommene Kalorien- und Proteinbedarf gedeckt wird. Ist dies mit einer enteralen Ernährung nicht möglich, kann insbesondere bei mangelernährten Patienten zusätzlich eine parenterale Ernährung erfolgen.

Bei einer Umstellung von einer parenteralen auf eine enterale Ernährungstherapie bietet sich eine Kombination an, wobei die parenterale Substratzufuhr langsam reduziert und die enterale Ernährung dementsprechend erhöht wird.

Ein weiterer Flüssigkeitsbedarf (Gesamttagesbedarf ca. 2,5 l) kann durch zusätzliche Gabe von stillem Mineralwasser oder abgekochtem Leitungswasser oder auch durch eine parenterale Gabe gedeckt werden. Vor und nach der Applikation muss die Sonde mit Flüssigkeit durchgespült werden.

Die Substrate können mehrmals täglich intermittierend oder kontinuierlich über 12–18 Stunden verabreicht werden. Für den Magen stellt die intermittierende Gabe die physiologischere Form dar, da durch die nahrungsbedingte Magendehnung die physiologischen Regulationsmechanismen aufrechterhalten werden. Während der Ernährungspausen sinkt der pH-Wert des Magens ab und die bakterizide Säureschutzfunktion des Magens bleibt erhalten. Mit dieser Applikation wird die normale Mahlzeitenfolge weitestgehend imitiert.

Je weiter die Sonde im Intestinum liegt, desto langsamer muss die Nährstoffzufuhr erfolgen. Bei Jejunal- und Duodenalsonden muss eine kontinuierliche Applikation erfolgen, da der Dünndarm keine Speicherfunktion wie der Magen hat und nur eine langsame Zufuhr der Substrate deren Resorption und Verarbeitung sicherstellt.

Arzneimittelgabe über Sonden

Eine Arzneimittelgabe über Sonden ist prinzipiell möglich, doch sollte zuvor der Einsatz alternativer Arzneiformen geprüft werden. In Frage kommen vor allem

- transdermale Arzneiformen,
- bukkale bzw. sublinguale Arzneiformen,
- rektale Arzneiformen,
- parenterale Arzneiformen.

Falls Alternativen nicht in Frage kommen, sind bei der Auswahl flüssige Zubereitungen (Saft, Sirup, Tropfen, Brausetablette) zu bevorzugen. Hochosmolare Lösungen wie zuckerhaltige Sirupe oder Säfte sollten vor der Anwendung verdünnt werden, um Diarrhöen zu vermeiden. Feste Arzneiformen müssen vor der Sondengabe aufbereitet werden, um eine Sondengängigkeit zu erreichen. Im einfachsten Fall gelingt dies durch Suspension in Wasser oder durch Öffnen von Hartgelatinekapseln. Vielfach ist aber zuvor die Zerkleinerung der festen oralen Form mit Hilfe von Mörser und Pistill erforderlich. Retardierte oder magensaftresistente Tabletten, Dragees oder Kapseln sind für die Sondenapplikation nicht geeignet. Eine Ausnahme bilden Retardpellets in Hartgelatinekapseln, deren Inhalt sondengängig ist ohne das Retardprinzip zu zerstören. Hier ist im Einzelfall Spezialliteratur zu Rate zu ziehen.

Grundsätzlich erfolgt die Sondengabe von Arzneimitteln zügig und einzeln nacheinander. Die Vorgaben der Hersteller – nüchtern oder mit einer Mahlzeit – sind zu beachten. Vor und nach jeder Applikation sollte die Sonde mit Wasser gespült werden.

8.3 Parenterale Ernährung

Die parenterale Ernährung ist die künstliche Ernährung über intravenöse Gabe von Wasser und Nährstoffen wie Aminosäuren, Glucose, Lipide, Elektrolyte, Vitamine und Spurenelemente. Die totale parenterale Ernährung (TPE) ist die Verabreichung aller Nährstoffe über den parenteralen Weg ohne signifikante orale oder enterale Zufuhr. Indikationen für eine TPE liegen bei Kontraindikationen für eine enterale Ernährung vor.

Die subkutane Ernährung ist eine Spezialform des parenteralen Zugangs, die vorwiegend in der terminalen Pflege Verwendung findet (z. B. Geriatrie, Langzeitpflege, Palliativpflege). Subkutane „Ernährung" erfolgt zurzeit ausschließlich zur Flüssigkeitssubstitution, wobei bis zu drei Liter Volumen (pro Applikationsort bis zu 1,5 Liter) in 24 Stunden verabreicht werden können. Geeignete Infusionsorte sind die seitliche Bauchwand und der Oberschenkel.

8.3.1 Substrate der parenteralen Ernährung

Zu den wichtigsten Substraten in der parenteralen Ernährung gehören die *Kohlenhydrate* als Energielieferanten (ca. 4 kcal/g). Im Rahmen einer parenteralen Ernährung wird 50–75 % des Energiebedarfes über Kohlenhydrate gedeckt. Heute kommen fast ausschließlich Glucoselösungen in Konzentrationen von 5–50 % zum Einsatz.

Glucose kann von allen Organen verstoffwechselt werden, allerdings besteht eine Kapazitätsgrenze in der Verwertung der Glucose. Ab einer Zufuhr von 3–4 mg/kg Körpergewicht/Minute können nur ca. 50 % der zugeführten Glucose durch Glucoseoxidation verwertet werden. Eine exogene Insulinzufuhr führt zwar zu einer vermehrten Einschleusung von Glucose in die Zelle, die Glucoseoxidationsrate bleibt aber unverändert.

Glucoselösungen mit einer Osmolarität > 800 mosm/l (10 %ige Glucoselösung = 555 mosm/l) dürfen wegen der Venenwandreizung nicht periphervenös gegeben werden. Die Infusionsgeschwindigkeit sollte 5 mg/kg/min nicht überschreiten.

Aminosäuren sind für die Peptid- und Proteinsynthese unverzichtbar, sie sind aber auch Energieträger (ca. 4 kcal/g). Ein funktionelles Minimum an Proteinzufuhr liegt bei 0,8–1,0 g/kg Körpergewicht, kann jedoch bei verschiedenen Erkrankungen erhöht oder erniedrigt sein. Es ist auf ein ausgewogenes Verhältnis von essenziellen und nicht-essenziellen Aminosäuren zu achten. Meist liegt ein Kartoffel-Ei-Aminosäuremuster vor. Die Proteinsynthese ist ein energieverbrauchender Prozess, daher muss auf eine ausreichende Zufuhr von Energie aus Kohlenhydraten und Fetten geachtet werden. Bei der Berechnung des Kalorienbedarfs werden Stickstoff-Kalorien der parenteralen Ernährung meist nicht berücksichtigt. Es liegen jedoch auch Empfehlungen vor, 20 % der Aminosäuremenge dabei zu kalkulieren und einzubeziehen.

Lipidformulierungen zur parenteralen Ernährung sind O/W-Emulsionen mit einer Tröpfchengröße von 0,3–0,4 µm. Dies entspricht in etwa der Größe von Chylomikronen (körpereigene Lipoproteinpartikel im Blut).

Es handelt sich vorwiegend um Mischemulsionen langkettiger Triglyceride (LCT) aus Sojaöl und mittelkettiger Triglyceride (MCT), die auch mit Omega-3-Fettsäuren (Fischöl) kombiniert sein können. Neuere Lipidformulierungen basieren auf Olivenöl (Verhältnis Olivenöl zu Sojaöl 4:1) und Kombinationen mit MCT und Fischöl.

Lipidformulierungen enthalten Phospholipide (Lecithine), die als Emulgatoren dienen. Phospholipide sind jedoch auch ein Bestandteil von Zellmembranen, deren Fluidität sie gewährleisten. Phospholipide sind daher ein wichtiger Baustein der Ernährungstherapie. Sie haben einen nennenswerten Gehalt an Phosphat.

Die Verwendung von LCT/MCT-haltigen Produkten sollte bevorzugt werden. Die Infusion von ausschließlich langkettigen Fetten (LCT) wird heute nicht mehr praktiziert, da unter reiner LCT- Gabe Veränderungen im Immunsystem beschrieben wurden. MCT werden rascher gespalten und aus dem Kreislauf eliminiert und vollständiger oxidiert als LCT, das Endprodukt der Oxidation ist CO_2. Langkettige mehrfach ungesättigte Fettsäuren sind jedoch essenziell für den Aufbau von Membranen und als Ausgangsstoffe der Biosynthese von Mediatoren wie Prostaglandine, Thromboxane und Leukotriene, die zahlreiche Zellfunktionen wie Thrombozytenaggregation, Entzündungsreaktionen und Immunfunktionen regulieren. Auf LCT kann daher nicht verzichtet werden.

Lipidemulsionen zeichnen sich durch eine hohe Energiedichte (ca. 10 kcal/g) bei gleichzeitig niedriger Osmolarität und nahezu neutralem pH-Wert aus. Sie können daher peripher- und zentralvenös verabreicht werden.

Vitamine und Spurenelemente sind für den Organismus unverzichtbar, denn viele dieser Substanzen sind Bestandteile von Enzymen und Proteinen. Sie werden den Mikronährstoffen zugeordnet. Bei kompletter parenteraler Ernährung, insbesondere bei einer voraussichtlichen Ernährung über eine Woche, gilt die Empfehlung, alle (fett- und wasserlöslichen) Vitamine, die auch in einer normalen Ernährung enthalten sind, auch parenteral zuzuführen. Hinsichtlich der Menge der täglich verabreichten Vitamine und Spurenelemente werden Zufuhrempfehlungen der Fachgesellschaften in gängigen kommerziellen Kombinationspräparaten berücksichtigt.

Unter bestimmten Voraussetzungen kann jedoch eine gegenüber der Standardzufuhr deutlich veränderte Zufuhr von Vitaminen und Spurenelementen notwendig werden (z. B. beim Refeeding-Syndrom).
Die Gabe von *Elektrolyten* erfolgt bei der Ernährung unter strenger Kontrolle der Serumelektrolyte. Liegen sie im Normbereich, werden bei metabolisch stabilen Patienten Natrium, Kalium, Calcium, Magnesium und Phosphat standardisiert auf der Basis der Empfehlungen von Fachgesellschaften zugeführt. In vielen Ernährungs- und Aminosäurelösungen sind bereits Elektrolyte enthalten.

Bei einer Störung des Elektrolythaushaltes z. B. durch eine Niereninsuffizienz, Erbrechen, Diarrhoe, Refeeding, Schock oder andere Ursachen muss die Zufuhr der Elektrolyte individuell angepasst werden.

8.3.2 Arten von Lösungen zur parenteralen Ernährung

Die Verabreichung der Substrate kann über ein Mehrflaschensystem einzeln erfolgen. Dabei werden Aminosäurelösungen, Glucoselösungen und Fettemulsionen parallel aus separaten 0,25–1 l-Flaschen infundiert.

Heute wird die parenterale Ernährung allerdings meist in Form von Gesamtnährlösungen durchgeführt (sogenannte All-in-One-Mischungen), die alle Komponenten in einem einzigen Behältnis enthalten (Glucose, Aminosäuren, Lipide, Elektrolyte, Vitamine und Spurenelemente). Sie werden unter aseptischen Bedingungen individuell angefertigt. Diese Herstellung wird auch als Compounding bezeichnet.

Daneben sind standardisierte industriell gefertigte Mehrkammerbeutel mit unterschiedlichen Substratkonzentrationen, Osmolaritäten und Volumina verfügbar. Drei-Kammer Beutel enthalten Fette, Kohlenhydrate und Aminosäuren, bei Zwei-Kammer-Beuteln fehlt die Fettkomponente. Die Kammern sind über Schweißnähte voneinander getrennt, die unmittelbar vor der Anwendung durch leichte Druckanwendung geöffnet werden. Elektrolyte, Vitamine und Spurenelemente müssen bei den Mehrkammerbeuteln supplementiert werden.

8.3.3 Techniken der parenteralen Ernährung

Die Ernährungstherapie muss für jeden Patienten individuell festgelegt werden. Dabei sind folgende Punkte berücksichtigen:

- Dauer der Ernährungsintervention,
- Zugangsmöglichkeit (peripher, zentral, subcutan),
- Stoffwechselsituationen,
- Gesundheits- und Ernährungszustand, Wille des Patienten,
- Prognose der Erkrankung.

Im Folgenden werden die häufigsten peripher- und zentralvenöse Zugangsmöglichkeiten beschrieben.

Periphervenöse Verweilkanüle

Periphervenöse Venenverweilkanülen (z. B. Braunülen) sind kleinere Kanülen zur Punktion peripherer Körpervenen. Sie können über mehrere Tage am Punktionsort verbleiben, wenn keine Komplikationen auftreten. Nicht mehr gebrauchte Kanülen sollten entfernt werden, da immer das Risiko einer Infektion besteht.
Am häufigsten werden diese Kanülen auf dem Handrücken, am Unterarm oder in der Armbeuge platziert. Sie eignen sich für eine kurzfristige bis zu sieben (zehn) Tage dauernde Ernährungstherapie und können verwendet werden, wenn die Osmolarität der Ernährungslösungen unter 800 mosmol/l liegt. Höhere Osmolaritäten führen zu Venenwandreizungen. Fettemulsionen mit einem Gehalt von 10–20 % können aufgrund ihrer niedrigen Osmolarität problemlos peripher gegeben werden. Im Gegensatz dazu sind Kohlenhydratlösungen > 10 % für diesen Applikationsweg nicht geeignet.

Periphervenöse Venenverweilkanülen gibt es in verschiedenen Größen. Die Größe wird in Gauge angegeben, wobei Kanülen mit kleineren Gauche-Werten eine höhere Durchflussrate haben (z. B. 24 G, gelb, Durchmesser 0,7 mm; 16 G, grau, Durchmesser 1,7 mm). Die Größe der Kanülen ist farbcodiert (Abbildung 8.4).

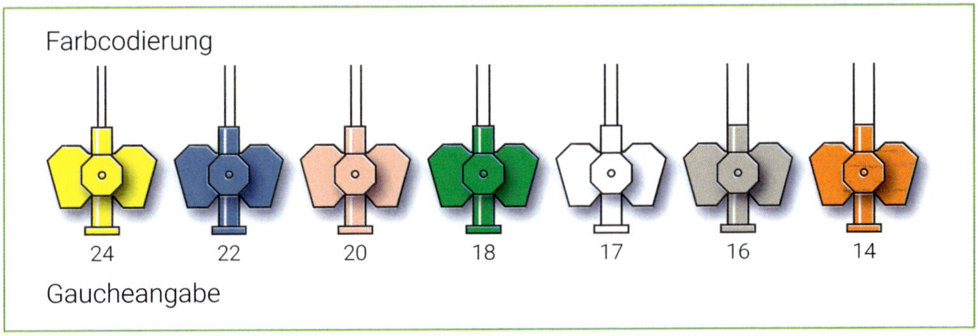

Abbildung 8.4: Farbcodierung von periphervenösen Venenverweilkanülen (© THUMSi-Tool; www.san-erlangen.de)

Zentrale Venenkatheter

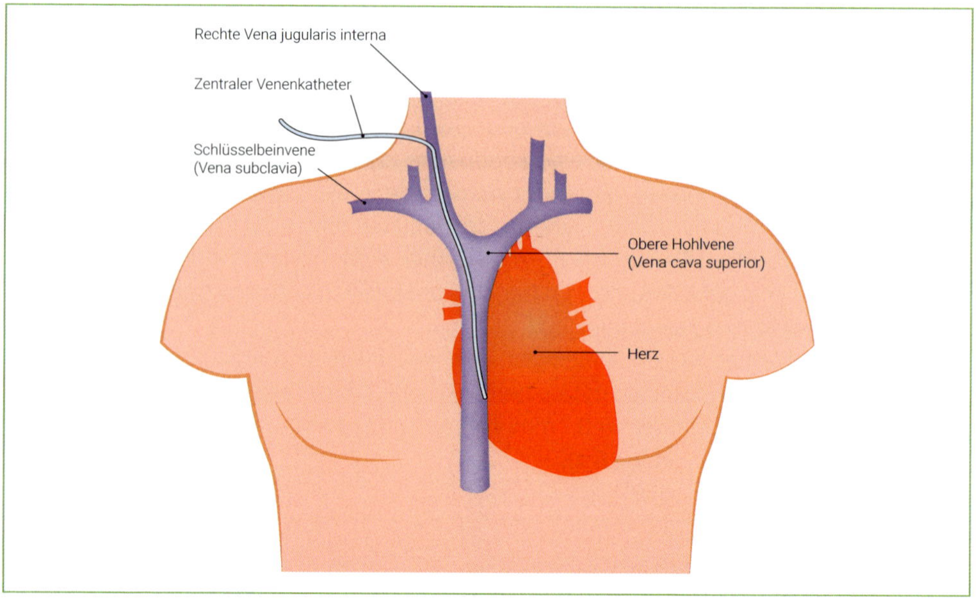

Abbildung 8.5: Lage zentraler Venenkatheter (© Frank Pfeifer, Frankfurt am Main)

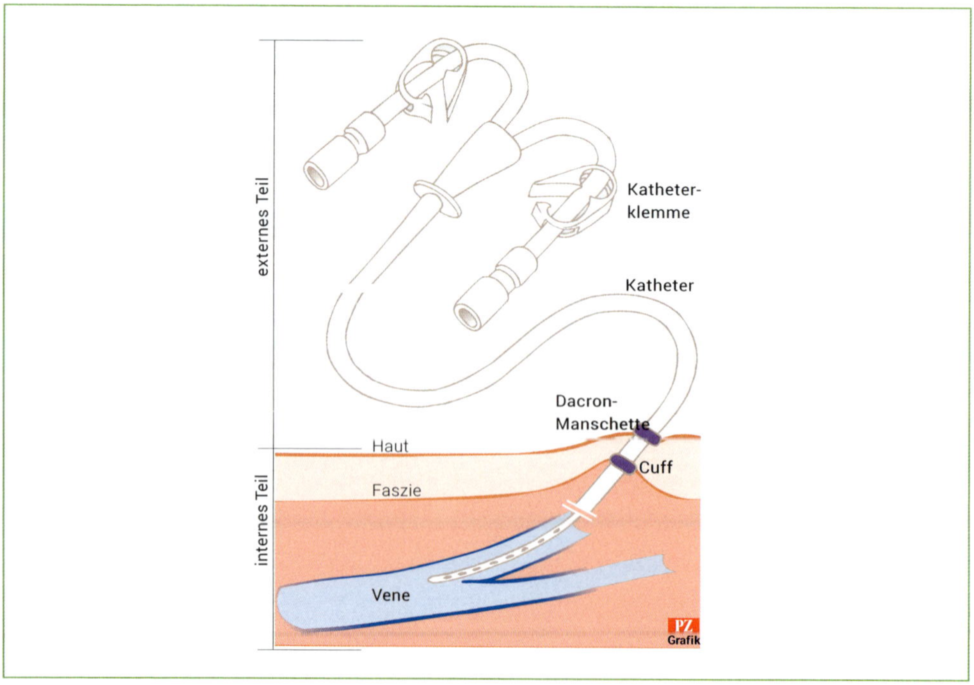

Abbildung 8.6: Aufbau zentraler Venenkatheter (© Frank Pfeifer, Frankfurt am Main)

Zentrale Venenkatheter sind Katheter, die operativ in eine größere zentrale Körpervene eingeführt werden. Sie dienen der Zufuhr von Parenteralia und der Messung des zentralen Venendruckes. Zentrale Venenkatheter können in verschiedene Körpervenen eingebracht werden, am häufigsten wird die Halsadervene (Vena jugularis interna) oder die Schlüsselbeinvene (Vena subclavia) punktiert (Abbildung 8.5). Das Ende des Katheters wird dann in eine Hohlvene vor dem rechten Vorhof des Herzens, meist die obere Hohlvene (Vena cava superior) geschoben. Die Lage des Katheters muss mit Hilfe eines Röntgenbildes geprüft werden.

Die Katheter können ein- oder mehrlumig sein. Der Vorteil der Multilumenkatheter liegt in der Möglichkeit der simultanen aber räumlich getrennten Applikation verschiedener Parenteralia.

Indikationen für die Anlage eines zentralvenösen Zugangs sind

- eine langfristige Ernährungstherapie über sieben Tage,
- die Infusion größerer Volumina,
- die Gabe venenwandreizender Arzneimittel,
- das kontinuierliche Monitoring des zentralvenösen Druckes (hämodynamische Überwachung zu Aussagen über das zirkulierende Blutvolumen und Herzkapazität).

Eine Kontraindikation für die parenterale Ernährung besteht in der Akutphase einer Erkrankung (12 bis 24 h nach OP oder Trauma), im Schockzustand oder Hypoxie. Vorsicht ist zudem bei Patienten mit Gerinnungsstörungen geboten.

Ein längerfristige, das heißt über sieben Tage dauernde komplette parenterale Ernährung erfordert immer die Anlage eines zentralvenösen Zuganges. Die wichtigste Komplikation der parenteralen Langzeiternährung ist eine Katheterinfektion, die zu einer lebensbedrohlichen Kathetersepsis führen kann. Manipulationen am Katheter müssen daher unter aseptischen Bedingungen erfolgen und sollten auf ein zwingend erforderliches Maß reduziert werden.

Portsysteme

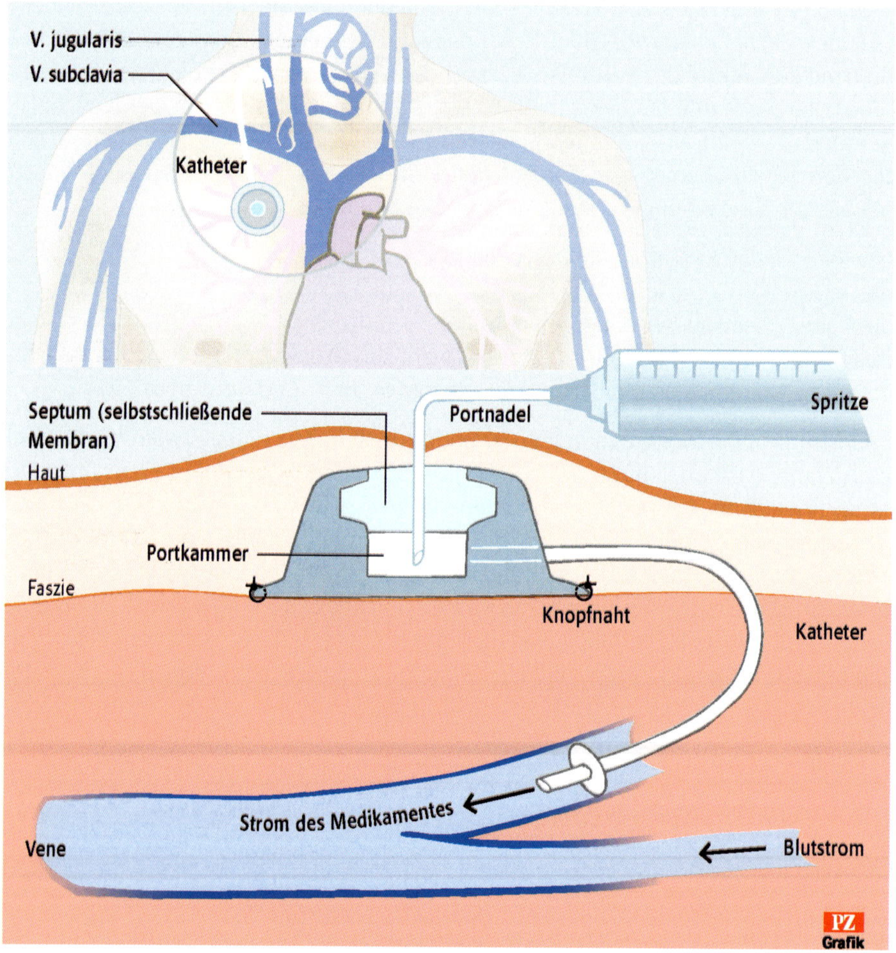

Abbildung 8.7: Portsystem (© Frank Pfeifer, Frankfurt am Main)

Ein Portsystem ist ein zentralvenöser Zugang, der subkutan meist im Bereich der Thoraxwand im Rahmen eines operativen Eingriffes implantiert und dort fixiert wird. Die Lage des Ports muss mit Hilfe eines Röntgenbildes geprüft werden. Das Portsystem besteht aus einer Reservoirkammer und einem angeschlossenen intravasalen Katheter, der wie beim ZVK in eine Hohlvene vor dem rechten Vorhof des Herzens eingebracht wird (Abbildung 8.5, 8.7). Die Kammer ist mit einer Membran (Septum) ausgestattet, die bei Bedarf durch die Haut angestochen werden kann. Dazu dürfen nur speziell geeignete, nicht stanzende Kanülen verwendet werden, um sicherstellen, dass sich nach dem Entfernen der Kanüle die Membran sicher verschließt.

Die Verweildauer kann bei routinemäßiger Pflege durch regelmäßige Spülungen mit isotonischer Kochsalzlösung bis zu fünf Jahre betragen. Empfehlungen zur Häufigkeit von Spülungen des Ports werden in der Praxis oft unterschiedlich gehandhabt. Portsysteme weisen ein geringeres Infektionsrisiko als ZVK auf.

Infusionsbestecke/Infusionsmethoden

Die Schwerkraftinfusion ist die am häufigsten angewendete Methode. Hierzu werden Infusionsbestecke mit einem Regler (Rollenklemme) und einer Tropfenkammer eingesetzt. Infusionsbestecke enthalten standardmäßig einen 15 µm Partikelfilter. Infusionsbestecke, die für eine Schwerkraftinfusion geeignet sind, tragen als Kennzeichnung den Buchstaben „G". Die Infusionsgeschwindigkeit wird mit Hilfe des Reglers über die Tropfenzahl pro Minute gesteuert. Die Höhendifferenz zwischen Infusionslösung und Patient muss konstant gehalten werden, da jede Änderung die Tropfenzahl beeinflusst. Eine genaue Infusionsgeschwindigkeit ist durch diese Methode nicht zu gewährleisten. Daher werden Infusionen häufig pumpengesteuert appliziert. Der Vorteil liegt in einer genauen Fördermenge, einer Erkennung von Luftblasen durch einen eingebauten Sensor und verschiedene andere Alarmeinrichtungen. Es dürfen nur Infusionsbestecke mit der Kennzeichnung „P" verwendet werden.

8.3.4 Überwachung der parenteralen Ernährung

Unter der parenteralen Ernährung besteht eine erhöhte Gefahr von Stoffwechselentgleisungen in Form von Hyper-, Hypoglykämien und Hypertriglyceridämien. Eine hohe Zufuhr von Kohlenhydraten und rasche Zufuhr von Fetten kann zudem zu einer vermehrten Kohlendioxidproduktion mit Atemfunktionsstörungen führen. Zu den hepatischen Komplikationen einer parenteralen Ernährung zählen die Fettleber (Steatosis hepatitis) und der Stau von Gallenflüssigkeit in den Gallengängen (Cholestase).

Hypo- und Hyperglykämie sind die schwerwiegendsten Komplikationen unter einer künstlichen Ernährung. Eine Hyperglykämie ist insbesondere bei septischen Patienten in Chirurgie, Patienten nach Bypass-Operation, Myokardinfarkt oder Schlaganfall mit einer erhöhten Morbidität und Mortalität verbunden. Die Folgeerkrankungen ähneln den Komplikationen bei Diabetes mellitus. Zielwerte für den Blutzuckerspiegel liegen bei < 180 mg/dl und > 110 mg/dl. Eine strikte Einstellung auf 80 bis 110 mg/dl wird wegen des Risikos einer Hypoglykämie nicht empfohlen. Bei Intensivpatienten können Werte von 140–200 mg/dl toleriert werden. Zumindest in der Frühphase der parenteralen Ernährung und bei ausgeprägter Stressstoffwechsellage soll eine Kontrolle des Blutzuckerspiegels drei- bis viermal täglich erfolgen. Bei einer Glucosezufuhr von mehr als 5 mg/kg/min steigt die Hyperglykämierate auf > 50 %, wobei Patienten mit einer vorbestehenden Insulinresistenz, bestehendem Diabetes mellitus, schwerer Erkrankung und einer begleitenden Steroidtherapie gefährdet sind. Die Letalität eines hyperglykämischen Komas kann bei Patienten, die älter als 50 Jahre sind, auf bis zu 14 % steigen. Eine intensivierte Insulintherapie wurde daher propagiert, um einen Zielwert von 81 bis 108 mg/dl zu erreichen. Dies wird inzwischen kontrovers beurteilt, da häufiger Komplikationen durch Unterzuckerung auftraten.

Die parenterale Fettzufuhr sollte unter der regelmäßigen Kontrolle der Triglyceridkonzentration im Blut erfolgen. Ein Zielbereich von <200 mg/dl wird angestrebt, in der akuten Phase können allerdings auch Werte bis 400mg/dl toleriert werden. Eine ausgeprägte Hyperlipidämie kann zu einer Pankreatitis führen und den Blutfluss in den kleinsten Blutgefäßen des Körpers (Mikrozirkulation) stören und somit die Nährstoff- und Sauerstoffversorgung ungünstig beeinflussen. Rasche Lipidinfusionen können den pulmonalen Gastaustausch ungünstig beeinflussen und sind zu vermeiden. Generell ist eine Lipdzufuhr von < 0,15 g/kg/Stunde empfohlen. Des Weiteren sollte bei einer parenteralen Ernährung der Harnstoffwert überwacht werden. Bei einem Anstieg um 30 mg/dl sollte die Aminosäurezufuhr reduziert werden – dies gilt allerdings nicht bei Patienten mit Nierensinsuffizienz.

Das *Refeeding-Syndrom* ist eine schwerwiegende Verschiebung des Elektrolyt- und Flüssigkeitshaushaltes, verbunden mit Stoffwechselabnormalitäten und Mikronährstoffdefiziten bei schwer mangelernährten Patienten oder Patienten mit präexistierenden Defiziten (Elektrolyte, Thiamin usw.) nach Beginn einer oralen, enteralen oder parenteralen Ernährungstherapie. Eine forcierte Ernährung dieser Patienten (zu viel, zu schnell) kann potenziell letale Folgen haben (Tabelle 8.7). Die Symptome treten innerhalb von zwei bis vier Tagen nach Beginn der Wiederaufnahme der Nahrungszufuhr auf. Refeeding-Symptome gehören zu den häufig vorkommenden metabolischen Komplikationen bei Patienten unter parenteraler Ernährung, können aber unter jeglicher Art der Ernährung auftreten.

Tabelle 8.7: Folgen des Refeeding-Syndroms

Laborparameter	Mögliche Folge
Hypophosphatämie	Atemstillstand
Hypocalcämie	Herzrhythmusstörungen
Hypokalämie	Herzrhythmusstörungen
Hypomagnesämie	Herzrhythmusstörungen

Eine Ernährungstherapie sollte grundsätzlich frühzeitig beginnen, sobald Hinweise auf Ernährungsrisiken vorliegen. Die Zufuhr der Substrate muss den patientenindividuellen Gegebenheiten (Stoffwechsel, Säure-Basenhaushalt, Elekrolythaushalt) angepasst und unter Kontrolle der Laborwerte langsam bis zum kalkulierten Bedarf gesteigert werden. Die Zufuhr erfolgt kontinuierlich über 18–24 Stunden als Schwerkraftinfusion oder pumpengesteuert.

8.3.5 Inkompatibilitäten

Arzneimittel*inkompatibilitäten* sind Unverträglichkeitsreaktionen durch Wechselwirkungen von zwei oder mehreren Bestandteilen eines oder mehrerer Parenteralia, die bereits außerhalb des Körpers stattfinden. Sie sind von pharmakokinetischen und pharmakodynamischen Wechselwirkungen, die im Körper stattfinden abzugrenzen (Arzneimittel*interaktionen*).

Parenteral ernährte Patienten bedürfen sehr häufig einer zusätzlichen medikamentösen Therapie, die ebenfalls parenteral erfolgt. Bei Intensivpatienten können das mehr als 20 verschiedene Arzneimittel sein, die pro Tag gegeben werden müssen. Die parenterale Medikation ist meist nicht kompatibel mit den Komponenten der Ernährungstherapie. Es können

Unverträglichkeitsreaktionen auftreten, bei denen larvierte bzw. sichtbare Inkompatibilitäten physikalischer Art (Flockung, Trübung, Fällung, Aufrahmen, Adsorption) oder chemischer Art (Oxidation, Reduktion, Hydrolyse) unterschieden werden.

Der pH-Wert der parenteralen Ernährung liegt zwischen 5,5 und 7. Parenterale Arzneimittel können einen davon erheblich abweichenden pH-Wert haben, da sie in Abhängigkeit von der Substanz bei pH 5,5–7 entweder nicht stabil oder nicht löslich sind. Die Spannbreite der pH-Werte der Arzneimittel liegt bei pH 2–3 (Katecholamine) bis > pH 11 (Phenytoin). Der Schwerpunkt der Inkompatibilitäten liegt vor allem in unerwünschten Säure-Base-Reaktionen. Daneben führt die gleichzeitige, nicht separate Zufuhr von Elektrolytlösungen mit Fettlösungen der parenteralen Ernährung durch die Veränderung des Oberflächenpotenzials (Zeta-Potenzial) der emulgierten Fetttröpfchen zu einer Destabilisierung der Emulsion. Das ist visuell zunächst nicht sichtbar, kann aber auch zum Brechen der Emulsion und einem Absetzen der Fettphase führen (Aufrahmen).

Die möglichen Reaktionen sind bei einer Multimedikation schwer überschaubar und hilfreiche Literaturangaben zu komplexen Mischungen häufig nicht verfügbar. Daher ist grundsätzlich eine separate Gabe der Ernährungskomponenten empfohlen.

Literatur

Nachschlagewerke und Originalliteratur

Ashwell, M.: Concepts of functional foods, Inernational Life Sciences Institute, Brüssels, 2002

Aune D, Chan DS, Lau R, Vieira R, Greenwood DC, Kampman E, Norat T. Dietary fibre, whole grains, and risk of colorectal cancer: systematic review and dose-response meta-analysis of prospective studies. BMJ. 2011;343:d6617

Balachandar R, Pullakhandam R, Kulkarni B, Sachdev HS. Relative Efficacy of Vitamin D2 and Vitamin D3 in Improving Vitamin D Status: Systematic Review and Meta-Analysis. Nutrients. 2021 Sep 23;13(10):3328. doi: 10.3390/nu13103328. PMID: 34684328; PMCID: PMC8538717.

BfR. Aktualisierte Höchstmengenvorschläge für Vitamine und Mineralstoffe in Nahrungsergänzungsmitteln und angereicherten Lebensmitteln. Stellungnahme 006/2024 https://doi.org/10.17590/20240222-140829-0

Bharucha AE, et al. Mechanismen, Bewertung und Behandlung chronischer Verstopfung. Gastroenterology 158(5): 1232-1249, 2020

Biesalski, K.H., Grimm, P. et al. Taschenatlas Ernährung. Thieme Verlag, Stuttgart, 2017

Bray, G.A.: The Obese Patient, 9th ed., Saunders Philadelphia 1996.

Chesemann, C.: GLUT7: a new intestinal facilitated hexose transporter. Am J Physiol-Endocrinol Metab 2008; 295: E238-E241.

Claussnitzer, M. et al.: FTO Obesity variant circuitry and adipocyte browning in humans. New Engl J Med 2015; 373: 895-907.

Csaki, C., A. Mobasheri, and M. Shakibaei, Synergistic chondroprotective effects of curcumin and resveratrol in human articular chondrocytes: inhibition of IL-1beta-induced NF-kappaB-mediated inflammation and apoptosis. Arthritis Res Ther, 2009. 11(6): p. R165.

D-A-CH-Referenzwerte für die Nährstoffzufuhr, Neuer Umschau Buchverlag 1. Auflage, 2013.

De Vos WM, Tilg H, Van Hul M, et al. Gut microbiome and health: mechanistic insights. Gut 2022; 71: 1020-1032

DGE, ÖGE, SGE Referenzwerte für die Nährstoffzufuhr, 2. Aufl., 7. aktualisierte Ausgabe, 2021

EFSA NDA Panel (EFSA Panel on Dietetic Products, Nutrition and Allergies) (2016). Scientific opinion on dietary reference values for thiamin. EFSA Journal 14: 4653.

Elmadfa, I., Leitzmann, C., Ernährung des Menschen, utb 8036, 7. Auflage, Stuttgart 2023.

Grethe H et al. (2016): Klimaschutz in der Land- und Forstwirtschaft sowie den nachgelagerten Bereichen Ernährung und Holzverwendung. Gutachten der wissenschaftlichen Beiräte für Agrarpolitik, Ernährung und gesundheitlichen Verbraucherschutz und für Waldpolitik beim Bundesministerium für Ernährung und Landwirtschaft.

Griem, H. Das Toxikologiebuch –Grundlagen, Verfahren, Bewertung. Wiley-VCH Verlag, Weinheim, 2017

Helander HF, Fändriks L. Surface area of the digestive tract – revisited. Scand J Gastroenterol. 2014 Jun;49(6):681-9. doi: 10.3109/00365521.2014.898326. Epub 2014 Apr 2. PMID: 24694282.

Hultmann et al. Modern nutrition in health and disease. In Harper, A. E., Shils, M. E., Shike, M., Ross, A. C., Caballero, B., & Cousins, R. J. (1999). Modern nutrition in health and disease

Kasper, H. Ernährungsmedizin und Diätetik, 13. Auflage Urban & Fischer, München, 2020.

Koletzko B, Godfrey KM, Poston L, Szajewska H, van Goudoever JB, de Waard M, Brands B, Grivell RM, Deussen AR, Dodd JM, Patro-Golab B, Zalewski BM; EarlyNutrition Project Systematic Review Group. Nutrition During Pregnancy, Lactation and Early Childhood and its Implications for Maternal and Long-Term Child Health: The Early Nutrition Project Recommendations. Ann Nutr Metab. 2019;74(2):93-106. doi: 10.1159/000496471. Epub 2019 Jan 23. PMID: 30673669; PMCID: PMC6397768.

Kreuels B, Schmiedel S. Potenzial tropischer Erkrankungen in Deutschland : Wichtige Erreger bei Reisenden und Migranten [Potential of tropical diseases in Germany : Important pathogens in travelers and migrants]. Internist (Berl). 2022 Apr;63(4):379-387. German. doi: 10.1007/s00108-022-01280-5. Epub 2022 Mar 4. PMID: 35244737.

Micke O et al. Magnesium: Bedeutung für die hausärztliche Praxis – Positionspapier der Gesellschaft für Magnesium-Forschung e. V. Dtsch Med Wochenschr 2020; 145: 1628–1634.

Pardo MR, Garicano Vilar E, San Mauro Martín I, Camina Martín MA. Bioavailability of magnesium food supplements: A systematic review. Nutrition. 2021 Sep;89:111294. doi: 10.1016/j.nut.2021.111294. Epub 2021 Apr 28. PMID: 34111673.

Raithel, M. et al.: The malabsorption of commonly occurring mono and disaccharides: levels of investigation and differential diagnoses. Dtsch Ärztebl Int 2013; 110: 775-782.

Rodríguez JM, Murphy K, Stanton C, Ross RP, Kober OI, Juge N, Avershina E, Rudi K, Narbad A, Jenmalm MC, Marchesi JR, Collado MC. The composition of the gut microbiota throughout life, with an emphasis on early life. Microb Ecol Health Dis. 2015 Feb 2;26:26050. doi: 10.3402/mehd.v26.26050. PMID: 25651996; PMCID: PMC4315782.

Schmidt E.B.: Marine n-fatty acids. Basic features and background. Lipids 2001; 36: S65-S68.

Schutz, Y., Jequier, E., Energy needs in: Shils, M.E., Olsen, J.A., Shike, M. (Hrsg.): Modern Nutrition in Health and Disease 8. Ed., Lea and Febiger, Philadelphia, 1994.

Schwarzenberg SJ, Georgieff MK; COMMITTEE ON NUTRITION. Advocacy for Improving Nutrition in the First 1000 Days to Support Childhood Development and Adult Health. Pediatrics. 2018 Feb;141(2):e20173716. doi: 10.1542/peds.2017-3716. Epub 2018 Jan 22. PMID: 29358479.

Strehl, E. (Hrsg) et al., Alkohol, Coffein, Nikotin – Praxiswissen für die Patientenberatung. Avoxa Mediengruppe Deutscher Apotheker, Eschborn, 2017.

Ströhle A, Hahn A. Vor- und Nachteile vegetarischer. Ernährungsformen – aktueller wissenschaftlicher Kenntnisstand. Ther Umsch 73(11): 1–14, 2017

Tan, L. J., et al.: Replication of 6 obesity genes in a metaanalysis of genome-wide association atudies from diverse ancestries. PLoS One 2014; 9: e96149

Wahl. S., et al., Epigenome-wide association study of body mass index and the adverse outcomes of adiposity. Nature 2017; 541: 81-86.

Weitschies, W.,Mehnert, W., Arzneimittelwechselwirkungen mit der Nahrung. Govi-Verlag, Eschborn, 2014.

WHO technical report series Nr. 935, Genf, 2007.

Willenbücher, A., Probst, B., Fleck, A. et al. Die Ernährungsdocs. 5. Auflage, 2016

Zhang C, etal. Metaanalyse randomisierter kontrollierter Studien zu den Auswirkungen von Probiotika auf funktionelle Verstopfung bei Erwachsenen. Clin Nutr 39(10): 2960-2969, 2020.

Leitlinien

Andresen V, et al. Aktualisierte S2k-Leitlinie chronische Obstipation der Deutschen Gesellschaft für Gastroenterologie, Verdauungs- und Stoffwechselkrankheiten (DGVS) und der Deutschen Gesellschaft für Neurogastroenterologie & Motilität (DGNM) – April 2022 – AWMF-Registriernummer: 021–019Z Gastroenterol 2022; 60(10): 1528-1572 DOI: 10.1055/a-1880-1928

Bischoff SC et al. S3-Leitlinie Heimenterale und heimparenterale Ernährung der Deutschen Gesellschaft für Ernährungsmedizin (DGEM) In Zusammenarbeit mit der Österreichischen Arbeitsgemeinschaft für klinische Ernährung (AKE), der Gesellschaft für Ernährungsmedizin und Metabolismus Schweiz (GESKES) und der Fachgesellschaft Deutsche Gesellschaft für Pflegewissenschaft (DGP). Aktuel Ernahrungsmed 2024 ; 49 : 73 – 155

Felber J et al. Aktualisierte S2k-Leitlinie Zöliakie der Deutschen Gesellschaft für Gastroenterologie, Verdauungs- und Stoffwechselkrankheiten (DGVS) Dezember 2021 – AWMF-Registernummer: 021-021 Z Gastroenterol 2022; 60: 790–856

Gutt C et al. Aktualisierte S3-Leitlinie der Deutschen Gesellschaft für Gastroenterologie, Verdauungs- und Stoffwechselkrankheiten (DGVS) und der Deutschen Gesellschaft für Allgemein- und Viszeralchirurgie (DGAV) zur Prävention, Diagnostik und Behandlung von Gallensteinen. Z Gastroenterol 2018; 56: 912–966 AWMF-Register-Nr. 021/008

Layer P et al. Update S3-Leitlinie Reizdarmsyndrom: Definition, Pathophysiologie, Diagnostik und Therapie. Gemeinsame Leitlinie der Deutschen Gesellschaft für Gastroenterologie, Verdauungs- und Stoffwechselkrankheiten (DGVS) und der Deutschen Gesellschaft für Neurogastroenterologie und Motilität (DGNM) Juni 2021 – AWMF-Registriernummer: 021/016 Z. Gastroenterol 2021; 59: 1323–1415 Update

Leifeld L et al. S3-Leitlinie Divertikelkrankheit/Divertikulitis. Gemeinsame Leitlinie der Deutschen Gesellschaft für Gastroenterologie, Verdauungs- und Stoffwechselkrankheiten (DGVS) und der Deutschen Gesellschaft für Allgemein- und Viszeralchirurgie (DGAV) November 2021 – AWMF-Registernummer: 021-20 Z Gastroenterol 2022; 60: 613–688S3

Nennstiel-Ratzel U., Genzel-Boroviczény O., Böhles H., Fusch C. Leitlinie Neugeborenen-Screening auf angeborene Stoffwechselstörungen und Endokrinopathien AWMF-Register Nr. 024/012, Klasse: S2k

Posovszky C, Buderus S, Huebner J, Adam R, Papan C, Gruber B, Schmid F, Krohn K, Wintermeyer P, Schwenke R, Laffolie J, Both U, Epple HJ, Reuken PA, Kipfmüller F, Schneider AM, Fruth A, Simon S, Schmitt A, Hauer AC. S2k Leitlinie akute infektiöse Gastroenteritis im Säuglings-, Kindes- und Jugendalter – Update 2024. Z Gastroenterol. 2024 Sep;62(9):1574-1643. German. doi: 10.1055/a-2327-6247. Epub 2024 Sep 9. PMID: 39250962.

Reese I, Ballmer-Weber B, Beyer K, et al. Guideline on management of suspected adverse reactions to ingested histamine. Allergol Select. 2021 October 5; 5: 305-314. DOI 10.5414/ ALX02269E

Reese I, Zuberbier T, Bunselmeyer B, Erdmann S, Henzgen M, Fuchs T, Jäger L, Kleine-Tebbe J, Lepp U, Niggemann B, Raithel M, Saloga J, Vieths S, Werfel T. Leitlinie der Deutschen Gesellschaft für Allergologie und klinische Immunologie (DGAKI), des Ärzteverbandes Deutscher Allergologen (ÄDA) und der Gesellschaft für pädiatrische Allergologie und Umweltmedizin (GPA). Diagnostisches Vorgehen bei Verdacht auf eine pseudoallergische Reaktion durch Nahrungsmittelinhaltsstoffe. Allergo J 2008; 17: 540-549.

Ring J, Beyer K, Biedermann T, Bircher A, Fischer M, Fuchs T, Heller A, Hofmann F, Hutegger I, Jakob T, Klimek L, Kopp MV, Kugler C, Lange L, Pfaar O, Rietschel E, Ruef F, Schnadt S, Sifert R, Stöcker B, Treudler R, Vogelberg C, Werfel T,

Worm M, Sitter H, Brockow K. Guideline (S2k) on acute therapy and management of anaphylaxis: 2021 update. S2k-Guideline. Allergo J Int 2021;30:1–25 https://doi.org/10.1007/s40629-020-00158-y

Topka, H. et al., Crampi/Muskelkrämpfe, S1-Leitlinine, 2023, In: Deutsche Gesellschaft für Neurologie (Hrsg.), Leitlinien für Diagnostik und Therapie in der Neurologie. Online: www.dgn.org/leitlinien (12-2024)). AWMF-Registernummer: 030/037

Valentini L et al. Leitlinie der Deutschen Gesellschaft für Ernährungsmedizin (DGEM). DGEM-Terminologie in der Klinischen Ernährung. Aktuel Ernahrungsmed 2013; 38: 97–111Leitlin

Weimann A et al. S3-Leitlinie Klinische Ernährung in der Chirurgie der Deutschen Gesellschaft für Ernährungsmedizin (DGEM) e. V. in Zusammenarbeit mit dem Arbeitskreis Klinische Ernährung (AKE), der Gesellschaft für Klinische Ernährung der Schweiz (GESKES) und den Fachgesellschaften Deutsche Gesellschaft für Anästhesiologie und Intensivmedizin (DGAI) e. V., Deutsche Gesellschaft für Allgemein- und Viszeralchirurgie (DGAV) e. V., Deutsche Gesellschaft für Chirurgie (DGCH) e. V. Aktuel Ernahrungsmed 2023; 48: 237–290

Worm M, Reese I, Ballmer-Weber B, Beyer K, Bischoff SC, Bohle B, Brockow K, Claßen M, Fischer PJ, Hamelmann E, Jappe U, Kleine-Tebbe J, Klimek L, Koletzko B, Lange L, Lau S, Lepp U, Mahler V, Nemat K, Raithel M, Saloga J, Schäfer C, Schnadt S, Schreiber J, Szépfalusi Z, Treudler R, Wagenmann M, Werfel T, Zuberbier T. Update of the SK2 guideline on the management of IgE-mediated food allergies. Allergologie select. 2021; 5: 195-243. DOI 10.5414/ALX02257E.

Worm M. et al. Leitlinie der Deutschen Gesellschaft für Allergologie und klinische Immunologie (DGAKI), der Deutschen Dermatologischen Gesellschaft (DDG), des Ärzteverbands Deutscher Allergologen (AeDA) und der Gesellschaft für Pädiatrische Allergologie und Umweltmedizin (GPA). Nahrungsmittelallergie infolge immunologischer Kreuzreaktivitäten mit Inhalationsallergenen. Allergo J Int 2014; 23: 1–31.

Internet-Quellen

www.bfr.bund.de/cm/343/hoechstmengenvorschlaege-fuer-vitamin-e-in-lebensmitteln-inklusive-nahrungsergaenzungsmitteln.pdf

www.bzfe.de (Bundeszentrum für Ernährung, Bonn)

www.dge.de (Deutsche Gesellschaft für Ernährung e. V.)

www.dge.de/wissenschaft/referenzwerte/

www.dgem.de/leitlinien

www.dzg-online.de (Deutsche Zöliakie-Gesellschaft)

www.foodwatch.org

www.klartext-nahrungsergaenzung.de

www.kzbv.de/fluoride-fur-kinder.52.de.html

www.mri.bund.de (Max Rubner Institut, Karlsruhe)

Abkürzungen

ADI	Acceptable Daily Intake
AM	Arzneimittel
ATI	Amylase-Trypsin-Inhibitoren
BAK	Bundesapothekerkammer
BfArM	Bundesinstitut für Arzneimittel und Medizinprodukte
BfR	Bundesinstitut für Risikobewertung
BMEL	Bundesministerium für Ernährung und Landwirtschaft
BMI	Body-Maß-Index
BVL	Bundesamt für Verbraucherschutz und Lebensmittelsicherheit
COPD	Chronisch obstruktive Lungenerkrankung
D-A-CH	Deutsche, Österreichische und Schweizerische Gesellschaften für Ernährung
DDFB	Dünndarmfehlbesiedelung
DGE	Deutsche Gesellschaft für Ernährung
DGE/ÖGE	Deutsche und Östereichische Fachgesellschaft für Ernährung
EFSA	Europäischen Behörde für Lebensmittelsicherheit
EHEC	Enterohämorrhagische Escherichia coli
ENS	Enterisches Nervensystem
FODMAP	Fermentierbare Oligosaccharide, Disaccharide, Monosaccharide und Polyole
HPA	Hypothalamus-Hypophysen-Nebennierenrinden-Achse
KG	Körpergewicht
MP	Medizinprodukt
MS	Multiple Sklerose
NAE	Netto-Ausscheidung von Säuren
NEM	Nahrungsergänzungsmittel
NemV	Nahrungsergänzungsmittelverordnung
NRV	Nutrient Reference Value
PAL	Physical Activity Level (Maß der körperlichen Aktivität)
PPI	Protonenpumpeninhibitor
RAE	Retinolaktivitätsäquivalent (Retinol Activity Equivalent)
RDA	Recommended Daily Allowance
RDS	Reizdarmsyndrom
RQ	Respiratorischer Quotient
SCFA	Short Chain Fett Acids = kurzkettige Fettsäuren
UL	Tolerable Upper Intake Level
WHR	Waist-to-Hip Ratio

Stichwortverzeichnis

W

X

Z